肝脏肿瘤微创治疗

主编 朱德东 韦勇宁

科学技术文献出版社
SCIENTIFIC AND TECHNICAL DOCUMENTATION PRESS

·北京·

图书在版编目（CIP）数据

肝脏肿瘤微创治疗/朱德东，韦勇宁主编. —北京：科学技术文献出版社，2021.3

ISBN 978 – 7 – 5189 – 7660 – 7

Ⅰ. ①肝… Ⅱ. ①朱… ②韦… Ⅲ. ①肝脏肿瘤 – 显微外科手术 Ⅳ. ①R735.756

中国版本图书馆 CIP 数据核字（2021）第 032471 号

肝脏肿瘤微创治疗

策划编辑：杜新杰　　　责任编辑：杜新杰　张兴华　　　责任校对：赵　瑗　　　责任出版：张志平

出 版 者	科学技术文献出版社
地　　址	北京市复兴路 15 号　邮编　100038
编 务 部	（010）58882938，58882087（传真）
发 行 部	（010）58882868，58882870（传真）
邮 购 部	（010）58882873
官方网址	www.stdp.com.cn
发 行 者	科学技术文献出版社发行　全国各地新华书店经销
印 刷 者	河北文盛印刷有限公司
版　　次	2021 年 3 月第 1 版　2021 年 3 月第 1 次印刷
开　　本	787 × 1092　1/16
字　　数	362 千
印　　张	17
书　　号	ISBN 978 – 7 – 5189 – 7660 – 7
定　　价	178.00 元

《肝脏肿瘤微创治疗》
编委会

主　编

朱德东　韦勇宁

副主编

石小军　李　凌　王　哲
杨铁权　袁登高　唐倩如

编　委

（按姓氏笔画排序）

车财妍　陈思翰　付丽云
郭丽萍　胡爱荣　金银华
李建芳　钱云松　张静静

前　言

　　肝脏肿瘤分为良性肿瘤和恶性肿瘤，其中以恶性肿瘤比较常见。近年来，随着基础医学与临床技术的不断进步，新的治疗技术不断问世，如微创介入治疗。介入治疗为主的非手术治疗因其操作简单、创伤小、并发症少、疗效确切、适用范围广泛等优点已经成为肝脏肿瘤治疗的主要方法，并且成为最新发展的多学科参与、多技术应用、多阶段序贯治疗肝脏肿瘤的综合治疗模式中重要手段之一。在参阅国内外大量临床资料的基础上，特编此书。

　　本书共分为两篇。第一篇为总论，共分为九章，其中第一章为肝脏的解剖学基础，第二章至第九章分别讲述了肝脏肿瘤概述、病理学、遗传与免疫、分子生物学进展、影像学检查、肿瘤标志物检测、肝脏肿瘤的诊断、预防及预后。第二篇为肝脏肿瘤微创介入治疗，即第十章至第十九章，其中第十章为肝脏肿瘤微创介入治疗概述，第十一章至第十九章分别详尽地讲述了肝脏肿瘤微创介入治疗技术、微创介入治疗技术的选择及评价、肝脏肿瘤合并症的微创介入治疗技术、特殊部位肝脏肿瘤射频消融技术、邻近大血管及富血供肿瘤射频消融技术、其他难治肝脏肿瘤射频消融技术、肝脏肿瘤微创介入治疗常见并发症及处理、肝脏肿瘤微创介入治疗的护理及肝脏肿瘤微创介入治疗的挑战与前景。

　　本书读者对象为肿瘤内科医师及各大医疗机构，包括省级医院、市级医院、县级医院、乡镇医院及社区医疗服务中心的临床医生，可作为其工作和学习的工具书及辅助参考资料。

本书编写过程中，得到了多位同道的支持和关怀，他们在繁忙的医疗、教学和科研工作之余参与撰写，在此表示衷心的感谢。

由于时间仓促，专业水平有限，书中存在的不妥之处和纰漏，敬请读者和同道批评指正。

编　者

2020．1．22

目 录

第一篇 总 论

第二篇　肝脏肿瘤微创介入治疗

第一篇 总 论

第一章 肝脏的解剖学基础

一、胚胎学及局部解剖

(一)肝脏的组织学

肝是人体最大的腺体,具有极复杂多样的生物化学功能,被称为机体的化工厂。肝产生的胆汁作为消化液参与脂类食物消化;肝合成多种蛋白质等多类物质,直接分泌入血;肝还参与糖、脂类、激素和药物等代谢。

肝表面覆以致密结缔组织被膜,除在肝下面各沟、窝处及右叶上面后部为纤维膜外,其余均被覆浆膜。肝门部的结缔组织随门静脉、肝动脉、肝静脉和肝管的分支伸入肝实质,将实质分成许多肝小叶。肝小叶之间各种管道密集的部位为门管区。

1. 肝小叶 是肝的基本结构单位,呈多角棱柱体,长约2mm,宽约1mm,成人肝有50万~100万个肝小叶。有的动物(如猪)肝小叶因周围结缔组织较多而分界明显,人的肝小叶间结缔组织很少,相邻肝小叶常连成一片,分界不清。肝小叶中央有一条沿其长轴走行的中央静脉(central vein),周围是大致呈放射状排列的肝索和肝血窦。

肝细胞单层排列成凹凸不平的板状结构称肝板(hepatic plate),相邻肝板吻合连接,形成迷路样结构,其切面呈索状,故也称肝索(hepatic cord)。在肝小叶周边的肝板,其肝细胞较小,嗜酸性较强,称界板。肝板之间为肝血窦,血窦经肝板上的孔互相通连。肝细胞相邻面的质膜局部凹陷,形成微细的胆小管。这样,肝板、肝血窦和胆小管在肝小叶内形成各自独立而又密切相关的复杂网络。

(1)肝细胞(hepatocyte):占肝内细胞总数的80%。肝细胞呈多面体形,直径15~30μm,肝细胞有三种不同的功能面,即血窦面、细胞连接面和胆小管面。血窦面和胆小管面有发达的微绒毛,使细胞表面积增大,有利于进行物质交换。相邻肝细胞之间的连接面有紧密连接、桥粒和缝隙连接等结构。有的肝细胞之间还有贯通的细胞间通道。

肝细胞核大而圆，常染色质丰富，有 1 至数个核仁，双核细胞较多。肝的特点之一是多倍体肝细胞数量大，成人肝的 4 倍体肝细胞占 60% 以上，这可能与肝细胞长期保持活跃状态有关，而且很可能与肝潜在的强大再生能力相关。肝细胞的胞质嗜酸性，含有弥散分布的嗜碱性团块。电镜下，胞质内各种细胞器均丰富。

（2）肝血窦（hepatic sinusoid）位于肝板之间，腔大而不规则，窦壁由内皮细胞围成。含各种肠道吸收物的门静脉血液和含氧的肝动脉血液，通过在门管区的小叶间动脉和小叶间静脉注入肝血窦，由于在血窦内血流缓慢，血浆得以与肝细胞进行充分的物质交换，然后汇入中央静脉。

肝血窦内皮细胞有大量内皮窗孔，其大小不等，无隔膜，直径多为 0.1μm 左右，大的可达 1~2μm。内皮细胞连接松散，细胞间隙宽。内皮外无基膜，仅有少量网状纤维附着。因此，肝血窦内皮具有很高的通透性，除血细胞和乳糜微粒外，血浆各种成分均可进入窦周隙。

肝血窦内有定居的肝巨噬细胞（hepatic macrophage），又称库普弗细胞，其形态不规则，胞质嗜酸性。细胞表面有大量皱褶和微绒毛，并以板状和丝状伪足附着在内皮细胞上，或穿过内皮窗孔和细胞间隙伸入窦周隙，胞质内有发达的溶酶体，并常见吞噬体和吞饮泡。肝巨噬细胞由血液单核细胞分化而来，在清除从门静脉入肝的抗原异物、衰老的血细胞和监视肿瘤等方面均发挥重要作用。

肝血窦内还有较多 NK 细胞，称肝内大颗粒淋巴细胞（hepatic large granular lympho-cyte），附着在内皮细胞或肝巨噬细胞上。其核呈肾形，常偏于一侧，胞质含较多溶酶体。此细胞在抵御病毒感染、防止肝内肿瘤及其他肿瘤的肝转移方面有重要作用。

（3）窦周隙（perisinusoidal space）为肝血窦内皮与肝板之间的狭窄间隙，宽约 0.4μm。由于肝血窦内皮通透性大，故窦周隙充满血浆，肝细胞血窦面的微绒毛伸入窦周隙，浸于血浆之中。窦周隙是肝细胞和血液之间进行物质交换的场所。

窦周隙内有一种形态不规则的贮脂细胞（fat - storing cell），又称肝星状细胞（hepatic stellate cell，HSC），它们有突起附于内皮细胞基底面和肝细胞表面，或伸入肝细胞之间。其最主要的特征是胞质内含有许多大的脂滴。在 HE 染色中，贮脂细胞不易鉴别，用氯化金或硝酸银浸染法，或免疫组织化学法可清楚显示。正常情况下，贮脂细胞呈静止状态，它在肝脏中主要参与维生素 A 的代谢和储存脂肪，人体摄取维生素 A 的 70% ~85% 贮存在贮脂细胞内，在机体需要时释放入血，在病理条件下，如肝脏受到物理、化学及病毒感染时，贮脂细胞被激活并异常增殖，产生细胞外基质，肝内纤维增多，可导致肝硬化。

（4）胆小管（bile canaliculus）：是相邻两个肝细胞之间局部胞膜凹陷形成的微细管道，在肝板内连接成网。在 HE 染色中不易看到，用银染法或 ATP 酶组织化学染色法可清楚显示。电镜下，肝细胞的胆小管面形成许多微绒毛，突入管腔。靠近胆小管的相邻肝细胞膜形成由紧密连接、桥粒等组成的连接复合体，可封闭胆小管周围的细胞间隙，防止胆汁外溢至细胞间或窦周隙。当肝细胞发生变性、坏死或胆道堵塞而内压增大时，胆小管的正常结构被破坏，胆汁则溢入窦周隙，继而进入肝血窦，导致机体出现黄疸。

2. 门管区　相邻肝小叶之间呈三角形或椭圆形的结缔组织小区，称门管区（portal area），每个肝小叶周围有 3～4 个门管区。门管区内有小叶间静脉、小叶间动脉和小叶间胆管。小叶间静脉是门静脉的分支，管腔较大而不规则，管壁薄；小叶间动脉是肝动脉的分支，管腔小，管壁相对较厚。小叶间胆管管壁为单层立方上皮，它们向肝门方向汇集，最后形成左、右肝管出肝。

在非门管区的小叶间结缔组织中，还有单独走行的小叶下静脉，由中央静脉汇集形成，它们在肝门部汇集为肝静脉。

3. 肝内血液循环　肝与血液内的物质代谢关系密切，其血供通常分为功能性血管和营养性血管。进入肝的血管有门静脉和肝动脉，门静脉是肝的功能性血管，主要收集胃肠静脉和脾静脉的血流，将胃肠道吸收的营养和某些有毒物质输入肝内进行代谢和加工处理。肝动脉是肝的营养性血管，为肝提供氧及其他器官的代谢产物。肝血供丰富，成人肝每分钟血流量为 1500～2000ml，占心搏出量的 30%～40%。

4. 肝的胆汁形成和排出途径　肝细胞吸收血浆中的胆红素后，经滑面内质网内的葡萄糖醛酸转移酶的作用，转化为水溶性的结合胆红素，释放入胆小管，与胆盐和胆固醇等共同组成胆汁，成人每天可分泌胆汁 600～1000ml。胆小管内的胆汁从肝小叶的中央流向周边。胆小管于小叶边缘处汇集成进入闰管或赫令管（Hering canal）。闰管与小叶间胆管相连，小叶间胆管向肝门方向汇集，最后形成左、右肝管出肝，在肝外汇成肝总管，再由胆囊管入胆囊，或经胆总管入十二指肠。

5. 肝的再生　肝的重要特征之一是它具有强大的再生能力。正常人体的肝细胞是一种长寿命细胞，极少见分裂象。但在肝受损害后，尤其在肝大部分（2/3）切除后，在残余肝不发生炎症和纤维增生的情况下，肝细胞迅速出现快速活跃的分裂增殖，并能精确地调控自身体积的大小。动物实验证明，肝被切除 3/4 后，肝的生理功能仍可维持，并逐渐恢复原来的重量。肝病患者施行大部或部分肝切除后也有再生能力，但因病变情况而异，一般可在半年内恢复正常肝体积。肝的再生受肝内外诸多因子的调控，在肝受损害或部分切除后，这些因子通过肝细胞相应受体作用于肝细胞，启动并促进肝细胞的增殖。

（二）肝脏的位置和形态

1. 肝的位置和毗邻（图 1-1）　肝大部分位于右季肋区和腹上区，小部分位于左季肋区。肝的前面大部分被肋所掩盖，仅在腹上区的左、右肋弓之间，有一小部分露出于剑突之下，直接与腹前壁相接触。当腹上区和右季肋区遭到暴力冲击或肋骨骨折时，肝可能被损伤而破裂。

肝上界与膈穹窿一致，可用下述三点的连线来表示：即右锁骨中线与第 5 肋的交点，前正中线与剑胸结合线的交点，左锁骨中线与第 5 肋间隙的交点；肝下界与肝前缘一致，右侧与右肋弓一致；中部超出剑突下约3cm；左侧被肋弓掩盖。故在体检时，在右肋弓下不能触到肝，但3岁以下的健康幼儿，由于腹腔容积较小，而肝的体积相对较大，肝前缘常低于右肋弓下1.5～2.0cm，到7岁以后，在右肋弓下不能触到，若能触及时，则应考虑为病理性肝大。

肝上方为膈，膈上有右侧胸膜腔、右肺及心等，故肝脓肿有时可与膈粘连，并经膈侵入右肺，甚至其脓汁还能经支气管排出。肝右叶下面，前部与结肠右曲邻接，中部近肝门处邻接十二指肠上曲，后部邻接右肾上腺和右肾。肝左叶下面与胃前壁相邻，后上方邻接食管腹部。

肝借镰状韧带和冠状韧带连于膈下面和腹前壁，因而在呼吸时，肝可随膈的活动而上下移动。平静呼吸时，肝的上下移动范围为2～3cm。

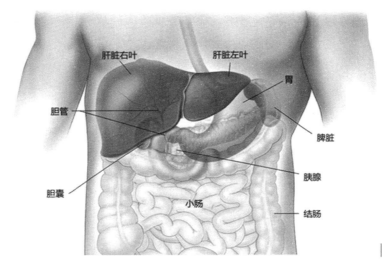

图1-1　正常肝脏位置示意图

2. 肝的形态（图1-2）　肝呈不规则的楔形，可分为上、下两面，前、后、左、右4缘。肝上面膨隆，与膈相接触，故称膈面（diaphragmatic surface），肝膈面上有镰状韧带和冠状韧带附着，镰状韧带（falciform ligament）呈矢状位，肝借此分为左、右两叶。肝左叶（left lobe of liver）小而薄，肝右叶（right lobe of liver）大而厚。冠状韧带（coronary ligament）呈冠状位，分前、后两层。膈面后部冠状韧带两层之间没有腹膜被覆的部分称裸区（bare area），裸区的左侧部分有一较宽的沟，称为腔静脉沟，内有下腔静脉通过。肝下面凹凸不平，邻接一些腹腔器官，又称脏面（visceral surface）。脏面中部有略呈H形的三条沟，其中间的横沟称肝门（porta hepatis），位于脏面正中，有肝左、右管，肝固有动脉左、右支，肝门静脉左、右支和神经、淋巴管出入，又称第1肝门。出入肝门的这些结构被结缔组织包绕，构成肝蒂。左侧的纵沟较窄而深，沟的前部称肝圆韧带裂（fissure for ligamentum teres hepatis），有肝圆韧带通过。肝圆韧带（ligamentum teres hepatis）由胎儿时期的脐静脉闭锁而成，经肝镰状韧带的游离缘内行至脐。沟的后部称静脉韧带裂(fissure for ligamentum venosum)，容纳静脉韧带。静脉韧带(ligamentum venosum)由胎儿时期的静脉导管闭锁而成。右侧的纵沟比左侧的宽而浅，沟的前部为一浅窝，容纳胆囊，故称胆囊窝(fossa for gallbladder)；后部为腔静脉沟(sulcus for vena cava)，容纳下腔静脉。腔静脉沟向后上伸入膈面，此沟与胆囊窝虽不相连，但可视为肝门右侧的纵沟。在腔静脉沟的上端处，有肝左、中、右静脉出肝后立即注入下腔静脉，临床上常称此处为第 2 肝门(secondary porta of liver)。

在肝的脏面，借 H 形的沟、裂和窝将肝分为 4 个叶：肝左叶位于肝圆韧带裂和静脉韧带裂的左侧，即左纵沟的左侧；肝右叶位于胆囊窝与腔静脉沟的右侧，即右纵沟的右侧；方叶(quadrate lobe)位于肝门之前，肝圆韧带裂与胆囊窝之间；尾状叶(caudate lobe)位于肝门之后，静脉韧带裂与腔静脉沟之间。

脏面的肝左叶与膈面的一致。脏面的肝右叶、方叶和尾状叶一起，相当于膈面的肝右叶。

肝的前缘是肝的脏面与膈面之间的分界线，薄而锐利。在胆囊窝处，肝前缘上有一胆囊切迹，胆囊底常在此处露出于肝前缘；在肝圆韧带通过处，肝前缘上有一肝圆韧带切迹(notch for ligamentum teres hepatis)，或称脐切迹。肝后缘钝圆，朝向脊柱。肝的右缘是肝右叶的右下缘，亦钝圆，肝的左缘即肝左叶的左缘，薄而锐利。

肝的表面，除膈面后份与膈愈着的部分(即肝裸区)及脏面各沟处以外，均覆有浆膜。浆膜与肝实质间有一层结缔组织构成的纤维膜。在肝门处，肝的纤维膜较发达，并缠绕在肝固有动脉、肝门静脉和肝管及其分支的周围，构成血管周围纤维囊或称 Glisson 囊。

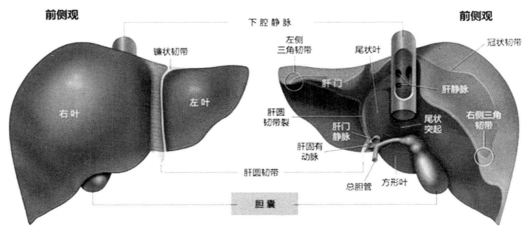

图 1-2　正常肝脏解剖示意图

(三)肝脏的表面解剖

肝脏通过周围的韧带固定于上腹部，左右两侧各有三角韧带和冠状韧带，前方有镰状韧带，下方有肝胃韧带、肝十二指肠韧带；左右冠状韧带前后叶之间，有一部分肝脏没有腹膜覆盖，称肝裸区，这些都是将肝脏固定于横膈上的主要韧带。

肝下面又称脏面对向后下方，邻贴许多脏器而形成表面高低不平。脏面有一条横沟和两条纵沟，横沟是位于中间部偏后的横行沟，是肝固有动脉左右支、左右肝管、肝门静脉左右支和淋巴管，以及神经等出入肝脏的门户，称肝门。横沟左侧端可见一纵行深沟，其前部称肝圆韧带裂从肝下缘处连于肝门左侧端，其中包有肝圆韧带。肝圆韧带是胎儿时期脐静脉闭锁后的遗迹，79.7%肉眼通畅，而肉眼观察不通畅时，显微镜下可见潜在的管腔。行脐静脉造影时，可扩张此腔达门静脉左支的囊部；后部称静脉韧带裂，从横沟左侧端向后行达腔静脉窝，其中有静脉韧带通过，静脉韧带连于肝门静脉左支和下腔静脉或肝左静脉之间，是胎儿时期静脉导管的遗迹。横沟右侧亦有一纵沟，前部为胆囊窝，从肝下缘向后达横沟右侧的浅窝，容纳胆囊；后部为腔静脉窝。上述各沟、裂于脏面相连续呈"H"形组列，以此为依据从外形上将肝分为四叶即右叶、左叶、方叶（左叶外侧段，Ⅳ段）和尾状叶。

肝的前缘有时可见到三个切迹，即脐切迹、胆囊切迹和右下缘切迹。前两个切迹比较恒定，是左叶间裂和正中裂的标志；后一个切迹可作为右叶间裂的标志。

（四）肝的分叶和分段

1. 肝叶与肝段　肝包括肝左叶、右叶、方叶和尾状叶。肝内有4套管道，形成两个系统，即 Glisson 系统和肝静脉系统。肝门静脉、肝固有动脉和肝管的各级分支在肝内的走行、分支基本一致，并有 Glisson 囊包绕，共同组成 Glisson 系统。

肝段是依据 Glisson 系统在肝内的分布情况提出的。按照 Couinaud 肝段划分法，可将肝分为左、右半肝，进而再分成5个叶和8个段。Glisson 系统位于肝叶和肝段内，肝静脉系统的各级属支，行于肝段之间，而其主干即肝左、中、右静脉，相应地行于各肝裂中，最后在腔静脉沟的上端即第2肝门处出肝，分别注入下腔静脉。有若干条肝静脉系统的小静脉，如来自右半肝脏面的副肝右静脉和尾状叶的一些小静脉，在腔静脉沟的下段内汇入下腔静脉，该处称第3肝门。

2. 肝裂和肝段划分法（图1-3）　对肝内各管道铸型标本的研究，发现肝内有些部位缺少 Glisson 系统的分布，这些部位称肝裂（hepatic fissure）。肝裂不仅是肝内分叶、分段的自然界线，也是肝部分切除的适宜部位。肝内有三个叶间裂，三个段间裂。叶间裂有正中裂、左叶间裂和右叶间裂；段间裂有左段间裂、右段间裂和背裂。正中裂（middle hepatic fissure）在肝的隔面相当于自肝前缘的胆囊切迹中点，至下腔静脉左缘连线的平面。在肝的脏面以胆囊窝和腔静脉沟为标志。裂内有肝中静脉走行。此裂将肝分为对称的左、右半肝，直接分开相邻的左内叶与右前叶。右叶间裂（right interlobar fissure）位于正中裂的右侧，此裂在隔面相当于从肝前缘的胆囊切迹右侧部的外、中1/3交界纵沟为标志。裂内有肝左静脉的左叶间支走行。此裂将左半肝分为左外叶和左内叶。左段间裂（left inter-segmental fissure）相当于自肝左静脉汇入下腔静脉处与肝左缘的中、上1/3交界处连线的平面。裂内有肝左静脉走行。此裂将左外叶分为上、下两段，右段间裂（right

intersegmental fissure）在肝脏面相当于肝门横沟的右端与肝右缘中点连线的平面，再转到膈面，向左至正中裂。此裂相当于肝门静脉右支主干平面，既把右前叶分开右前上、下段，又将右后叶分开右后上、下段。背裂（dorsal fissure）位于尾状叶前方，将尾状叶与左内叶和右前叶分开。它上起自肝左、中、右静脉出肝处（第二肝门），下至第一肝门，在肝上极形成一弧形线。

临床上可根据叶、段的区分对肝的疾病进行较为精确的定位诊断，也可施行肝叶或肝段切除，因此了解肝的分叶和分段具有重要的临床意义。

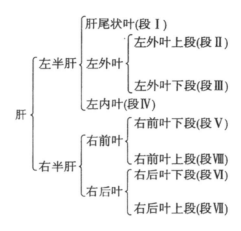

图 1-3 Couinaud 肝段

二、门静脉及肝动脉解剖

（一）肝门静脉及其分支

1. 肝门静脉组成与行程　肝门静脉在胰颈后方由脾静脉和肠系膜上静脉汇合而成，沿肝十二指肠韧带游离缘两层腹膜之间右上行，达肝门处分为左、右两支。全长 6～8cm，宽约 1.5cm，其分叉处正相当第十二胸椎平面，下腔静脉右侧缘处。

2. 肝门静脉右支　横行向右，经横沟于右切迹处分为右叶前、后两支入肝实质。一般长 1～2cm，直径约 1cm，由于右支较粗且其与肝门静脉主干之间的夹角较大常被视为肝门静脉的直接延续。其后方贴邻尾状叶，前上或下方通常与肝右动脉、右肝管伴行。

肝门静脉右支的主要分支如下。

（1）右前叶支：通常为一粗大的短干，行向肝右叶前下方，再分为数支入右前叶。

（2）右后叶支：行向后上方分为两支入右后叶上段和下段。

（3）尾状叶右侧支常自右支的起始部发出，进入尾状叶右侧半，可分 1～3 支。

3. 肝门静脉左支　较右支细而长，行向左偏向前上方，过横沟进入肝门直部，全程可分为四段即横部（长约 2.2cm）、角部（长约 1cm）、矢状部（长约 2.1cm）和囊部。角部、矢状部和囊部均位于镰状韧带附着处的深面。常可见肝圆韧带连接于囊部，静脉韧带连于肝门静脉左支横部或角部后壁处。

主要分支有：

(1)外叶上段支：从角部左侧壁发出，较粗，行向左上方达外叶上段。

(2)外叶下段支：囊部左侧壁发出，亦较粗，行向外下达外叶下段。

(3)左内叶支：由矢状部右侧壁发出，常为数支，至左内侧叶。

(4)尾状叶左侧支：由左支起始部发出数小支入尾状叶左侧部。

左支的横部、左叶外上段支、左叶外下段支、左内叶支和矢状部是构成超声学上肝内肝门静脉左支及其分支形成"工"字形特征的形态学基础。

肝门静脉左、右支进入肝实质后反复分支，最后形成小叶间静脉与肝动脉的终末分支一起进入肝小叶内血窦，然后经小叶间中央静脉汇入小叶下静脉，再汇入肝静脉系。

(二)肝动脉

通常肝固有动脉于近肝门处分为二支即肝右动脉和肝左动脉，或分为三支即出现肝中动脉。肝动脉的各支可由肝固有动脉以外的其他动脉发出称为迷走动脉，具有两种形式，即迷走替代性肝动脉或迷走副肝动脉，前者是指起自其他动脉作为肝左或右动脉而存在；后者是指作为肝左、右动脉的附加动脉而存在。无论是迷走替代性动脉或是迷走副肝动脉，都是一定范围肝实质的供血动脉，应予以重视。

1. 肝右动脉　经肝门静脉与肝总管之间右上行入肝之前发出胆囊动脉和尾状叶动脉供尾状叶右侧部分，肝右动脉终支分为右前叶和右后叶动脉供给相应的肝实质区域。

2. 肝左动脉　于肝门静脉前面，沿左肝管左上行。于肝门处的分支有：①外侧叶动脉行向外发出外上段动脉和外下段动脉供给相应范围；②内侧叶动脉多为两支，分布至左内侧叶部分；③尾状叶动脉支供给尾状叶左侧半。

3. 肝中动脉　国内文献报道50%～80%的个体存在，主要分布至左内侧叶。

三、胆道系统解剖

1. 胆道　由各级胆管和胆囊组成，具有输送贮存和浓缩胆汁的功能。胆管起始于肝脏汇管区的胆小管，它们相互汇合，逐渐形成小叶间胆管和左、右肝管，在肝门处汇合成肝总管，胆囊通过胆囊管与肝总管汇合成胆总管。

2. 胆囊　通常位于右锁骨中线和第九肋软骨交叉处，借结缔组织连接，附着于肝脏的胆囊窝内，长7～9cm，宽2.5～3.5cm，容量35～40ml，可分为底、体和颈三部。底部突出在肝脏下缘，通常指向前下方，贴近十二指肠和横结肠，与前腹壁相连接。体部呈漏斗状，紧贴在肝脏的胆囊窝内。颈部在胆囊窝的最深处，常呈S状弯曲，与胆囊管相接处有一囊状凸出，称为哈德门袋，通常胆囊结石多藏在于此。胆囊的大小、形态和位置均有较大的变异，并且与胆囊内胆汁充盈情况和体位的改变有关。

3. 胆管　肝细胞分泌的胆汁经毛细胆管、前小胆管、小叶间胆管、肝管等逐级汇合形成左、右肝管，于第一肝门处会合成肝总管。一般均认为胆管系统的形成过程中的变化很大，现就左、右肝管作概要说明。

左肝管细长，多由左外侧叶肝管和左内侧叶肝管于肝门静脉左支角部的内侧处汇合而成，然后靠贴肝门静脉左支横部的前上缘行向右。成人左肝管均长1.32cm，管径0.64cm；儿童均长0.85cm，管径0.36cm。

右肝管较左肝管为粗短，行于肝门静脉右支的前上缘，向左与左肝管合成肝总管。多由右前叶和右后叶肝管合成，成人均长1.13cm，管径0.6cm；儿童均长0.76cm，径0.36cm。

4. 肝外胆管 肝总管在门静脉右支起始部之前上方由左、右肝管汇合而成。长3～4cm，直径0.4～0.6cm。在肝十二指肠韧带内下行，其左为肝动脉，左后方为门静脉。

胆囊管由胆囊颈向左后下延续而成，长2.5～4cm，直径0.2～0.3cm。胆囊管内的黏膜有螺旋式黏膜皱襞有节制胆汁的出入功能。

胆总管由肝总管和胆囊管汇合而成，长7～9cm，直径0.6～0.8cm，管壁内含大量的弹力纤维，有一定的舒缩能力，胆总管在肝、十二指肠韧带内下行，位于门静脉之前，肝动脉之右侧，下段位于十二指肠第一段和胰腺头部之后，约2/3的人贯穿胰腺头部，其余1/3在胰腺头部后面的沟内，末端到达十二指肠第二段的后内侧，在肠壁内扩大形成胆道口进入肠腔。约70%胆总管壶腹部和胰管互相汇合，构成同一出口，出口处有括约肌围绕，谓之胆道口括约肌，出口的口径约0.9cm。

四、肝静脉系统（图1-4）

肝静脉系统包括肝左、中、右静脉和它们的属支。此外还有一些肝短动脉。

有大的肝静脉，还有中、小肝静脉，后者统称肝短静脉，均直接回流入下腔静脉。肝静脉三大支分别为肝左静脉、肝中静脉和肝右静脉。按照文献的分类方法归纳如下。

Ⅰ型：即二支型，肝中和肝左静脉合干（约占56%）。

Ⅱ型：即三支型，三大肝静脉分别开口汇入下腔静脉。

Ⅲ型：为具有粗大的肝左、右后下静脉直接开口入下腔静脉。

肝中和肝右静脉多为主干型而肝左静脉分散型较多。

三大肝静脉均从肝的前下缘区域弯曲行向上越过肝门静脉主要分支上方，呈扇形状向下腔静脉方向汇集，肝右静脉从下腔静脉右侧或右前壁汇入，肝中静脉和肝左静脉均从下腔静脉左前壁汇入，开口处均位于下腔静脉肝后段上1/4处。

1. 肝右静脉 该静脉引流右前叶上段和右后叶全部静脉血，多呈主干型，行于右叶间裂中，多由肝右侧前下缘处两支静脉起始，于右叶间裂前上部汇合成肝右静脉，行向左上，多与肝门静脉右后上支重叠交叉，两者管径均较粗为1cm左右。一般情况下肝右静脉是较粗长的一支，本干长9cm，外径1.34cm。其可因肝右后静脉的出现或肝中静脉的粗细相对增减对分布范围产生影响。

2. 肝中静脉 该静脉引流右前叶和左内侧叶静脉血，起始常有左、右两支，汇合后越过肝门静脉左支，经主裂行向后汇入下腔静脉。主干长约5.55cm，外径1.08cm。根据诸少侠的报道，成人有肝中静脉多与cantlie线重叠，而新生儿或幼儿肝中静脉多位于

cantlie 线的右侧。

3. **肝左静脉** 该静脉主要引流左外侧叶静脉血。肝左静脉起源主要有上、下两支，上支收集左外上段静脉，下支较粗收集左外下段静脉，上、下两支行至肝门静脉左支囊部左侧 1.5cm 处汇合成肝左静脉，行经左外侧叶段间裂，至左叶间裂并接受部分左内侧叶的部分静脉支，行向右后上方经第二肝门入下腔静脉。肝左静脉在汇入下腔静脉之前有部分管壁裸露于肝实质外。肝左静脉主干较肝右和肝中静脉短细，本干约长 3.28cm，外径粗 1.03cm。

4. **其他** 肝中、小静脉各家描述不一，有学者统称为肝小静脉或肝短静脉，但其口径可大至 1cm 者，均经第三肝门汇入下腔静脉，最常见的是肝右后下静脉，其次是左、右后上静脉或是尾状叶静脉。

关于肝门静脉系和肝静脉系的解剖关系有下述几点值得提出：①三大肝静脉于膈下约 1cm 和右心房下界 2cm 处汇入下腔静脉，其与下腔静脉的方位关系如下所述：以下腔静脉为中心作前后轴和左右轴，以左右轴为标准则肝左静脉在下腔静脉的左前方，肝中静脉在右前方，肝右静脉在右侧偏后；②三大肝静脉与肝内各裂隙的位置关系：肝中静脉主干多行主裂中，是左、右半肝分界标志。肝右静脉主干行于右叶间裂中，右叶间裂标志分界右前叶和右后叶。肝左静脉后段行于左叶间裂中亦可标示左内侧叶与外侧叶的分界，应说明的是肝中静脉和肝左静脉有 80% 的个体是合干汇入下腔静脉的；③在肝门静脉系的分支和肝静脉系的属支是呈插指状交叉分布；④门静脉和肝静脉管道的结构上具有各自的特点：肝门静脉系的分支在肝内与肝动脉、胆管共同包被于致密的纤维结缔组织鞘中形成 Glisson 系统；而肝静脉的管壁薄，在超声学上管壁显像不明显而呈现坠道状的肝实质内的潜在管道。

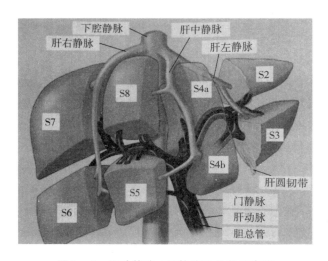

图 1-4　肝动静脉、门静脉及分段示意图

肝静脉、门静脉及肝管示意图如图 1-5 所示：

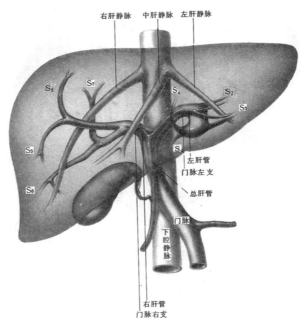

图 1 – 5　肝静脉、门静脉及肝管示意图

五、肝的淋巴和神经系统

肝脏输出淋巴总量占胸导管输入淋巴总量的 1/4 ~ 1/2。肝脏淋巴系统的主要功能是输出蛋白质。

肝内淋巴管分深、浅两组，肝的淋巴主要经深淋巴管输出。深淋巴管开始于小叶的毛细淋巴管，伴随肝内 Glisson 系统和肝静脉系统，分别抵于第一和第二肝门。经第一肝门输出的淋巴管有 15 ~ 18 根。在肝十二指肠韧带内注入肝门淋巴结，然后输入腹腔淋巴结，再经肠淋巴管至乳糜池而入胸导管。但也有一部分从肝门输出的淋巴管不经肝门淋巴结而直接注入胸导管，或经肝胃韧带注入胃左淋巴结。经第二肝门输出的淋巴管注入下腔静脉附近的淋巴结，此淋巴结位于膈上（膈外侧淋巴结）和膈下（膈下淋巴结）。胸外侧淋巴结向前可引流到胸骨后淋巴结（胸前淋巴结）达前纵隔淋巴结，向后注入后纵隔淋巴结。

随着肝脏切除术前评估和活体肝移植的不断开展，对肝内血管解剖结构和肝段的准确认识日益重要，是肝脏切除术前评估和活体肝移植移植肝段选择的基础，特别是活体肝移植供体肝段的选择，需要考虑到肝段的容积、门脉及动脉血供和静脉回流，更需要对肝内各管道的解剖结构有精确的把握。三维 CT、计算机辅助技术及血管造影相结合，将进一步提高影像学肝段定位的准确性，通过对立体化影像的观察，能够个体化分析患者肝脏内血管的分支及走形，从而最大限度地减少肝切除术中出血及术后并发症，更能为活体肝移植供体肝段的选择提供可靠的影像学依据。

肝的神经来自腹腔神经丛和迷走神经前干的肝支，它们在肝固有动脉和门静脉周围形成肝丛，经肝门入肝，随血管分支而分布。

第二章　肝脏肿瘤概述

第一节　肝脏肿瘤流行病学

肝脏肿瘤有良、恶性之分,本节重点介绍肝脏恶性肿瘤的流行病学。原发性肝癌(以下简称肝癌)是世界范围内流行率及死亡率都很高的肿瘤之一,每年发生约 26 万例(占恶性肿瘤 4%)。自 1994 年以来,肝癌已成为我国部分农村的首位癌症,在部分城市仅次于肺癌。肝癌流行广、病程短、病死率高,经过几十年的研究,已基本摸清了肝癌的流行地区、分布特点、流行趋势及因素。

一、肝癌的发病率

1. 地理位置分布　肝癌的发病率具有明显的地理分布上的差异:从世界范围来看,它的发病率在北欧、北美很低,南欧中等,非洲撒哈拉沙漠地区及南亚很高。在我国,肝癌高发区大多集中在东南沿海市县,沿海岛屿和江河海口又高于沿海其他地区,其中又以广西的扶绥、江苏的启东和海门及福建的同安等地区为突出。即使在同一高发区,肝癌分布不均匀。例如启东市吕四区发病率较低,而江海区一直较高。

2. 肝癌人群分布特点　大量研究资料表明,肝癌的分布与人群的年龄、性别等因素有关。

(1)年龄:肝癌发病年龄集中在 40~60 岁,国外研究表明,流行程度比较严重的地区,40 岁以下年龄组肝癌发病率较高,死亡率也较高。莫桑比克是一个肝癌高发区,20 岁肝癌年龄发病率曲线已达高峰,25~34 岁组肝癌发病率约为美国同年龄组的 500 倍。女性肝癌年龄发病率虽与男性有同样规律,但因发病率较低,不如男性明显。从肝癌患者的平均年龄亦可以看出流行愈严重地区肝癌患者的平均年龄愈低。

(2)性别:肝癌发病率男性高于女性。

二、肝癌的死亡率

全世界每年死于肝癌的人数多达 250 000 人以上。根据 Kuroshi 等对 33 个国家癌症死亡材料进行统计,1968—1987 年肝癌高发地区标化男性死亡率为 37/10 万,女性为

10/10万。1983—1987年肝癌高发地区标化男性死亡率为29/10万,女性为8/10万。在年龄标化死亡率上男性大部分呈升高趋势,升高较快的国家有日本、意大利、法国和瑞士;女性大部分国家呈下降趋势。

1995年卫生部统计,20世纪90年代初期我国肝癌死亡率为20.40/10万,男性为29.07/10万,女性为11.23/10。1990年以来,肝癌已超过食管癌成为我国居民癌症死亡的第二位原因,年死亡率达到了20.37/10万,预测到2000年达21.18/10万。

三、肝癌流行因素

通过多年来的现场流行病学及实验病因学研究,肝癌的已知危险因素现主要定位在乙肝病毒及黄曲霉毒素在食品中的污染,其次为丙肝病毒及饮水中蓝绿藻毒素的污染(近年来在肝癌高发区水中分离到由蓝绿藻产生的微球囊毒素,并证实为促肝癌剂),再次为饮酒、遗传等。我国南方肝癌的危险因素有——乙型肝炎病毒感染(HBV),饮沟塘水和家族肝癌史,而北方则为——乙肝感染,家族肝癌史,肝炎病史,以及饮酒史。HBV与饮沟塘水其作用相乘;HBV与黄曲霉毒素或饮沟塘水与黄曲霉毒素,其作用相加。婴幼儿和青少年时期暴露于强烈的致癌、促癌因素,是肝癌发生的主要因素。同时应该指出,社会发展、环境变化、生活方式改变以及人口构成变化,对肝癌病因也会有一定的影响。

1. 肝炎病毒与肝癌流行的关系　用Meta分析方法综合13个肝癌病例对照研究,危险因素HBsAg的合并比数比OR=8.06(95% CI为6.37~21.14);归因危险度PAR为62.83%;综合8个HBsAg前瞻性调查,HBsAg相对危险度RR=8.06(95% CI为3.99~16.27),而抗-HCV的合并OR=5.78,PAR=13.48%。可见乙型肝炎病毒感染比丙型肝炎更为重要,两者合并感染则更加凶险。大约有40%可能为母婴传播,这一部分感染容易慢性携带,甚至发展到慢性肝炎和肝硬化,从而导致肝癌的发生。

2. 黄曲霉毒素与肝癌流行的关系　20世纪80年代末发现黄曲霉毒素(AFT)在体内由肝微粒体混合功能细胞色素酶P450活化,成为AFB1-8,9-环氧化物和AFG1-9,10-双氧化物。这两种氧化物不稳定,可与亲核大分子DNA结合,形成鸟嘌呤N7结合物。上海市1844人血清库中第一次巢式病例对照研究为22例肝癌和140名对照,用HDLC测AFB1-N7-Guaine等,各种黄曲霉毒素标志物阴性的危险度为1,吸烟和重度饮酒OR=3.80(95% CI为12.00~12.20);HBsAg阳性,OR=8.05(95% CI为2.80~26.30)。两年后再做一次,共有肝癌病例50例,对照组267人,AFB1-N7-GDNA加合物阳性,OR=3.80~7.30(95% CI为1.84~7.65)。归因危险度分析HBsAg和AFB1DNA加合物各占50%,说明在上海这样的条件下,AFT的致肝癌作用不容忽视。多年研究表明,启东肝癌高流行与食物中黄曲霉毒素B_1(AFB$_1$)污染密切相关。

3. 饮水污染与肝癌流行的关系　在肝癌高发区中,居民过去以沟塘水为主要的水来源。现场调查表明,沟塘水中有较高浓度的藻类毒素,即使将饮水煮沸,也不易破坏,只有改饮深井水或自来水才能减少藻类毒素饮入。对启东居民多达十余次的调查研究表明，饮水与肝癌有关，饮沟塘水者肝癌发病率为深井水的 12 倍。但是还缺乏更长时间的前瞻性调查和实验流行病学观察。调查还发现各种饮水中有机氯农药（六六六）、氯代烃类化合物和腐殖酸含量与肝癌发病率呈剂量 – 效应关系。

4. 饮酒与肝癌流行的关系　研究显示，酒精消耗量与肝癌发病率呈正相关。尽管乙醇性肝病的发病机制较为复杂，但大量资料表明，乙醇代谢产物——乙醛，是造成肝脏和其他脏器损害的主要元凶。Amin 等对 HBV 携带率低（＜2%）的 18 个国家每日酒精消耗量与肝癌死亡率进行了相关性研究，肝癌死亡率与酒精消耗量呈正相关，研究结果和以往报道一致，显示了 HBV 低发国家 60% ~ 90% 的肝癌患者与酒精和肝硬化有关。虽然酒精本身不一定是肝癌的致癌物，但是可能有强化或促进致癌物的作用。Poynard 指出法国、瑞典、美国、加拿大和菲律宾等地，已观察到酒精消耗是肝癌的一个危险因素。研究表明，如果酗酒的同时又并发乙型肝炎病毒或丙型肝炎病毒感染，其肝癌发生率可高达 50% 以上，说明乙醇和肝炎病毒感染在肝癌的发生、发展中起着相辅相成的作用

5. 遗传易感性与肝癌流行的关系　遗传易感性是肝癌发生的重要因素，家族肝癌史的 OR = 2.31 ~ 4.99（95% CI 为 1.39 ~ 10.16），PAR = 10% ~ 15.6%。肝癌还有明显的家族聚居性，是一种多基因疾病。抑癌基因 p53 在密码子 149，外显子 7 处有 G→C 的突变，与黄曲霉毒素摄入有关。谷胱甘肽酶 M1 基因型（GSTM1）也与易感性有关。近年来的研究已表明肝癌的"易感性"与个体基因缺陷相关，可能与肝癌发生的相关癌基因有关，包括 ras、myc、IGF – Ⅱ、C – erbB – 2、C – fos、bcl – 2、C – ets – 2 等，抑癌基因包括 p53、Rb、p16 等。多基因、多阶段的癌基因或抑癌基因变异，构成肝癌发生与发展的分子基础。

第二节　肝脏肿瘤病因

一、肝炎病毒

据文献报道，在已知的肝炎病毒中，除 HAV 外，均与肝癌有关，但研究较多，且比较一致的看法是 HBV 及 HCV 与肝癌有关。WHO 肝癌预防会议指出：HBV 与肝癌有密切的关系，两者相关率高达 80%。HBV 仅次于烟草，是第二种已知的人类致癌因素。流行病学调查发现，HBV 感染与肝癌地理分布一致，以江苏和广西两个高发区为例，广西高发区自然人群 HBsAg 阳性率为 17.2%，显著高于周围低发区的 15 个县市（12.0%）；启东比上海肝癌发病率高 2 倍，启东自然人群中 HBsAg 流行率为 24.9%，上海为 7.5%。HBV 感染在高发区呈现明显聚集现象。另外，肝癌与非肝癌者 HBV 感染率亦有

不同，在我国肝癌患者 HBV 标志物检出率从 60.0%～94.4% 不等。资料显示 HCC 患者 HBsAg 阳性率为 84.2%，显著高于健康对照者（15.4%）。据估计 HBsAg 阳性者发生肝癌的危险性至少是阴性者 100 倍，HBsAg 携带者肝癌死亡率比自然人群大 30～307 倍。业已证明，肝癌细胞中存在 HBV DNA 的整合。

虽然流行病学、临床及实验室的证据均显示 HBV 与肝癌有高度相关性，提示乙肝疫苗的接种对预防肝癌具有重要意义，但目前为止，无干预实验结果的报道，因而不能证明 HBV 与肝癌存在必然的因果关系。在格陵兰岛居民，HBV 呈"超级地方性流行"，54% 的成人有 HBV 感染的血清学证据，但肝癌标化发病率却很低（4.0/10 万～4.5/10 万），日本肝癌患者 HBsAg 阳性率下降至 25% 以下，但 HCC 的发病率却在增高，说明不同国家、地区肝癌的病因不尽相同。但在日本、希腊等国家，另外一种肝炎病毒——HCV 在 HCC 患者的检出率却相当高，35%～75% 不等，因而提出 HCV 与肝癌有关。汇总国外 14 367 例 HCC 患者，其中血清抗 - HCV 阳性占 74.19%；在我国，HCV 引起的肝癌正引起关注。资料显示，HCC 患者中 HCV 流行率为 33.3%，对照组为 15.3，我国 HCC 患者中 HCV 流行率为 7.5%～42.9%，平均 14.1%。俞顺章等对我国南北方四个不同地区（广西扶绥、江苏海门、福建同安、河北石家庄）不同类型肝炎病毒感染与 HCC 的关系进行研究，发现单纯抗 - HCV（＋）者发生肝癌相对危险度为 5～49（95% CI：2.85～10.60），人群归因危险度为 8.31%；抗 - HCV（＋）、HBsAg（＋）者相对危险度为 29.92（95% CI：15.41～58.08），人群归因危险度为 65.34%，说明 HCV、HBV 联合感染，其发生肝癌的危险度更加升高，在个别地区，HCV 有可能取代 HBV 成为肝癌的主要危险因素之一。总的来看，在发展中国家，肝癌与 HBV 关系密切，在发达国家，则与 HCV 关系密切。对于我国，加强采血、用血、临床输血的管理，防止输血后 HCV 感染，亦是我国肝癌防治的重要一环。

二、黄曲霉毒素（AFT）

20 世纪 60 年代发现 AFT 引起火鸡死亡，并使鳟鱼得肝癌，后来又以黄曲霉毒素 B_1（AFB_1）饲养大鼠并诱发出肝癌，从此 AFT 与肝癌的研究非常活跃。AFB 是超剧毒物质，调查发现，在中国 AFB_1 污染分布图与肝癌高发区地理分布几乎一致，甚至有人指出，肝癌发病率与 AFB_1 相关性似乎比与 HBV 关系更为密切。叶馥苏等观察广西南部 HBV、AFB_1 与肝癌关系时，发现 AFB_1 水平与肝癌死亡率呈正相关，且呈线性关系；在对启东、扶绥居民 AFB_1 摄入量调查时，两地高发区居民尿中 AFB_1 排出量均显著高于低发区者；90 年代对广西某高发区 46 000 居民进行 5 年、10 年前瞻性观察，AFB_1 高摄入区人群 5 年和 10 年肝癌发病率分别为 98.4/10 万和 83.0/10 万，显著高于低摄入区人群（27.0/10 万和 19.2/10 万）。

最近的研究集中在 AFB_1 致肝癌机制上，即影响正常肝细胞的结构和功能，抑制免疫系统。AFB_1 致肝癌过程分为三步：①肝细胞变性坏死；②肝细胞增生灶和结节形成；③肝癌：发生癌变的细胞主要来自增生的嗜酸性或嗜碱性细胞。AFB_1 在体内被肝微粒体混合功能细胞色素酶 P450 活化,形成的两种 AFB_1 环氧化物可与亲核大分子 DNA 结合引起基因突变,这一点得到了分子流行病学的证明。邓卓霖等检测广西 AFB_1 高、中、低污染区 HCC p53 突变率分别为 67%、60% 和 10%。AFB_1 污染严重,HCC 基因突变率亦高。

三、饮水污染

20 世纪 70 代苏德隆等根据肝癌地理分布的不均衡性,研究出饮水污染是肝癌的一个独立危险因素。七八十年代对几个高发区饮水污染与肝癌的关系进行调查,不同饮水群体肝癌发病率依次是:宅沟水(塘水)>泯沟水(灌溉沟)>河水(河溪水)>浅井水>深井水;饮沟塘水地区肝癌死亡率高,饮用深井水及自来水是肝癌的保护因素。饮水污染致肝癌可用一个关系式表示:$H_2O + X_i \rightarrow$ 肝癌,即 H_2O 是无害的,其中的 X_i 便成了研究热点。已知 X_i 可能有:有机氯农药、腐殖酸、微囊藻毒素及一些微量元素的缺乏。另外,饮水污染亦可使 HBV 感染机会增加。

四、其他因素

美国和加拿大学者发现肝癌死亡率与环境硒含量呈负相关,在我国亦观察到类似结果,对启东及扶绥两地居民的粮食和头发含硒量分析,高发区显著低于低发区,但对肝癌及非肝癌患者发中含硒检测则未发现有差异。微量元素与肝癌研究刚刚起步,进一步的结论还有待更多的流行病学和实验来证实。

肝癌在性别比例上的失衡容易使人想到性激素与肝癌有关,扶绥肝癌男女比例为 5.46:1,启东为 2.65:1,全国为 2.59:1,肝癌高发于青壮年,正是性激素分泌旺盛时期。Nagasue 等首先在 HCC 中分离出雄激素受体,并观察到雄激素受体阴性病例预后优于阳性者,女性肝癌预后优于男性。继而发现 AFBI 致雄性大鼠肝癌比雌性大鼠发生时间早,发生率高,提出雄激素是肝癌的致/促癌因素。笔者的研究资料显示肝癌患者血清雄激素水平明显高于对照组,癌组织雄激素受体阳性率明显高于癌周组织,而雌激素及其受体是肝癌的保护因素。但性激素与肝癌关系尚存在争议。

上海医科大学曾对启东肝癌与遗传关系进行了全面研究,以 1020 例肝癌病例作为指示病例,调查其二系、三代、三堂、三表肝癌情况,发现家族中有肝癌 2 人以上者占 42.45%,表现肝癌由遗传因素所致者在肝癌发生中占一半左右;但是对启东移民流行病学调查发现肝癌与环境因素关系更大,在染色体畸变方面,肝癌高发家族与非高发家族其染色体畸变率未见明显差异。肝癌高发家族可能与家族成员暴露于同一危险因素概率多有关。如 HBV 在家族成员中的相互传染或饮用同一污染水源,使得肝癌发病具有家族聚集性。但遗传因素在肝癌病因中的作用仍不可忽视。

全世界每年新发肝癌 26 万例,其中 42.5% 在中国。中国肝癌死亡率为 20.4/10 万,肝癌死亡率已占我国恶性肝病死因第二位,在农村中则为第 1 位,农村肝癌防治应高度关注。我国肝癌主要分布在东南沿海一带,江苏、广西、福建属高发区,云贵高原属低发区。我国肝癌主要危险因素仍是 HBV、AFT 及饮水污染，"故改水、管粮、防肝炎"仍然是当前预防肝癌的主要措施。HCV 虽然不是我国肝癌的主要病因，但 HCV 感染有增加趋势，值得注意。微量元素、性激素、遗传因素与肝癌的关系有待进一步探讨。

影响肝癌发生、发展的因素众多，包括环境因素、遗传因素、机体因素及社会心理因素，不同国家、地区有其特殊性。但肝癌病因的共性是多因素、多步骤、多基因、多突变，科学实践是检验肝癌病因的标准。

第三节　肝脏肿瘤组织学分类

2000 年,世界卫生组织(WHO)提出了新的肝脏和肝内胆管肿瘤的组织学分类(表 2 - 1)。笔者认为该分类可能存在以下某些不足,主要是组织来源和性质分类不够清楚,如非上皮性肿瘤的分类涵盖面很广,与杂类肿瘤的分类有重叠之嫌;将病变性质上属于瘤样病变的一类病变分别归为良性肿瘤(如局灶性结节性增生)和杂类病变(如间叶性错构瘤等);杂类肿瘤中既有良性肿瘤,又有恶性肿瘤,这会给临床评估病变性质带来不便。

表 2 - 1　WHO(2000 年)肝和肝内胆管肿瘤组织学分类

上皮性肿瘤
良性
肝细胞腺瘤
局灶性结节性增生
肝内胆管腺瘤
肝内胆管囊腺瘤
胆道乳头状瘤病
恶性
肝细胞性肝癌
肝内胆管癌
胆管囊腺癌
混合型肝癌
肝母细胞瘤
未分化癌
非上皮性肿瘤
良性
血管平滑肌脂肪瘤
淋巴管瘤与淋巴管瘤病
血管瘤

婴儿血管内皮瘤
恶性
上皮样血管内皮瘤
血管肉瘤
胚胎性肉瘤（未分化肉瘤）
横纹肌肉瘤
其他
杂类肿瘤
孤立性纤维性肿瘤
畸胎瘤
卵黄囊瘤（内胚窦瘤）
癌肉瘤
卡伯西肉瘤（Kaposi 肉瘤）
横纹肌样瘤
造血和淋巴样肿瘤
转移性肿瘤
上皮性异常
肝细胞异型增生（肝细胞变）
大细胞型（大细胞变）
小细胞型（小细胞变）
异型增生结节（腺瘤样增生）
低度异型
高度异型（不典型腺瘤样增生）
胆管细胞异常增生
异型增生
上皮内癌（原位癌）
杂类病变
间叶性错构瘤
结节性转化（肝结节再生性增生）
炎性假瘤

  某医院病理科在对近万例肝胆肿瘤手术切除标本的病理学研究的基础上，根据肿瘤的性质和组织来源特点，提出了"三大型、七亚型"的组织学分类，即将肝脏和肝内胆管肿瘤分成良性肿瘤、恶性和瘤样病变三个大型，又相应分成肝细胞性、胆管上皮性、血管淋巴管性、平滑肌纤维脂肪性、神经性、内分泌性和杂类肿瘤等七个亚型（表2-2）。

表2-2　肝脏和肝内胆管肿瘤的组织学分类

良性肿瘤
肝细胞性肿瘤
肝细胞腺瘤
肝细胞腺瘤病

肝内胆管上皮性肿瘤
　　胆管腺瘤
　　胆管囊腺瘤
　　胆管乳头状瘤病
　　胆管腺纤维瘤
血管、淋巴管性肿瘤
　　肝海绵状血管瘤
　　肝婴儿血管内皮瘤
　　肝淋巴管瘤和淋巴管瘤病
平滑肌、纤维、脂肪性肿瘤
　　肝平滑肌瘤
　　肝纤维瘤
　　肝孤立性纤维瘤
　　肝脂肪瘤
　　肝血管平滑肌脂肪瘤
神经性肿瘤
　　肝神经鞘瘤（施万瘤）
　　肝神经纤维瘤
　　肝丛状神经纤维瘤
　　肝神经纤维瘤病
　　肝节细胞神经瘤
内分泌性肿瘤
　　肝嗜铬细胞瘤
　　肝肾上腺残余瘤
　　肝胰腺迷离瘤
　　肝胃泌素瘤
　　肝血管活性肽瘤
　　肝甲状腺腺瘤
杂类肿瘤
　　肝混合瘤
　　肝畸胎瘤
　　肝间皮瘤
　　肝髓外浆细胞瘤
　　肝滤泡性树突状细胞瘤
　　肝黏液瘤
　　肝软骨瘤
恶性肿瘤
　肝细胞性肿瘤
　　肝细胞癌
　　纤维板层型肝细胞癌
　　混合细胞型肝癌
　　肝母细胞瘤

胆管上皮性肿瘤

 肝内胆管癌

 胆管囊腺癌

其他上皮性肿瘤

 肝未分化癌

 肝黏液表皮样癌

 肝鳞状细胞癌

 肝腺鳞癌

 肝上皮－肌上皮癌

 肝淋巴上皮瘤样癌

血管、淋巴网织细胞性肿瘤

 肝血管肉瘤

 肝恶性血管外皮瘤

 肝上皮样血管内皮瘤

 肝卡波西肉瘤

 肝淋巴瘤

肌、纤维、脂肪性肿瘤

 肝平滑肌肉瘤

 肝横纹肌肉瘤

 肝纤维肉瘤

 肝脂肪肉瘤

 肝恶性纤维组织细胞瘤

 肝未分化胚胎性肉瘤

 肝恶性血管平滑肌脂肪瘤

 肝骨肉瘤

杂类肿瘤

 肝恶性神经鞘瘤（恶性施万瘤）

 肝癌肉瘤

 肝恶性混合瘤

 肝卵黄囊瘤

 肝绒毛膜上皮癌

 恶性畸胎瘤

 肝类癌

 肝恶性横纹肌样瘤

 肝恶性黑色素瘤

 肝恶性间皮瘤

 肝恶性胃肠道间质瘤

瘤样病变

肝细胞性瘤样病变

 肝局灶性结节性增生

 肝结节再生性增生

 肝部分结节性转化

 肝异型增生结节

```
　　肝代偿性肝叶增生
　　肝局灶性脂肪变
　胆管性瘤样病变
　　胆管错构瘤
　　肝单纯性囊肿
　　多囊性肝
　　Caroli's 病
　　先天性胆总管囊肿
　　肝纤毛性前肠囊肿
　　肝表皮样囊肿
　　肝子宫内膜性囊肿
　　肝门胆管周围腺体囊肿
　　副肝囊肿
　　消化道重复性囊肿
　　胆汁瘤
　杂类瘤样病变
　　肝间叶性错构瘤
　　肝炎性假瘤
　　肝假性淋巴瘤
　　肝假性脂肪瘤
　　肝孤立性坏死结节
　　肝紫癜
　　肝遗传性出血性毛细血管扩张症
　　肝 Langerhans 细胞组织细胞增生症
　　肝结节病
　　肝结节性髓外造血
　　肝囊性包虫病
　　肝脓肿
　　肝葡萄状菌病
　　肝软斑病
　　肝异位组织
　　肝肉芽肿
```

第四节　肝脏肿瘤的筛查、检测

一、肝细胞癌的早期筛查诊断

由于肝癌的早期诊断对肝癌的治疗效果改进至关重要，本节将重点阐述肝脏小结节诊断的相关问题。目前对于肝硬化患者和其他特殊危险人群，国际推荐每 6 个月进行超声筛查以发现早期 HCC。迄今为止，只有一项随机研究证实早期筛查可明显提高治愈性治疗的应用比例，该研究的受试群体为中国乙型肝炎病毒（HBV）感染人群（有无肝硬化均可）。欧洲队列研究和成本获益分析进一步证实了筛查措施的益处。近期的一项随机试验（筛查对象为 200 例肝硬化患者）比较了不同筛查间期（对比 3 个月和 6 个月）的差异，结果表明筛查间期缩短到每 3 个月并不能提高 HCC 的诊断率和治疗效果。甲胎蛋白（AFP）是 HCC 诊断最常用的血清肿瘤标志物。肝癌细胞所表达的 AFP 既能抑制免疫系统又能促进癌细胞生长，其生物学功能并不清楚。自 1967 年开始用 AFP 诊断原发性肝癌一直到现在 AFP 仍是公认的早期诊断和筛查原发性肝癌的重要血清学指标。但据某医院统计，在 1998 年 10 月至 2001 年 10 月，经病理证实的 1013 例肝癌患者中，阳性率仅68.18%（AFP > 20g/L 为阳性）。而在一些肝炎和肝硬化患者中 AFP 也可显著升高。另一项研究显示，在 HCC 筛查中，血清 AFP 对 HCC 的阳性预测值是 32%，腹部超声的阳性预测值是 54%。可见采用 AFP 结合超声的筛查手段并不是经济有效的，除了可以在高危人群中进行。然而 HCC 的早期诊断是治疗成功的关键。这引起了对 AFP 诊断肝癌的判断值进行重新讨论。在欧美国家，肝癌患者 AFP 阳性率较亚洲国家更低，故这些学会认为对于影像学检查不能发现的肿瘤，AFP 的诊断能力也较低，因此目前已经不推荐应用于筛查项目中。但在以 HBV 为主要诱因的亚洲国家，AFP 检测的作用一直未被否认，但AFP - I3 等更多指标已经被研究证实能够更加精确地反映肿瘤的存在。

目前通过采用最先进的放射学技术，无创放射学诊断标准得以研发并获得了欧洲肝病研究协会（EASL）和美国肝病研究学会（AASLD）的认可。原则上，特殊的动态放射学特点（动脉期造影剂的摄取和静脉期/后期的造影剂快速清除——快进快出）是肝硬化患者早期 HCC 放射学诊断的主要指标。根据这一标准，结节直径 >2cm 并且有一项影像学检查结果阳性，或者结节直径在 0.5 ~ 2cm 并同时有两项影像学检查阳性结果则可确诊。近期一项前瞻性研究通过连续观察 89 例经筛查计划确认的结节直径为 0.5 ~ 2cm 的病例，证实了上述 HCC 影像学诊断标准的准确性，其诊断特异性高达 100%。尽管该前瞻性研究证实了 AASLD 标准的适用性，遗憾的是这一标准的敏感性有限，仅有 30% 的HCC 病例通过此无创标准得到确诊，显示出其他辅助诊断手段的必要性。另一方面，对于直径不足 2cm 的小结节性病变，由于放射学检查难以辨明其特征，因此这些小结节的诊断仍然具有临床挑战性。通过穿刺活检获得病理依据在这些情况中显得十分重要。

但是，即使是富有诊断经验的病理学专家，要仅依靠少量活检组织就做出明确诊断也并非易事。因此，组织学标志物作为诊断肝癌的一个重要手段目前被广泛应用。已有研究者试图通过全基因组基因芯片或者实时定量反转录多聚酶链式反应（RT - PCR）寻找早期 HCC 的标志物，例如：热休克蛋白 70（HSP70）、磷脂酰肌醇蛋白聚糖 3（GPC3）、端粒酶反转录酶（TERT）、丝氨酸/苏氨酸激酶 5（STK6）和磷脂酶 A2（PLAG2B）等。一项包括三基因组合的分子学指标也被提出讨论（包括 TERT、TOP2A 和 PDGFRA）。有研究通过基因芯片分析发现了可用于区别 HBV 感染患者不典型增生性结节和 HCC 的 20 个基因标记。在肿瘤标本中进行的蛋白质组学研究至今尚未发现任何有意义的 HCC 标志物。近期,有研究者提出使用三基因组合作为 HCC 早期分子学诊断标准,通过对 >70 个标本的分析验证显示出 85% ~95% 的准确性。75 个样本的分析也表明磷脂酰肌醇蛋白聚糖 -3 的免疫染色法对 HCC 具有很高的预测价值。因此,目前已有针对较小、早期 HCC 的精确诊断方法,而通过基因芯片分析发现的新型标志物的适用性尚需要进一步证实。

二、肝细胞癌的早期诊断——血清肿瘤标志物的意义

如前所述,AFP 作为一种肿瘤相关抗原,其升高可见于各种上皮性恶性肿瘤中,而不仅仅是原发性肝癌的专有肿瘤标志,只不过在肝癌患者中 AFP 的升高更常见而已。另外,AFP 升高的程度和肿瘤原发部位并不存在相关性。据文献报道仍有 20% ~30% 的肝癌患者无 AFP 升高,即所谓 AFP 阴性肝癌,这给临床诊断及鉴别诊断带来困难。AFP 阴性肝癌临床表现不典型,且小肝癌居多。研究表明,高分化的癌细胞形态功能与正常的肝细胞相近,所以不合成或少合成 AFP;低分化的癌细胞由于丧失了合成 AFP 的能力,所以血清 AFP 常呈阴性。临床实践中,部分 AFP 阴性肝癌经过射频或 TACE 治疗后,出现 AFP 阳性的表现;而部分 AFP 阳性病例经介入治疗后,可出现 AFP 阴性但影像学资料证实肿瘤复发或再生。这些现象可能与肿瘤的异质性有关。所以,已公认 AFP 不能作为一种可靠的介入治疗效果的监测指标。

在过去的几十年中,研究发现 AFP 的糖蛋白形式有三类。来源于慢性肝炎和肝硬化的 AFP 与来源于 HCC 的 AFP 与小扁豆素(lens culinaris agglutinin, LCA)的亲和力不同。依据与 LCA 的亲和力大小 AFP 被分为三种类型:AFPL1、AFPL2 和 AFPL3。AFPL1 主要出现在良性的肝脏疾病中,如慢性肝炎和肝硬化。AFPL3 与 LCA 有结合活性,在其分子中的乙酰氨基葡萄糖的氨基端增加了 1~6 个岩藻糖残基。AFPL3 仅由肿瘤细胞特别是肝细胞癌所产生。AFP - L2,多数由卵黄囊肿瘤产生,在孕妇的血清中也能检测到。AF-PL2 与 LCA 的亲和力介于 AFPL1 和 AFPL3 之间。进一步的研究发现 AFPL3 是 HCC 生物学恶性程度的一个标志。表达 AFPL3 的肝癌细胞有早期血管浸润和肝内转移的倾向。表达 AFP - L3 的肝癌细胞经过染色通常在胞核中发现 Ki67,Ki67 是肝细胞恶变的一个标志物。影像学研究发现 AFPL3 阳性的 HCC 通常有丰富的肝动脉血液供给,肿瘤的倍增时间较短。这也提示 AFP - L3 阳性的 HCC 生长得非常快并且容易发生早期转移。基于以上的研究结果发现,如果直径 <2cm 的 HCC 患者血清中 AFPL3 占总 AFP 的 10% 以上,那么提示此肿瘤具有攻击性癌变,这种观点现在还存在一定的争论。在 HCC 的早期诊断中,AFPL3 是非常有效的。临床研究发现 AFPL3 的检测能够在慢性乙肝患者、慢性丙肝患者和肝硬化等高危人群中发现直径 <2cm 的 HCC。一项研究发现,AFP - L3 比影像学可以提前 9~12 个月发现 HCC。HCC 的早期发现可以为患者提供更多的治疗机会,如肝癌治疗最有效的外科切除术。由于在 HCC 监测中,影像学手段更可靠,但昂贵的费用限制了其临床使用。基于血清的检测方法可以作为另一种选择。由于 AFP 检测的特异

性较低，其使用也受到了限制。用 AFPL3 占总 AFP 的比例来检测 HCC 并不仅限于 AFP 明显上升的病例。AFPL3 对 HCC 检测的特异性高达 95% 以上且费用低。高特异性的 AF-PL3 对 HCC 的早期鉴别诊断是非常有效的，这对 HCC 的诊治是很有帮助的。

另外，AFP-L3 的敏感性与 HCC 的临床分期相关。AFPL3 用于检测 HCC 的总的敏感性在 50% ~ 60%。在直径小于 2cm 的肝癌中，其敏感性只有 35% ~ 45%。随着 HCC 的增大，AFPL3 的敏感性也随之升高。当 HCC 的直径为 5cm 或者 5cm 以上时，AFPL3 的敏感性可高达 80% ~ 90%。血清中总 AFP 和 AFPL3 可以提供不同的关于肝癌的信息。总的 AFP 升高可能提示肝癌患者肝脏有大的瘤块存在。AFP-L3 可以预测肝癌细胞的恶性程度。因此，AFP-13 的敏感性与肝癌的肿瘤学特性是密切相关的。日本的临床研究资料显示，倍增时间短的恶性程度高的肝癌约占直径 <2cm 肝癌的 30%。AFPL3 检测小肝癌的敏感性 35% ~ 45% 与小肝癌中恶性程度高的肿瘤比例是一致的。尽管总 AFP 和 AFPL3 在检测小肝癌是相当的，但其阳性结果的临床意义是不同的。在临床检测中，血清中总 AFP 和 AFPL3 是被同时检测的，这是为了估算 AFPL3 占血清总 AFP 的比例。AFPL3 能够补充总 AFP 提供的信息，用于恶性肝癌的早期发现和治疗后患者随访。应该注意的是，直径较小的早期 HCC 也存在预后较差的生物学类型。如果 AFPL3 在总 AFP 中的比例升高，即使直径 <2cm 的小 HCC 在临床也可能表现为高度的恶性，其生长速度很快，且可发生早期转移。相反，AFPL3 阴性的小 HCC 与 AFPL3 阳性 HCC 相比，通常其生物学恶性程度低得多，这些患者经过治疗后其预后较好，由于 AFPL3 具有较高的特异性，因此其可用于肝癌患者治疗后的随访。AFPL3 由阳性转为阴性提示临床治疗成功。而那些 AFPL3 持续阳性或者由阴性转为阳性的治疗后肝癌患者可能是肿瘤的淋巴结或者其他器官的转移，或者是肿瘤的复发。目前没有一种可靠、经济的血清学标志用来预测 HCC 的预后和对患者进行随访。尽管 AFP 在临床中被广泛采用，但由于其特异性较低，在临床应用中受到一定的限制，并且 AFP 不能对 HCC 的恶性程度做出判定。然而，AFPL3 与 HCC 的恶性程度相关。血清中 AFPL3 占总 AFP 比例升高的 HCC 患者通常预后不好，应该接受积极的治疗和密切的随访。其他血清生物学标志还有血管内皮生长因子（VEGF）、热休克蛋白 27（HSP27）、磷脂酰肌醇蛋白聚糖-3（GPC3）、α-L-岩藻糖苷酶（AFU）、高尔基蛋白 73（GP73）、异常凝血酶原（DCP）、骨桥蛋白（osteopontin，OPN）等。血管内皮生长因子（VEGF）是已知的最强有力的血管生成刺激物，它的表达显示与肿瘤的进展和预后密切相关。血清 VEGF 水平是肿瘤 VEGF 表达的代理标志，在不同的癌症显示有同样的预后意义。HCC 患者血清中 VEGF 的表达水平显著高于良性肝病患者和健康人，且 VEGF 含量与 TNM 分期呈正相关。术前检测 VEGF 水平对预测 HCC 的侵袭、转移有重要意义。

HSP27 的表达与肝癌患者的年龄、性别、肿瘤大小等因素均无显著性相关，但与肝癌的门静脉癌栓浸润、分化程度和肝内或肝门淋巴结转移显著相关，并发现伴有肝内或肝门淋巴结转移的病例，HSP27 表达明显高于不伴有转移的病例。HSP27 在肝癌组织中有广泛表达，可能与肝癌的发生、发展有密切联系，在临床肿瘤的早期诊断、细胞分化及疾病的进展、转移判断等方面具有极大的参考作用。

GPC3 是一种分泌型糖基磷脂酰肌醇锚钉膜蛋白。Nakatsura 等发现，40% 的 HCC 患者血清中可测到 GPC3，而在肝硬化、慢性肝炎和健康成人血清中未测出；此外，33% AFP 表达阴性的 HCC 患者血清中也可检出 GPC3。联合其他肿瘤标志物（AFP、DCP）可以改善诊断的敏感性达 50% ~ 72%。GPC3 的表达与患者的年龄、性别、包膜完整性、癌栓形成、肝内转移及乙肝病毒感染状况均无明显相关性。GPC3mRNA 在非肝细胞肝癌组织内均不表达，故认为 GPC3mRNA 在 AFP 阴性肝癌中特异性表达，可作为原发性肝癌的一个新的基因标志。GPC3mRNA 在肝癌的发生、发展中有重要作用。

α－L－岩藻糖苷酶（AFU）是一种溶酶体酸性水解酶，在 HCC 患者其血清活性较肝硬化、慢性肝炎等良性肝病及正常对照均有明显升高，诊断 HCC 的敏感性 75% ~ 90%，且与肿瘤大小无关，对直径 <2cm 的 HCC 的敏感性高于 AFP；特异性 79% ~ 90%，联合检测 AFP、SA 等其他肿瘤标志物，特异性可提高至 98%。

高尔基蛋白 73（GP73）是病毒感染的肝细胞内具有正调节作用的固有高尔基蛋白。一项对 37 例肝癌患者、25 例乙肝病毒携带者、12 例非肝病患者和 99 例健康志愿者的 AFP 和 GP－73 及相关肝癌血清指标进行检测和比较发现，所有受检人的血清中都可检测出 GP－73，但在健康人群和非肝病患者中 GP73 的水平很低。乙肝病毒携带者的 GP－73 水平虽高于健康者和非肝病患者，但远低于肝癌患者。GP－73 在肝癌患者中的水平最高，是乙肝病毒携带者的 20 倍。用 GP－73 水平诊断肝癌，敏感性达到 76.9%，特异性达到 92.8%，而 AFP 的敏感性仅为 48.6%。故对早期 HCC 的诊断，GP73 的敏感性明显高于 AFP。

DCP 是产生于肿瘤细胞的不正常的凝血酶原，由于其 Glu 结构域中的多个 Glu 残基没有被完全羧化，导致其凝血功能丧失。50% ~ 60% 的 HCC 患者 DCP 水平升高。由于肝病本身可以引起 AFP 的增高，但不能导致 DCP 的增高，所以 DCP 诊断 HCC 比 AFP 更具特异性。此外，DCP 与 HCC 的分期和预后相关，DCP 阳性者有较高的肝内转移、门静脉入侵和肝包膜浸润发生率。同时测量血清和组织的 DCP 水平有助于对 HCC 患者的预后判定。有报告联合测定 AFP 与 DCP 可使诊断 HCC 的敏感性分别从测定的 56.89% 和 70.68% 提高到 84.48%，特异性分别从测定的 91.08% 和 77.59% 提高到 96.43%。

OPN 是一种具有多种生物学功能的糖蛋白。研究提示，它可能在恶性肿瘤的诊断方面有价值，还与肿瘤的浸润、转移密切相关，有可能作为监测肿瘤预后的指标，且和血管因素密切相关。Gotoh 等对 30 例肝癌组织的研究发现，OPN 的过表达和有无包膜、浸润相关，和肝内转移没有明显相关性，但 OPN 阳性的肿瘤细胞更多地在周围弥散，形成卫星灶。大量研究都提示 OPN 在血管生成中发挥着重要的作用，且和 VEGF 密切相关。

综上所述，单纯以 AFP 作为诊断 HCC 的肿瘤标志物已难以满足临床需要，对于 AFP 低浓度或阴性的患者容易造成误诊或漏诊，应用多种肝癌肿瘤标志物联合检测可有效提高诊断的敏感性及特异性，对原发性肝癌的诊断具有一定的临床价值，有助于提高 AFP 阴性原发性肝癌或低阳性原发性肝癌患者诊断的阳性率。联合检测是目前诊断原发性肝癌最好的检查方法。

第三章　肝脏肿瘤的病理学

第一节　良性肿瘤的临床病理学

一、肝细胞腺瘤

肝细胞腺瘤是肝脏最常见的肝细胞性良性病变，多见于年轻女性；与口服避孕药有关。肝细胞腺瘤多见于右叶，常为单个结节，直径一般大于 1cm，最大可达 20～30cm。偶尔肿瘤可呈多个结节，若肿瘤多于 4 个诊断为肝腺瘤病。大体上肿瘤境界清楚，实性、类圆形、膨胀性生长，常有部分或不完整的纤维包膜，质地与周围肝组织相近但颜色稍浅，呈黄色、黄褐色或褐色，可见出血和梗死。肝细胞腺瘤细胞形态类似于正常肝细胞，1～2 层细胞厚，体积略大，胞质因含糖原和脂肪空泡而透亮，亦可见胆汁淤积和 Mallory 小体，无病理性核分裂象。偶见髓外造血，有时肝细胞也可出现轻度不典型增生及巨核细胞，也可出现少量假腺管结构。瘤组织内门管区和胆管阙如，常见散在分布、扩张的薄壁小静脉或小动脉分支。HCA 边缘多有完整包膜，包膜和血管无侵犯是 HCA 最基本的诊断标准。CD34 染色显示灶性或弥漫的微血管。肝细胞腺瘤应与高分化肝细胞癌、肝局灶性结节性增生、结节再生性增生相鉴别。原则上讲，当患者无明显肝细胞腺瘤危险因素且伴有慢性肝炎或肝硬化时，不应轻易诊断肝细胞腺瘤。比较基因组杂交方法检测染色体具有一定的诊断意义。

过去认为肝细胞腺瘤不会发生癌变，但迄今至少已有 5 例恶变为肝细胞癌或肝内胆管癌的报道，有人提出从肝细胞腺瘤到肝细胞癌平均需要 2～7 年时间。

二、肝海绵状血管瘤

肝海绵状血管瘤是肝脏最常见的良性肿瘤，由蜂窝状薄壁血管腔构成的良性血管肿瘤。大体上肿瘤为单个，呈膨胀性生长，表面分叶状，紫红色或暗红色，质软，有条索状纤维包膜包裹，切面呈海绵状或蜂窝状的含血腔隙，常可见大小不一的灰白色纤维硬化结节。如肿瘤发生纤维化、钙化，整个血管瘤呈灰白色纤维硬化性结节，则称为硬化性血管瘤。镜下肿瘤结构比较单一，由大小不等、相互交通的血管腔组成，管腔衬以单层扁平内皮细胞，腔内充满血液，管壁常因纤维化而不同程度增厚，周围肝组织内常有散在的血管瘤小灶或高度扩张的血管团。该瘤生长缓慢，未见恶变报道。

三、肝婴儿血管内皮瘤

肝婴儿血管内皮瘤也称毛细血管瘤，是婴儿中最常见的肝良性血管性肿瘤，几乎都发生于 1 岁以下的婴幼儿。30% 的患儿可同时伴有皮肤、淋巴结、脾脏、胃肠道、胸膜、前列腺、肺和骨的血管内皮瘤。55% 的肿瘤为单发，瘤体直径 0.5 ~ 15cm。45% 的肿瘤为多发，数量为 2 ~ 30 个，累及肝脏两叶。肿瘤切面呈棕红色海绵状富含血液的毛细血管腔，发生坏死时可呈黄白色。肿瘤与周围肝组织分界不甚清晰，局部可有浸润。本瘤组织学分为两种类型，Ⅰ 型最常见，肿瘤由密集增生的不规则薄壁毛细血管样腔隙组成，管腔衬覆单层肥胖或扁平内皮细胞，细胞形态较为一致，含有小至中等大小的细胞核及嗜酸性核仁，几乎无核分裂象。管腔内含有红细胞，常可以见到髓外造血，肿瘤的中央部分为大片纤维间质区。Ⅱ 型肿瘤出现多形性内皮细胞，胞核不规则，深染。内皮细胞可为多层排列，甚至成簇状向腔内突起，该型侵袭性强，实际上为儿童肝血管肉瘤。据统计，凡确诊后得不到及时治疗者 2/3 可于数月内死亡，极少数肿瘤可恶变为肝血管肉瘤。

四、肝血管平滑肌脂肪瘤（AML）

AML 属于血管外周上皮样细胞肿瘤家系。患者年龄在 30 ~ 52 岁，平均年龄 39 岁，无明显性别差异，一般无特殊症状和体征，不少患者仅是在体检时被发现。肿瘤直径从 1 ~ 36cm，大多为单结节，切面多呈灰白色、淡黄色或灰褐色，周边无明显包膜。

该瘤的基本病理特点是由血管、平滑肌细胞和成熟的脂肪组织等三种成分按不同比例组成。肝 AML 的肌细胞成分可有多种形态学变异：①上皮样细胞型，瘤细胞呈多边形，类似肝细胞，胞质富含糖原而透亮，嗜酸性颗粒在细胞中央聚成块状，核偏位；②中间细胞型，瘤细胞形态介于上皮样和梭形平滑肌瘤细胞之间，呈卵圆形或短梭形，疏松排列或呈漩涡状、交织束状或梁索样结构，细胞肥胖淡染，胞膜清晰，核圆形或椭圆形；③梭形细胞型，胞质淡染，其细长胞突互相平行排列，与血管壁有移行。此外，还可有嗜酸细胞型和多形细胞型。对 61 例肝血管平滑肌脂肪瘤的免疫组化特征的研究显示，全部肝 AML 对 HMB45 和 SMA 呈阳性反应。SMA 在上皮样细胞弱阳性，而梭形细胞强阳性，呈胞质型或膜型；S-100 蛋白多呈局灶性，主要见于成熟脂肪细胞；血管内皮细胞 CD34 染色，CD68 灶性阳性。有报道 100% 的 AML 表达 CD117，研究显示仅 50% 的表达 CD117；HepPar1、CK18 和 CK19、AFP 标记均阴性。

五、肝畸胎瘤

肝畸胎瘤可能源自异位的原始生殖细胞，即由迷走并残留于肝内的原始胚胎细胞演变形成，起源于具有全能分化潜能的生殖细胞，具有向三个胚层分化并产生各种组织和器官的潜力。患者多见于 1 岁以下的婴幼儿，其中 25% 是在出生时即被发现，以女性为多，成年人亦可发生。肿瘤呈多囊性肿块，囊内可充填淡黄色油脂样物质。表面高低不平,软硬不一,多发或单发,可长成巨大肿块,甚至占据半肝。瘤组织内多见骨和软骨组织,少见毛发和牙齿等。镜下畸胎瘤由三种胚层组织成分构成。外胚层组织可见皮肤、毛发、皮脂腺、汗腺、神经组织等;中胚层组织可见骨、软骨、结缔组织;内胚层可见消化道上皮和呼吸道上皮等。有的病例可有肝组织的髓外造血,肝囊性畸胎瘤还可合并卵黄囊瘤和肝细胞癌,一旦明确诊断,应尽早手术切除,以防恶变。

第二节　肝恶性肿瘤的临床病理学

肝恶性上皮性肿瘤主要包括肝细胞性肝癌(肝细胞癌)、肝内胆管细胞癌(周围性胆管癌)、胆管囊腺癌、混合型肝细胞癌和胆管细胞癌、肝母细胞瘤及未分化癌。肝细胞癌(HCC)是与慢性肝炎病毒(HBV/HCV)感染密切相关的恶性肿瘤,其发生率和死亡率分别占全球恶性肿瘤的第5位和第3位,占我国恶性肿瘤的第3位和第2位。由于我国目前约有9300万乙型肝炎病毒(HBV)携带者,其中患者98万余人,约有4000万丙型肝炎病毒(HCV)感染者,其中患者7万余人,这一基本现状是造成我国HCC发生率在今后一个较长的时期内仍处于较高趋势的重要原因。大多数HCC患者有慢性HBV/HCV感染史、血清AFP含量升高和影像学检查示肝占位性病变等基本特点。少数无HBV感染HCC的发生可能存在其他途径。

一、肝细胞癌

(一)概述

肝细胞癌(HCC)是一种起源于肝细胞的恶性肿瘤。肝细胞癌是肝硬化患者死亡的主要原因。新的研究结果表明除了病毒性肝炎和酒精性肝病,非酒精性肝病综合征也是肝癌的重要病因。肝癌的分子发病机制极其复杂并具有异质性。迄今为止,临床治疗都未考虑到相关的分子生物学信息。

肝活检是HCC明确诊断的组织学检查,尤其是在AFP阴性的患者。用22号细针超声或CT引导下经皮穿刺活检可以提供足够诊断的组织,并且出血或肿瘤沿着穿刺道种植的危险性最小。但在AFP水平明显增高而可能适于进行HCC切除或肝移植的患者,并不推荐肝活检来评价术前肿瘤细胞扩散的残留风险。

(二)大体特点(图3-1)

肿瘤质地较软,切面呈灰白色鱼肉样,有出血坏死时呈暗红色或多彩色;纤维组织成分多时质地较硬,呈灰白色分叶状;有胆汁淤积时呈墨绿色。大体观察的内容应包括肿瘤大小、数量、卫星灶和癌栓形成、包膜是否完整及癌旁肝组织肝硬化情况等。

HCC有多个病理分型版本,目前仍沿用Eggel分型,即:①结节型(<10cm);②巨

块型(>10cm);③弥漫型(全肝弥漫性分布)。

我国肝癌病理研究协作组制定了的 HCC 病理分型,分为:①弥漫型;②块状型(5 ~ 10cm);③巨块型(>10cm);④结节型(3 ~ 5cm);⑤小癌型(<3cm)。其中块状型和结节型又分为单块(结节)型、多块(结节)和融合块状(结节)型。此外,在临床分期中比较注重 HCC 瘤体大小和血管癌栓等参数。

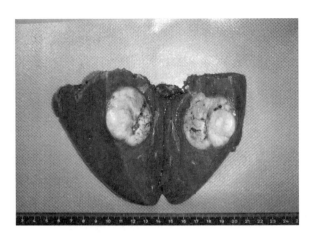

图 3 - 1　手术中切除的肝癌

(三)镜下特点

1. 组织学类型　HCC 排列方式与生物学行为和分化程度有关,也具有较大的鉴别诊断意义,常见的组织学类型有以下几种。

(1)细梁型:是高分化 HCC 最常见的组织学类型。癌细胞排列成 1 ~ 3 层细胞厚度的梁索状,梁索之间衬覆血窦,癌细胞大小及形态与正常肝细胞相似,偶见核分裂。

(2)粗梁型:是 HCC 最常见的组织学类型。癌细胞梁索的厚度在 4 层细胞以上,癌细胞核质比增大,核异型明显,可见较多核分裂。

(3)假腺管型:由 HCC 细胞围绕成腺管样,癌细胞呈立方形,腔内含胆栓或嗜酸性蛋白渗出物,可类似肝内胆管癌和转移性腺癌,但仍呈肝细胞性标志物 HepPar1 染色阳性,多克隆性癌胚抗原(pCEA)染色可见毛细胆管结构。

(4)团片型:癌细胞呈密集实体性生长,血窦因受压而不明显。

(5)硬化型:肿瘤具有丰富的纤维性间质,将癌组织分割包绕成大小不一的细胞巢,可类似于肝内胆管癌或转移性肿瘤,可见于介入治疗后肿瘤的局部组织反应,提示患者的机体免疫反应较强。

(6)自发坏死型:患者术前非治疗状态下血清 AFP 含量自行转阴,手术切除标本严重凝固性坏死,反复取材找不到残留癌细胞,提示患者机体免疫功能较强,预后较好。

(7)淋巴上皮样癌:以癌组织内出现丰富致密的淋巴细胞/浆细胞浸润为特征,淋巴细胞数量明显多于肿瘤细胞,需注意排除来自鼻咽部淋巴上皮样癌转移。预后相对较好。

2. 细胞学类型　HCC 的细胞学形态除以肝细胞为主外，还可有多种形态变异，常见的细胞学类型主要有以下几种。

（1）肝细胞型：是 HCC 最常见的细胞学类型。分化好的癌细胞大小与正常肝细胞相似，癌细胞呈多边形，胞质呈嗜酸性细颗粒状，核圆形；分化差的癌细胞体积增大，胞质嗜碱性，核质比增大，核形状不规则或呈怪状核，染色加深，核分裂多见。

（2）透明细胞型：超过 50% 以上的癌细胞因糖代谢紊乱，胞质富含糖原而透亮或空泡状，癌细胞体积明显增大，核居中或偏位。当肿瘤以透明细胞成分为主时，应注意与来自肾上腺、肾和卵巢的转移性透明细胞癌相鉴别，后者呈 HepPar1 染色阴性，pCEA 染色无毛细胆管结构。

（3）梭形细胞型：癌细胞以梭形为主，编织状排列，类似肉瘤样结构，是分化差或肉瘤样变的表现，梭形细胞同时表达 HepPar1、AFP、CK、波形蛋白或 S-100，也可诊断为肉瘤样癌，但不要与原发性或转移性肉瘤相混淆。

（4）富脂型：超过 50% 以上的癌细胞因脂肪代谢紊乱，胞质内出现大小不一的脂滴。当肿瘤以脂肪变细胞成分为主时，应注意与 AML 相鉴别。免疫组化染色仍呈 HepPar1 阳性。

3. HCC 的分化分级　可将分化程度分为好、中、差三级，或使用以下经典的 Edmondson-Steiner 四级分级法。

Ⅰ级：癌细胞类似正常肝细胞，细梁型排列为主。

Ⅱ级：癌细胞形态接近正常肝细胞，核质比略增大，核染色加深，胞质嗜酸性增加，细梁型排列为主，可出现假腺管型结构。

Ⅲ型：癌细胞分化中度或较差，核异型性超过Ⅱ级，核分裂易见，粗梁型排列为主，组织结构异型性增大。

Ⅳ级：癌细胞分化最差，多核巨细胞和怪状核细胞易见，核异型性超过Ⅲ级，粗梁型或团片型结构为主。

（四）HCC 浸润生长方式

HCC 的生物学行为特点与临床治疗方式的选择和预后有密切的关系，归纳起来主要有以下几种形式。

1. 包膜侵犯癌周纤维　包膜的形成是局限和阻挡 HCC 扩散的重要屏障。当肿瘤突破包膜进入邻近肝组织，或在包膜外形成子灶，则提示肿瘤生长活跃，侵袭性强，需要在癌旁保留一定的切除范围以做到根治性切除。

2. 癌栓形成　HCC 组织内血管网丰富，特别是门静脉及其分支最易受到肿瘤侵犯形成癌栓进而造成肝内外转移，总体发生率可达 80% 以上。此外，HCC 也可以侵犯肝内胆管，形成胆管内癌栓。对于在远癌旁肝组织内有癌栓形成的病例，应特别重视术后预防复发和转移的综合性治疗。

3. 子灶生长　有明栓形成的 HCC 也常伴有子灶生长,对于近癌旁肝组织生长的子灶仍可完整切除,但在远癌旁肝组织内出现散在的子灶生长将会严重影响手术切除效果。

4. 移行过渡　癌细胞的梁索与正常肝细胞的梁索移行过渡,两者之间并无明显分界,是 HCC 较为缓和的一种浸润性生长方式。

（五）影响 HCC 预后的病理学因素

HCC 术后 5 年复发率高达 60%,肝外转移以血行转移为主,尤以肺部多见。影响 HCC 预后的主要病理学因素见表 3-1。

表 3-1　影响 HCC 预后的病理学因素

大体特点	镜下特点
1. 多结节型肿瘤	1. 多处血管癌栓形成
2. 有肉眼门静脉癌栓	2. 包膜突破,散在子灶生长
3. 瘤体 >3cm 切除范围不足	3. 癌周肝硬化组织内有癌前病变
4. 瘤体质软破碎,切缘肿瘤裸露	4. 癌细胞增生活性高,DNA 多倍体/异倍体

二、小肝癌

（一）概述

小肝癌(small hepatocellular carcinoma)是指单个肿瘤结节 <3cm,或癌结节数目不超过两个,其最大直径之和 <3cm。以前曾将小肝癌的直径定义为 5cm,后来发现,3cm 是肝癌生物学特性从早期相对良性向恶性转变的重要时期。小肝癌大多为无临床表现的亚临床肝癌,过去仅在手术中被偶然发现或因肝癌结节破裂而被发现。近年来,通过检测血清 AFP 水平,结合影像学的特点综合分析,大大提高了小肝癌的诊断率。小肝癌的早期发现及手术切除,明显提高了肝癌的 5 年生存率。

（二）大体特点

小肝癌大多呈单结节状或融合结节状,切面呈灰白色或黄白色,质软,一般无明显出血坏死,可有明显的纤维间隔形成,使其呈分叶状结构。大部分肿瘤的界限清楚,癌周有纤维性包膜包裹。在直径 1.5~2.0cm 的肝细胞癌中约 50% 有包膜和纤维间隔。有的包膜不完整,肿瘤突破包膜向外浸润生长。直径 <1cm 的特小肝癌通常无包膜,其边界模糊不清,结构和颜色与周围肝组织相仿,以致肉眼很难判断为肿瘤结节。随着肿瘤变大,界限变得清楚,提示难以确认肿瘤边界的小肿瘤为小肝癌的早期阶段。小肝癌的肝硬化合并率可高达 77.4%。

（三）小肝癌(≤3cm)的病理特点(图 3-2)

1. 常为单个结节。

2. 常有包膜。

3. 细胞分化较好　通常 1cm 的小肝癌绝大多数为分化好的细胞。而 2~3cm 的小肝癌，约 40% 在癌结节里可包含几种不同分化的细胞，其中分化好的细胞多位于结节的周边，而分化差的细胞多位于结节的中央。有时形成"结节套结节"的现象，即分化差的无脂肪变的细胞被分化好的有脂肪变的细胞所包围，两者之间有时可见清晰的界线。通常分化好的细胞生长缓慢，一旦增生加快，分化也随之变差，而分化好的细胞则逐渐被分化差的细胞所取代。

4. 癌栓较少。

5. 二倍体较多随着小肝癌的逐渐增大，上述的各个方面均逐渐向其对立面转变，即逐渐变为分化较差、较多异倍体、多结节和包膜不完整。

有报道，对比小肝癌与大肝癌，66.7% 小肝癌为二倍体，包膜侵犯较少（16%）、癌栓较少（20%），切除后 5 年生存率较高（75%）；而大肝癌则异倍体占 92%，有包膜侵犯占 84%，有瘤栓占 80%，切除后 5 年生存率为 46.2%，为此，认为 3cm 可能是生物学特性发生变化的重要界线。

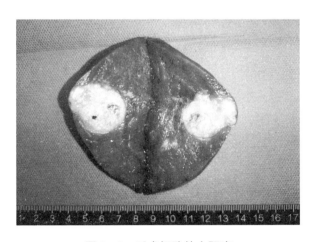

图 3-2　手术切除的小肝癌

三、纤维板层型肝癌

纤维板层型肝癌（FLC）是肝细胞癌的一种特殊类型，在我国、日本及普通型肝细胞癌多发的地区罕见，多见于青年人，肿瘤单发，生长缓慢，其临床、病理、预后均区别于普通型肝细胞癌。

其病理特征为：癌细胞索被平行的板层状排列的胶质纤维隔开，因而称为纤维板层型肝细胞癌，在我国较少见，约占 1%，此型预后较好，多在儿童和青少年中发生，绝大多数发生在左叶，通常无肝硬化，切面中央可见星芒状纤维瘢痕，电镜下瘤细胞胞质充满大量线粒体，近年有人报道在瘤细胞内查见有神经内分泌颗粒。

四、肝母细胞瘤

1. 概述 肝母细胞瘤(HB)是儿童最常见的肝脏肿瘤,约占儿童原发性肝脏恶性肿瘤的62%。该病起源于肝脏胚胎原基细胞,属上皮来源的肝脏恶性肿瘤。1896年,Walter首先以癌瘤为名报道此病,也有称肝胚胎瘤、婴幼儿肝细胞癌。肝母细胞瘤多为单发,大小不等。本病恶性程度高,可通过血液和淋巴途径广泛转移,较常见的转移部位有肺、腹腔、淋巴结和脑。

肝母细胞瘤病因不明,可能的危险因素包括母亲怀孕时吸烟、接受不孕或避孕治疗等,少数患儿同时有肾母细胞瘤,或因HB产生绒毛膜促性腺激素(HCG)而有性早熟表现。多数患儿以无意中被发现腹部隆起或腹块首诊,几乎无HBV感染,90%的患儿血清AFP含量明显升高。CT显示低密度或等密度巨大肿块,钙化多见。

2. 大体特点 肿瘤多位于肝右叶,80%为巨大单结节实性肿块。切面为实性分叶状,常有出血、坏死和囊性变。半数肿瘤有纤维包膜,常有边界侵犯,周围肝组织无肝硬化。

3. 镜下特点 常见有以下几种组织学类型。

(1)胎儿型:最为常见,约占30%,瘤细胞小圆形或立方形,细胞膜清楚,类似6~8周的胚胎肝细胞,核圆形或卵圆形,核仁明显,排列成1~2层的细梁索。较具特征性的改变为一些瘤细胞的胞质丰富嗜酸性,另一些瘤细胞的胞质富含糖原而透亮,显示交错排列的亮区和暗区结构。此型HB生长相对缓慢。

(2)胚胎型:约占19%,瘤细胞分化更幼稚,常排列成菊花团状或腺泡状。瘤细胞边界不清,胞质稀少嗜碱性,核质比增大,核染色质深染,核分裂多见。胚胎型和胎儿型常混合出现,相互间有移行。

(3)粗梁型:约占3%,瘤细胞排列成十余层细胞厚的粗梁索结构,细胞形态可为胎儿型或胚胎型。

(4)未分化型:约占3%,是HB分化最差的一种细胞学类型。瘤细胞体积小,少胞质,瘤细胞圆形或卵圆形,核染色质深染,核分裂多见,因连接差而呈松散片状或巢状分布。免疫组化:瘤细胞波形蛋白阳性,CD34显示血管网丰富。

(5)上皮间叶混合型:占10%~20%,胎儿型或胚胎型与三个胚层的间叶成分混合出现,包括骨样组织、角化的鳞状上皮、呼吸道或肠上皮、横纹肌、成熟的软骨、神经外胚层、黑色素细胞、毛发、脂肪及其他成熟组织。

4. 鉴别诊断 HB分化幼稚,既表达肝细胞性标志物如HepPar1和pCEA,也可表达波形蛋白、S-100、NSE等非肝细胞性标志物。特别要注意与儿童HCC相鉴别,后者年龄偏大,多在5岁以上,常有HBV感染史,HBsAg染色阳性。

5. 预后 HB生长迅速,易于转移,复发多在术后1年以内。完整切除手术可望获得较好预后,胎儿型和混合型分化程度较高,预后相对较好,而胚胎型、粗梁型和未分化型分化程度低,预后较差。若HB在化疗过程中发生组织学类型的转变,如胚胎型转化为胎儿型，或在上皮型中出现软骨或骨样组织而转化成为混合型，可能提示化疗有效。东方肝胆外科医院手术切除 HB 病例中生存时间最长者达 16 年。

五、肝上皮样血管内皮瘤

1. 概述　肝上皮样血管内皮瘤（EHE）为血管内皮来源的低度恶性肿瘤，具有生长缓慢和发生隐匿的特点。60% ~ 75% 为 40 ~ 50 岁中青年女性，约 40% 的患者为偶然发现。病因不明，少数患者有口服避孕药和 HBV/HCV 感染史。常见的临床表现包括腹痛、乏力、间歇性呕吐、体重下降和肝大等，2/3 患者可有血清碱性磷酸酶升高。

2. 大体特点　EHE 为多发性肿瘤，病灶直径从数毫米至数厘米不等，可累及全肝，少数为单结节。切面瘤组织灰白色，质地致密坚韧，伴有钙化时呈沙砾状，病灶边缘有充血带。

3. 镜下特点　瘤细胞有两种形态：①上皮样细胞，圆形或卵圆形细胞，有丰富嗜酸性细胞质，体积肥胖，核染色质增多，核仁明显，可见核分裂；②树突状细胞，细胞质含星状/指突状突起，埋藏于丰富的黏液基质中。瘤细胞胞质呈空泡状，类似细胞内管腔，腔内含有单个红细胞，为 EHE 的特征性表现。通常在肿瘤中央区为纤维黏液基质区，瘤细胞呈细条索状或散在分布，肿瘤周边为富细胞区，瘤细胞弥漫分布，常浸润肝窦，瘤细胞呈花蕾样突入扩张的肝窦和门静脉分支形成瘤栓。免疫组化示瘤细胞 CD34 染色阳性。

4. 鉴别诊断　EHE 纤维性间质丰富，加之有出血坏死，不要误认为炎性假瘤或错构瘤；本病为无慢性肝炎背景下的多发性病灶，需要与来自胃肠道的转移性肿瘤相鉴别。此外，还要与血管肉瘤相鉴别，后者瘤细胞的异型性更加明显，但没有上皮样细胞和树突状细胞及黏液基质成分。

5. 预后　EHE 对放疗和化疗有一定抵抗性，早期手术切除预后要好于肝血管肉瘤和 HCC，有报道一组 EHE 患者术后生存期平均达到 10 年。肝移植治疗 EHE 的复发率为 36%，5 年生存率达到 82%。

六、肝血管肉瘤

1. 概述　也称恶性血管内皮瘤或库普弗细胞肉瘤，为血管内皮来源的高度恶性肿瘤。多数患者无明确病因，少数患者有氯乙烯、二氧化钍及无机砷等有毒物质接触史，或肿瘤照射治疗及服用避孕药史等。85% 以上的患者为 50 ~ 60 岁的男性，男女之比为（3 ~ 5）:1，半数以上患者有右上腹痛、乏力、恶心、食欲缺乏、消瘦、贫血、腹腔积液及肝大为主要表现。CT 检查显示为低密度病灶，增强后显示不规则强化。

2. 大体特点　肿瘤通常为单个出血性巨大肿块，或为多结节出血性病灶累及全肝。切面肿瘤组织呈灰白色，常因出血坏死出现多囊性变。

3. 镜下特点　瘤细胞呈梭形、卵圆形或多形性，多层排列，胞质略嗜酸性，核大小不一，染色质深染，可见多核瘤巨细胞，核分裂易见。瘤细胞衬覆于扩张的血窦表层，沿血窦浸润性生长，并可侵犯终末肝静脉和门静脉分支，形成瘤栓导致血管腔闭塞，造成局部组织出血和坏死；瘤细胞也可以密集生长形成实性团片状区域，血管腔结构不明显，瘤细胞可围绕成毛细血管样结构。免疫组化示瘤细胞 CD34 和Ⅷ因子染色阳性。

4. 鉴别诊断

（1）非血管性梭形细胞肿瘤：实性生长型血管肉瘤因血管腔不典型，可类似于未分化胚胎性肉瘤、纤维肉瘤和平滑肌肉瘤，做 CD34 和Ⅷ因子免疫组化有助于诊断。

（2）EHE：需注意寻找有无上皮样细胞和树突状细胞及黏液基质成分。

（3）血管外皮瘤：肿瘤细胞围绕鹿角状扩张血管呈放射状排列，网织纤维染色显示瘤细胞位于网织纤维外侧。

5. 预后　该瘤为高侵袭性恶性肿瘤，可发生肺、骨、淋巴结等远处转移，早期手术切除配以化疗可望提高患者的生存期。有报道 44 例不同部位的血管肉瘤切除后中位生存期 20 个月。

七、肝未分化胚胎性肉瘤

1. 概述　肝未分化胚胎性肉瘤（UES）是儿童第三常见肝恶性肿瘤，患者年龄分布 2 个月至 86 岁，但主要发生于 5～10 岁儿童，病因不明。主要症状为右上腹肿块、腹痛、发热、体重减轻等。CT 显示肝巨大低密度囊实性肿块。

2. 大体特点　肿瘤多累及肝右叶，呈巨大球形瘤体，质软，直径多在 10cm 以上，平均 17cm。切面肿瘤呈灰白或灰黄色，因出血坏死呈多彩色，常发生囊性变，囊腔内含棕色凝胶样坏死物质，周边肝组织无肝硬化。

3. 镜下特点　瘤细胞呈星状、梭形或为间变大细胞，细胞质淡染，核染色深、核仁不清，可见较多瘤巨细胞或怪状核细胞，核分裂多见。瘤细胞松散排列于黏液样基质内，部分区域瘤细胞丰富密集，或呈编织状排列而类似于恶性纤维组织细胞瘤，瘤组织内散布嗜酸性折光小体为特征。肿瘤组织可见残存的肝组织岛和小胆管。免疫组化示瘤细胞呈上皮和间叶广谱多向表达，波形蛋白、α_1－AT、结蛋白和 SMA 阳性，CK 灶性表达。

4. 鉴别诊断　注意与其他小儿肝肿瘤的鉴别。

（1）肝母细胞瘤：血清 AFP 含量高浓度阳性，肿瘤由分化幼稚的肝细胞构成，梁索间衬覆血窦，HepPar1 染色阳性。

（2）胚胎性横纹肌肉瘤：瘤细胞多形性更为明显，或可看到横纹，无嗜酸性小体，肌红蛋白（myoglobin）、结蛋白和 NSE 阳性。

（3）肝间叶性错构瘤：以 1 岁以下婴幼儿更多见，多为带蒂的囊性肿块，组织中也有黏液样基质，内有星形或梭形细胞，但细胞无明显异型性，无嗜酸性小体，波形蛋白阳性，α_1－AT 阴性。

5. 预后　UES 生长迅速，恶性程度高，易发生转移，死亡率较高。部分患者早期完整手术切除结合术后化疗可提高 5 年生存期。

八、HCC 的恶性进展和肿瘤扩散

HCC 即使是在单一结节中组织学的差异也很大。从组织学分级观点来看，大多数直径<1cm 的癌结节呈高分化癌组织的均一分布，而约40%的直径1~3cm 的癌结节由两种以上类型的不同组织学分级的组织组成。较低分化的癌组织常位于中央，而高分化的癌组织则包围在外周。高分化肿瘤的区域随着肿瘤的增大而减少，当肿瘤直径达到3cm 时则完全被分化差的癌组织所代替。当在高分化癌结节中的低分化区域呈膨胀性生长时，结节常呈"结节套结节"表现。

HCC 的一个特点是侵犯血管，尤其是门静脉。在进展期 HCC 的尸检中>70%的病例可见到门静脉瘤栓。肝内转移多是由于肿瘤通过门静脉分支扩散所致。肿瘤侵犯主要胆管临床并不常见，但在尸检中发现约6%的病例中存在肿瘤侵犯。肝外转移多为血行性，肺是最常受累的器官。局部淋巴结转移常见，而远处淋巴结则很少累及。

（一）HCC 的侵袭性生长方式

1. 侵犯包膜　有两种形式，一种是包膜内侵犯，即肿瘤还未突破包膜的全层，或仅在包膜内形成子灶或癌栓，此种预后较好；另一种是突破包膜，并在包膜外形成子灶或癌栓。包膜的形成对于阻挡 HCC 的扩散极为重要，若在癌旁保留一定的切除范围则可将其完整切除。

2. 癌栓形成　HCC 是"亲血管"性肿瘤，常有门静脉系统各级分支侵犯，包括癌间质内癌栓、癌旁肝组织及门管区小叶间静脉内癌栓，总体发生率可达60%~80%，甚至更高。在近癌旁肝组织内形成的少量癌栓有可能被手术切除，但在远癌旁肝组织形成的癌栓则不易被彻底切除。此外，HCC 也可以侵犯肝内胆管，形成胆管内癌栓。

3. 侵犯神经　HCC 侵犯神经组织，提示可能沿神经鞘扩散。

4. 多灶性生长　肿瘤以多个大小不一的小癌灶或卫星灶的方式向邻近肝组织浸润性或跳跃性生长，常同时伴有癌栓形成。

5. 移行过渡　癌细胞与正常肝细胞梁索之间相互移行过渡，或直接浸润性生长，两者之间无明显分界，尤见于肝硬化组织。

（二）肝癌侵袭转移的分子机制

肝癌由癌前期发展至小肝癌，分化好的细胞随之有所减少，但就整个小肝癌而言，分化好的细胞仍占多数。随着肝癌的增大，分化差的细胞逐渐增多。肝癌也逐渐由侵袭性低的癌变为侵袭性癌，而出现转移。关于肝癌的复发，一是多中心发生；二是肝癌易侵犯肝内门静脉与肝静脉，从而导致肝内播散与远处转移。小肝癌切除后多数远期效果较好，但也有一部分极早期的小肝癌，尽管进行了早期切除，但仍然出现早期复发或转移，究其原因，均与肝癌的侵袭性有关。如前所述，由原位癌发展为侵袭性癌，又将有更多基因变化的参与。上海的汤钊猷院士经多年研究发现，与肝癌侵袭性呈正相关的癌基因、抑癌基因、生长因子等，如有肝内播散的肝癌其 p16 突变率达64.3%，而无肝内播散者则仅为 10%；侵袭性肝癌 p21 的阳性率为 43.2%，而非侵袭性肝癌仅 16.7%；有复发转移的肝癌 p21 的阳性率达 38.6%，而无复发转移者则为 0；有肝内播散的肝癌 p53 突变的阳性率达 73.7%，而无肝内播散者则仅 33.5%。与侵袭性呈负相关者，如 nm23 - H1，Kai - 1、TTMP - 2（金属蛋白酶的组织抑制剂 - 2）、整联蛋白 α_5 和钙黏附蛋白等。关于肝癌细胞侵袭性的分子水平研究可以归纳为以下几点：①肝癌与其他实体瘤的情况基本相同；②小肝癌的侵袭性略低于大肝癌的侵袭性，表现为与侵袭性呈正相关者小肝癌的阳性率略低，而与侵袭性呈负相关者则小肝癌的阳性率略高。但差别并不太大，说明即使小肝癌也同样存在生物学特性的问题。总之，不同的致癌因素可导致不同的肝癌遗传特性的改变，而不同的肝癌遗传特性改变可导致不同的肝癌生物学行为。因此，每位肝癌患者的预后，最主要的是取决于其肝癌的遗传特性的改变。

肿瘤侵袭和转移是瘤细胞从原发瘤脱离后向周围和（或）远处组织的过程，涉及瘤细胞穿过细胞外基质（ECM）屏障、血管壁的基底膜（BM）及穿出血管壁进入宿主微环境等环节，可分为三步：黏附、降解、移动。

1. 黏附　肿瘤侵袭转移的首要步骤是肿瘤细胞与 ECM 中的层粘连蛋白（LN）和纤维连接蛋白（FN）相黏附。肝癌细胞的黏附力是由细胞膜表面的黏附分子所决定的，其高黏附特性与其高转移特性有关。黏附分子包括选择素家族、整合素家族、免疫球蛋白超家族、钙黏素家族。

（1）细胞间黏附分子（ICAM - 1）：ICAM - 1 又称 CD54，是免疫球蛋白超家族的单链跨膜球蛋白，它的配体是白细胞功能相关抗原 - 1（LFA - 1）。研究指出 ICAM - 1，无论是血清 ICAM - 1（serum ICAM - 1，sICAM - 1），还是循环 ICAM - 1（circulating ICAM - 1，cICAM - 1），在肝癌组织中表达水平明显增高。ICAM - 1 水平在 HCC 癌组织中比癌旁组织、正常肝组织高。随着 HCC 的病情进展，ICAM - 1 水平逐渐增高，瘤灶切除后 ICAM - 1 水平下降。在 HCC 中转移组的 ICAM - 1 水平比非转移组的高，且在Ⅳ期 HCC 中 cICAM - 1 水平明显高于Ⅰ、Ⅱ、Ⅲ期的。cICAM - 1 水平与 AFP 呈正相关。上述研究提示，随着肝癌的恶化，ICAM - 1 水平也随之增高，对判定肝癌严重程度十分有用。因此，连续监测 ICAM - 1 比一次测定对评估肝癌进展更有价值。

（2）选择素 E（E - selectin）：选择素家族包括选择素 P、选择素 L、选择素 E，它们均具有一个独特的类似凝集素样的细胞外结构，表达于白细胞，活化的内皮细胞及血小板表面，可在血流状态下介导白细胞与血管内皮的起始黏附。选择素 E 表达于活化的内皮细胞，配体是 SIe^X 和 SIe^X 相关的寡聚糖（SIe^X 是一类含唾液酸、半乳糖、N - 乙酰葡萄糖胺和岩藻糖末端的糖类）。Cerello 等研究指出在肝癌组织中，选择素 E 表达在与肿瘤相关的小血管内皮细胞上。在肝硬化发展为肝癌的患者中，选择素 E 的水平随着病情的进展而降低。Tori 等研究指出在 HCC 的癌肿区域，SIe^X 呈中、低度表达的患者比 SIe^X 呈高度表达的更常出现血管侵袭且癌肿直径更大；SIe^X 在癌肿区比非癌区表达水平低的患者明显同样更常出现血管侵袭，提示在 HCC 中 SIe^X，小量的表达与 HCC 的侵袭有关。

（3）整合素（integrin）：整合素家族是一组细胞表面糖蛋白受体，其配体为 ECM 成分，所有整合素均是由 α 和 β 两个亚单位组成，它们通过非共价键连接而成的异二聚体。有研究指出，irategrin 亚单位 α_1、α_2、α_3、α_6 和 β_1 分布在肝癌细胞的边缘，而 β_4 很少在边缘被测出。α_1、α_2、α_3 和 β_4 抗体不能抑制细胞黏附到 LN，在肝癌细胞侵袭转移过程中发挥了一定作用。研究发现如果肝癌细胞表达 $\alpha_2 p_1$，其可分泌白明胶酶（gelatinase），则细胞可顺利通过 BM，表明 $\alpha_2 p_1$ 活性和 gelatinase 活性是肝癌侵袭转移所必需的。

（4）上皮钙黏蛋白（E - cadherin）：cadherin 是一组钙离子依赖性跨膜糖蛋白，主要介导同型细胞间的黏附作用。E - cadherin 广泛分布在成年组织的上皮细胞中，是维护上皮细胞形态、结构的完整性、极性的重要分子。在正常细胞内 E - cadherin 的表达是稳定的，但在癌细胞中的表达则常不稳定。研究表明 E - cadherin 表达下调与肝癌转移性密切相关。其机制可能是转录或转录后减量调节，同时 E - cadherin 在 HCC 中的表达下降程度与肝癌组织学分级呈负相关，且低表达水平的 E - cadherin 提示患者生存率低，预后不佳。而 E - cadherin 相关蛋白 catenin（包括 α - catenin、β - catenin、γ - catenin）在 HCC 中呈高表达，且在分化程度越低的 HCC 中其表达水平越高。β - catenin 的高表达水平与血管侵袭呈正相关；γ - catenin 的高表达水平与卫星灶的存在呈正相关。

（5）CD44：该分子是具有高度异质性的单链膜表面糖蛋白，亦是黏附分子，主要配体为透明质酸（HA）。CD44 存在标准型（CD44S）和变异型（CD44V）。大多数肝癌中的 CD44V mRNA 呈中、高度表达，其与包膜不完整、包膜浸润和存在门静脉癌栓正相关，表明 CD44V 与肝癌转移潜能有关。又有研究指出 CD44 表达程度与肝癌分化程度相关，分化程度越低，CD44 表达水平越高，且 CD44v6 的高表达与经血管侵袭及 p53 基因的过表达密切相关。应用 Kaplan - Meiur 生存分析曲线分析，在肝癌组织中越多 CD44V 亚型（包括 CD44s、CD44v5、CD44v6、CD44v7～8、CD44v10）表达呈阳性，则患者的生存率越低，表明高表达的 CD44，亚型与低分化肝癌及较低生存率有关。

2. 降解　肿瘤细胞释放各种水解酶类，破坏其黏附部位的组织，即必须破坏 ECM 和 BM。在这一过程中尿激酶型纤溶酶原激活物（uPA）及基质金属蛋白酶（MMP）发挥重要作用。

（1）uPA：纤溶酶活性系统包括 uPA、uPAR、PAI - 1、SAT - 2，在肿瘤的侵袭转移中发挥了重要作用。uPA 是丝氨酸蛋白水解酶，它与其受体（uPAR）在细胞表面高效结合，局部激活纤溶酶，引起 ECM 和 BM 降解。PAI 是纤溶酶活性抑制剂。UPA/uPAR 介导的纤溶降解效应主要是在肿瘤侵袭初始，即突破 BM 屏障过程中起关键作用。在 HCC 中 uPA 及 PAI - 1 呈过表达，尤其在有门静脉癌栓、侵袭转移的肝癌组织中，其表达水平明显高于癌旁组织及对照组。同时在肿瘤组织和癌栓中 uPA 及 PAI - 1 的 mRNA 均表达增强。在 uPA、uPAR 和 PAI - 1 均阳性的癌肿中，其转移性和移动性更强。Itoh 等研究指出，在纤溶酶系统中 uPA 的活性是影响肝癌侵袭的最敏感的因素，是肝癌复发的一个较强的预测指标，提出当 uPA 活性超过 0.70ng/ml 就应该密切随访，注意肝癌复发的可能性。

（2）MMP：是一组先由细胞分泌，而后又在细胞外获得活性的锌离子依赖性酶，可分为四类：①间质胶原酶（MMP－1）和多形核细胞胶原酶（MMP－8）；②Ⅳ型胶原酶，又称明胶酶，包括 MMP－2、MMP－9；③间质溶解素，包括 MMP－3、MMP－7、MMP－10；④膜型金属蛋白酶（MT－MMP）。它们彼此间具有同源性，但其底物不同。它们维系着 ECM 的平衡。MMP－1、MMP－9、MMP－3 和 MMP－10 在 HCC 表达明显增加，尤其在 ECM 邻近血管处。且水平增高的 MMP－2（潜伏型和激活型）只表达在 HCC 肿瘤组织。而 MMP－2、MMP－7 的表达水平则相反，癌组织中水平低于非癌组织。

3. 移动　水解酶类破坏黏附部位组织，使肿瘤细胞得以向纵深移动，发生远距离转移。一般说来，具有高度侵袭转移能力的肿瘤细胞往往同时也具有活跃的细胞运动能力。细胞的迁移运动与肌动蛋白－肌球蛋白及其相互作用有关，是信号传导所介导的细胞骨架重组的结果。Rho 是一种与 Ras 相关的 G 蛋白家族成员，其对细胞运动的信号传导作用是通过参与对微丝重组的调节进行的。Genda 等将 5 种 HCC 细胞株转染入裸鼠的肝脏中，构建肝癌转移模型。其中导入的 Liz 和 KYN－2 细胞导致血管瘤栓和肝内转移，在体外，它们的细胞移动性明显比其他 3 种高。这种细胞高移动性是通过 Rho 介导血清和溶血磷脂酸（LPA）激活肌动蛋白重组。p160ROCK 是一种 Rho 相关的丝－苏氨酸蛋白激酶，在 Li7 细胞中转染入活化的 p160ROCK，可不依赖于血清和 LPA 而提高细胞移动性；转染入失活的 p160ROCK 则使细胞移动性减低，在体外还使细胞转移率下降，表明在 HCC 中通过 Rho/p160ROCK 信号途径介导的细胞移动性在肝内转移中起了关键性作用。

4. 血管形成　新生血管形成是恶性肿瘤发展的基本特点。不仅原发瘤的生长依赖肿瘤血管形成，转移灶的建立也依赖肿瘤血管。实体瘤只有具备了血管生成表型后才能恶性生长和发生成功转移。如果没有血管生成，癌结节可长期处于"冬眠状态"。肝癌主要为多血管肿瘤，故研究血管生成有重要意义。血管内皮生长因子（VEGF）是目前较受重视的强有力的血管生成因子，是内皮细胞专一的促有丝分裂因子，主要通过内皮细胞上的 Flt－1，KDR/Flk－1 受体起作用。VEGF 在 HCC 细胞、肝细胞和血管内皮细胞上均有表达。研究指出随着肝癌的形成、发展，VEGF 的水平逐渐增高。VEGF 的表达程度与血管形成，细胞增生活性相关，提示 VEGF 对 HCC 的血管形成、癌细胞的生长及肿瘤的发展起显著性作用。血清中高水平的 sVEGF 与肿瘤有无包膜，存在肝内转移、微血管侵袭及肿瘤进展期密切相关。

肝癌的侵袭转移是一个多步骤、多因素参与的复杂过程。除上述因素外，还有其他相关因子在侵袭转移中亦发挥了重要作用，例如：癌基因和抑癌基因等。癌基因的激活（包括 Bcl－2、H－ras、mdm2 等）、抑癌基因的失活（包括 p53、nm23－HI、Kai－1 等）均可诱发肝癌细胞转移表型的改变，从而导致转移的发生。肝癌是发病率、死亡率均较高的恶性肿瘤之一，且早期诊断率低，术前难以确定有无微小转移，而肝癌细胞早期侵袭转移是原发性肝癌术后高复发率的主要原因，因此深入对其侵袭转移分子机制的研究，寻找更有效的早期诊断和判断复发的指标，从而有效降低肝癌复发率、死亡率，提高生存率具有重要意义。

九、肝内胆管细胞癌

（一）概述

肝内胆管癌（ICC）是发生于肝内二级分支以下胆管的恶性肿瘤，也称为外周型胆管癌，是仅次于 HCC 的第二常见肝恶性肿瘤。与 ICC 的发生有关的因素包括肝内胆管结石、肝血吸虫病、HBV 感染及原发性硬化性胆管炎等。研究显示，ICC 具有与 HCC 不同的肿瘤抑制基因杂合性缺失谱，提示两者发生的分子路径及分子机制并不相同。ICC 患者的一般临床表现可与 HCC 相似，但常有胆管结石与胆管炎症或阻塞性黄疸等胆道系统病变。血清 AFP 多阴性，血清 CA19-9 明显升高。CT 显示为边缘不清的低密度肿块。

（二）大体特点

肉眼观察可分为结节型、管周浸润型、结节浸润型和管内生长型：①结节型：侵犯肝内小胆管分支，形成边界清楚的肿块；②胆管周围浸润型：肿瘤包裹较大胆管并沿胆管走向浸润性生长，管壁明显增厚；③结节浸润型：肿块以胆管为中心，呈树根样向四周放射状生长，形成边界不清的肿块，常侵犯血管；④胆管内生长型：肿瘤呈颗粒状质脆乳头，局限于胆管腔内生长，病变胆管囊性扩张，肿瘤对胆管周围肝组织无侵犯。伴有慢性 HBV 感染者癌旁肝组织可有肝硬化改变。

手术切除的混合型肝癌标本如图 3-3 所示。

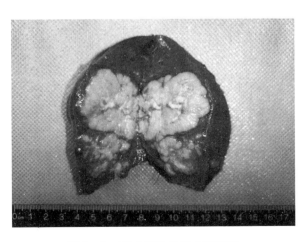

图 3-3　手术切除的混合型肝癌

（三）镜下特点

镜下以腺癌结构为主，癌细胞排列成类似胆管的腺腔状，但腺腔内无胆汁却分泌黏液。癌细胞呈立方形或低柱状，细胞质淡染，胞质透明，纤维间质丰富，即癌细胞周围含有较多的纤维组织故切面较肝细胞癌硬。也可出现多种细胞学和组织学上的特殊类型，若出现梁索状排列可类似肝细胞癌，需要注意鉴别。癌细胞分化程度可分为好、中、差3级。

1. 腺癌　这种常见的 ICC 类型生长于肝实质和肝门，组织学特征有明显的异质性和不同程度的分化。在早期，多为相对一致的管状结构，也可见到索状或微乳头结构。细胞大小不一，立方或柱状，可有多形性。细胞核较小，核仁不如 HCC 明显。多数细胞胞质呈淡染、嗜伊红或空泡状；有时细胞有丰富的透明胞质，类似杯状细胞。来自大的肝内胆管的 ICC 呈导管内乳头状癌和原位癌，沿胆道管腔扩散。一旦侵犯到导管周围组织，病变可呈高、中、低分化腺癌，伴有胆管腔内相当程度的纤维组织增生和狭窄或阻塞。少见情况下导管腔内生长的乳头状肿瘤有纤维血管轴心。起源于肝内胆管周围腺体的胆管细胞癌常累及这些腺体，在早期未侵犯衬覆的上皮细胞。ICC 的一个重要特点是有丰富的纤维间质。激活的血窦周细胞（肌纤维母细胞）混合在肿瘤中，产生的细胞外基质蛋白导致纤维化。通常肿瘤中心部位硬化明显、细胞密度低，而周边部位癌细胞增生活跃。少见情况下肿瘤呈团块状透明变性的间质，缺乏瘤细胞，可有局灶钙化。运用淀粉酶消化 – PAS 和 AB 染色，在大多数肿瘤可证实含有不同的黏液分泌。在癌细胞中可检测到黏液核心（MUC）蛋白 1、2、3。ICC 免疫组化细胞角蛋白 7 和 19、CEA、EMA 和血型抗原表达。胆管的破坏或含有胆汁的非肿瘤性的肝细胞或小胆管陷入肿瘤，使 ICC 偶可出现胆汁。而在肿瘤外周则总是能见到。肿瘤细胞不产生胆汁。癌细胞巢呈小梁状或条索状，扩展压迫肝细胞或沿血窦浸润。偶尔癌细胞直接与肝细胞相邻。因此，汇管区混杂在肿瘤之中，类似富含弹力纤维的结缔组织，无纤维包裹。ICC 常侵犯汇管区和门脉管（淋巴管、小门静脉）；也可侵犯周围神经，尤其是在大的管腔。不论浸润与否，高分化管状癌必须与先前存在的非肿瘤性的小胆管相区别。癌细胞侵犯神经周围常有不等的癌性腔隙。

2. 腺鳞癌和鳞癌　前者是在腺癌中含有较多的明确的鳞状细胞癌成分，如角化和（或）细胞间桥。后者是完全由鳞状细胞组成的癌。在进展期的 ICC 偶可见到。

3. 胆管细胞型肝癌　癌细胞排列成规则的窄小梁状结构，类似小导管或赫令管。细胞比通常的 ICC 大。

4. 黏液癌　间质中可见大量细胞外黏液，常在肉眼下可见。癌细胞内含黏液，漂浮在黏液湖中。组织学与其他器官所见相似。这类肿瘤临床进展迅速。

印戒细胞癌：一种恶性肿瘤，大量孤立的细胞，其内充满黏液。完全由印戒细胞组成的 ICC 非常罕见。

5. 肉瘤样 ICC　胆管细胞癌有梭形细胞的区域，类似梭形细胞肉瘤、纤维肉瘤或恶性纤维组织细胞瘤。这一亚型生物学行为较差。可见散在的癌灶，包括鳞癌。

6. 淋巴上皮瘤样癌　已有 2 例伴有腺癌的未分化淋巴上皮瘤样癌的报道。这些病例中可检测到编码 EBV 的核 RNA。

7. 透明细胞亚型 特点为腺泡样或管状结构中的明显过度生长的透明细胞。肿瘤细胞淀粉酶消化后 PAS 染色阳性，提示具有黏液。

8. 黏液表皮样癌 类似于来自涎腺的黏液表皮样癌。

（四）鉴别诊断

1. 肝细胞癌 一些 ICC 呈条索状生长，类似 HCC 的小梁状结构。条索总是被结缔组织间质所分隔而非血窦；也缺乏小管和胆汁。免疫组织化学标记 ICC 表达 CK7、CK19、CEA、EMA、CA19 - 9 及淀粉酶，而在 HCC 只有少部分阳性。肝细胞抗原（Dako）在 HCC 时表达，而 ICC 为阴性。

2. 转移癌 组织学上 ICC 不能与胆管或胰腺来源的转移性的腺癌相区别。偶尔在临近胆管可见不典型增生改变提示肝内来源。此外，弥漫的 CK20 表达多为转移性腺癌，尤其是来自结肠。而 CK7 多见于 IGG，而转移性癌 CK7 阳性较少。

3. 硬化性胆管炎 ICC 侵犯胆管周围时难以与硬化性胆管炎相鉴别，尤其是在只有活检标本时。最重要的诊断肿瘤的标准是细胞的重度异型性及肿瘤细胞随机、弥漫浸润胆管壁和周围神经侵犯。

4. 癌前病变和良性病变

（1）胆道上皮内肿瘤（不典型增生）：其特点为复层核的异常上皮细胞，可有微乳头突向管腔。异常细胞核质比增高，部分核极性丧失，核深染。可分为低级别和高级别病变。一些胆管周围腺体也可有不典型增生。细胞动力学研究发现上皮内肿瘤的增生活性在增生和 ICC 之间，端粒末端转移酶活性在上皮内肿瘤和浸润性癌都得到了证实。在胆道上皮内肿瘤检测到局灶性癌胚抗原（CEA），而在癌时表达更多。这些发现支持胆道的增生 - 不典型增生 - 序列演变的概念。肝吸虫病时，胆管首先表现为上皮脱落，随之而来的是增生、导管周纤维化、炎症和杯状细胞化生。胆管的增生经过不典型增生向 ICC 恶变在后睾吸虫病得以证实。在胆石症，其发现与胆管炎一样，表现为被覆的胆道上皮和胆管周围腺体细胞的增生，多灶性的胆道上皮内肿瘤。伴有二氧化钍沉积和先天性胆道异常的肝的胆管上皮的增生和上皮内肿瘤也可能与 ICC 的发生有关。据报道有 PSC 的患者胆道上皮内肿瘤可来源于乳头状增生。然而，近期对有 PSC 的正常肝移植的实验几乎没有检测到任何原位或浸润性的肿瘤病灶。

（2）胆道乳头状瘤：扩张的肝内和肝外胆管充满乳头状或绒毛状赘生物，镜下为乳头状或绒毛状的腺瘤，有明确的纤维血管瘤，被覆柱状或腺上皮。腺瘤质软，白、红或棕色。在一些病例，有不同程度的细胞异型性和核复层。偶尔可见到局灶的原位或浸润性癌。

（3）Von Meyenburg 综合征（胆道微错构瘤）：病变较小，直径可达数毫米。常为多发，邻近肝门区域。在纤维或玻璃样变的间质中，可见不规则或圆形的导管结构，有轻微的扩张，被覆扁平或立方上皮。管腔内含蛋白质性或胆汁染色的分泌物。病变没有或仅有轻微的恶性潜能。

（4）胆管腺瘤（BDA）：多为单个，位于肝膜下，境界清楚但无包膜。BDA 常 < 1cm，表现为衬覆立方细胞的正常形态导管，细胞规则，无不典型增生。导管管腔可有或无，能产生黏液。纤维间质有不同程度的慢性炎症和胶原化。围绕病变的是正常的肝门管束，认为是对损伤的局灶性反应。BDA 和胆管周围腺体有共同的抗原，提示是同一细胞系的不同分化。偶尔 BDA 含有胆管周围的内分泌细胞团。此外，存在几例具有肿瘤性质的不典型 BDA。胆道腺纤维瘤特点为复杂的囊性管状的胆道上皮，不产生黏液，伴有丰富的成纤维细胞间质成分。其膨胀性生长，有局灶上皮簇、细胞异型性和分裂象，偏向肿瘤性进展过程。

肝内胆管周囊肿：在慢性进展的肝病、胆道异常及正常肝脏，肝内大胆管周围可见多发性的囊肿（超声或 CT）。这些囊肿来自于胆管周围的腺体，临床和组织学上应与 ICC 鉴别。

（5）弥漫性和多灶性胆管周围腺体增生：大体上弥漫、重度扩张的肝内和肝外胆管周围腺体增生是一种罕见的疾病。一些导管可呈囊性扩张。这种病变缺乏家族性，可能误诊为高分化胆管细胞癌。既可发生于外观正常的肝脏，也可发生于获得性的肝病。

十、混合型肝细胞癌-胆管细胞癌

1. 概述　混合型肝细胞癌-胆管细胞癌是包含明确的、密切混合的肝细胞癌（HCC）和胆管细胞癌（ChC）两种成分的肿瘤。

2. 大体特征　大体表现与 HCC 相比没有明显差别，如肿瘤以伴有纤维性间质的 ChC 为主，切面质韧。

3. 镜下特点

（1）经典型：经典型混合型 HCC-ChC 包含典型的 HCC 区域和典型的 ChC 区域。肝细胞分化可通过免疫组化证实，如 HepParl、CD10、多克隆抗体 CEA 染色阳性，AFP 可以表达或不表达。肿瘤可分泌胆汁，通过普鲁士蓝染色或组织化学染色可以证实 ChC 常为典型的腺癌，高、中或低分化，常有丰富的纤维性间质。黏液可通过组织化学染色（淀粉酶消化的 PAS 染色，黏液卡红）证实。免疫组化染色，胆管上皮通常表达 CK7 和 CK19。

在两种成分交界区常存在灶性中间型病变，免疫组化显示混合性表型。

（2）伴干细胞特征的亚型：文献中提出了三种不同形式的干细胞特征，但三种形式是否具有生物学差异尚不清楚，因此现阶段尚未将它们列为不同的临床病理实体。因此，临床术语"混合型 HCC-ChC 伴干细胞特征"包括了下述的所有亚型及其他尚未认识的亚型。

1）经典型：肿瘤具体巢状成熟的肝细胞，周围围绕成簇核深染、核浆比高的小细胞。细胞巢可被大量的间质分隔而呈硬化的特点。部分病例中，细胞巢中央的肝细胞早透明细胞改变。这些细胞 CK7 和 CK19、核细胞黏附分子（NCAM1）、KT 和（或）上皮细胞黏附分子(EpCAM)阳性,进一步证实了其形态学和免疫组织化学干/祖细胞的特征。

2)中间细胞型:由形态介于肝细胞和胆管细胞之间的肿瘤细胞组成。细胞体积小,核卵圆形、深染,胞质少,异型性不明显,无黏液分泌。瘤细胞排列呈巢状、带状、小梁状,间质纤维反应显著。可见轮廓欠清的腺样结构,但无明确的腺体。瘤细胞同时表达肝细胞标记(Hepparl 或 AFP)和胆管细胞标记(CK19 或 CEA),常见 KT 表达。

4. 鉴别诊断　对于血清 AFP 水平很高,但癌组织呈 ICC 特点,或血清 CA19 – 9 水平高,但癌组织呈 HCC 特点,应增加取材数量以确定是否为 cHCC – ICC。

5. 预后　有对照研究显示,cHCC – ICC 组在淋巴结转移、瘤体大小及术后 5 年生存期(62.3%)等方面与单纯 ICC 组并无明显差别。

第四章　肝脏肿瘤的遗传与免疫

第一节　肝脏肿瘤遗传学

原发性肝癌是临床上发病率较高的一种恶性肿瘤。该病起病隐匿，发病初期没有明显临床症状，且病情进展迅速，诊断时往往已到了中晚期，治疗难度较大，且预后差。近年来，临床上加大了对肝癌流行病学的研究及分子生物学的研究力度，并取得了较大的进展，为肝癌的早期诊断和治疗提供了重要参考依据，极大程度上提高了肝癌的临床预后。

一、家族遗传因素

50 例患者共有 375 名一级亲属，其中有 15 名肝癌患者，一级亲属肝癌发生的概率为 4%，其中母亲肝癌发生率为 3%，父亲肝癌发生率为 4%，同胞肝癌发生率为 6%。而队列人群肝癌发生率为 1.04%，一般肝癌的发生率为 0.45%，与一级亲属肝癌发生率比较，差异具有统计学意义（$P < 0.05$）。

二、多因素分析

采用 Falconer 阈值方法对遗传度进行计算，分别通过队列人群肝癌发生率和一般人群肝癌发生率对肝癌患者一级亲属的 h^2 进行计算，结果分别为 58% ±6% 和 41% ±5%，经 t 检验，数据差异显著，具有统计学意义（$P < 0.05$），提示肝癌发生因素为多因素，环境也是肝癌的重要影响因素。

三、讨论

遗传和环境因素被证实为是原发性肝癌的主要影响因素。家庭聚集性包括遗传和环境两方面的因素，对于原发性肝癌来说，家庭可以同时传递环境因素和遗传因素，环境在家庭中的传递和遗传易感性具有相互混杂的作用。因此，对于肝癌遗传流行病学的研究应充分考虑到环境和遗传的相互作用，合理设计研究方案。相关研究证实，HBsAg 阳性患者的一级亲属在肝癌的发生率中占有较大的比例，提示环境因素和遗传因素具有相互影响的关系。这可能是由于 HBsAg 拥有较长的复制期，在表面抗原阳性肝癌患者一级家属中可能有聚集作用。

本研究对 50 例原发肝癌患者家系资料进行回顾性分析，结果显示，50 例患者共有 375 名一级亲属，其中有 15 名肝癌患者，一级亲属肝癌发生的概率为 4%，其中母亲肝癌发生率为 3%，父亲肝癌发生率为 4%，同胞肝癌发生率为 6%。而队列人群肝癌发生率为 1.04%，一般肝癌的发生率为 0.45%，数据差异显著，提示家族因素是肝癌的重要影响因素，而采用 Falconet 阈值方法对遗传度进行计算，分别通过队列人群肝癌发生率和一般人群肝癌发生率对肝癌患者一级亲属的 h^2 进行计算，结果分别为 58%±6% 和 41%±5%，提示肝癌发生因素为多因素，环境也是肝癌的重要影响因素，这一结果和相关文献报道的数据相吻合。因此，笔者认为，肝癌的发生是环境和家族因素综合作用的结果。

综上所述，原发性肝癌是一种多因子遗传模式疾病，环境和遗传是综合影响因素，临床诊断和治疗时，应当充分考虑肝癌发生的环境因素和家庭遗传因素，以提高肝癌的确诊率，改善预后，同时为有效预防肝癌的发生提供重要依据。

第二节　肝脏肿瘤免疫学

随着大量肝癌流行病学研究和分子生物学研究工作的开展，已发现了许多生物标志物、基因多态性与肝癌的发生有关，丰富了对肝癌发生、发展过程的认识，为肝癌的早期诊断和预防、提高生存率打下了理论基础。本文从肝癌病因、诊断和疾病进展相关的生物标志物、基因多态性及乙肝病毒基因突变等方面，对原发性肝癌分子流行病学的研究进展进行综述。

一、生物标志物

肿瘤标志物(tumor markers)是指存在于肿瘤细胞内或肿瘤细胞表达及脱落的物质，或是宿主对于体内肿瘤反应而产生的物质。甲胎蛋白(AFP)是较早应用于肝癌免疫诊断的标志物，现已成为肝癌诊断的重要标准。然而，有些良性肝病、生殖和消化系统的恶性肿瘤的 AFP 也会有所升高，有的肝癌 AFP 却可能保持低水平，诊断的假阳性或假阴性率在一定程度上影响了准确性，而肿瘤标志物联合检测弥补了 AFP 在肝癌诊断上的不足，所以，联合其他肿瘤标志物发现早期肝癌就十分必要。

1. 蛋白类标志物

(1)甲胎蛋白异质体(AFP)：是根据 AFP 糖链与扁豆凝集素(LCA)亲和力的不同，将 AFP 糖链分为各种结合型，分别命名为 AFP – L1、AFP – L2、AFP – L3。其中 AFP – L1 和 AFP – L2 分别来自良性肝病和孕妇；AFP – L3 则为肝癌特异性 AFP。当 AFP – L3≥10%

作为诊断标准时，其敏感度为84.8%，特异性为92.5%；当AFP-L3>35%时，其敏感度和特异性则分别为33%和100%，一项多中心、前瞻性研究显示，利用新型自动检测系统(LiBASys)检测血清AFP-L3的含量，结果AFP-L3升高≥10%患者，较AFP-L3正常者发生肝癌的风险增加7倍。

(2)磷脂酰基醇蛋白聚糖-3(GPC3)：是一种膜性硫酸乙酰肝素糖蛋白，在胎盘、胎儿肝脏、肺脏和肾脏较多。如果GPC3 mRNA在肝癌组织中高度表达，表明GPC3与肝癌的发生发展关系密切。在肝癌组织中GPC3表达显著增加，在良性肝病和正常人中均无表达，敏感度和特异性分别达到80%和100%。在一项包括75例肝癌患者和32例肝硬化患者的病例对照研究中，当诊断标准定为GPC3≥300ng/L时，其诊断肝癌的敏感度和特异性分别为47.0%和93.5%，提示了GPC3可以成为诊断肝癌的有效指标。

(3)高尔基体蛋白73(GP73)及其异质体：高尔基体蛋白73是存在于高尔基体的一种跨膜蛋白，在正常情况下，主要由胆管上皮细胞表达，而很少在肝细胞表达。但当病毒感染时，GP73则会高表达。在一项病例对照研究中，与肝硬化患者相比，肝癌患者的GP73水平明显升高；而且，其对早期肝癌诊断的敏感度高于AFP。联合检测GP73和AFP则可提高对肝癌的鉴别诊断能力。另一项研究表明，GP73的异质体(岩藻糖基化的GP73)诊断肝癌的敏感度和特异性远高于GP73。因此，GP73及其异质体可以作为可靠的肝癌诊断标志物。

(4)热休克蛋白70(HSP70)：主要是一种分子伴侣，对细胞抵御外界损伤具有保护作用，在生理和应激条件下均能表达。一项研究观察了一系列肝癌及其癌前病变中多种热休克蛋白，包括HSP27，HSP60、HSP70、HSP90等的表达水平，结果显示HSP70表达水平与肝癌的发展显著性相关，提示HSP70表达的增加可能是肝癌恶化的一个结果。还有研究发现，在丙型肝炎病毒(HCV)相关肝癌中，HSP70表达水平越高，其肝癌的病理学分级水平也越高。因此，HSP70可能成为预测肝癌预后的一个新标志物。

2. 细胞因子类标志物

(1)转化生长因子β1(TGF-β1)：为一组生长调节蛋白，在肝癌的发展进程中，可促进癌细胞生长、浸润及远处转移。肝癌患者组织和血清中TGF-β1和其mRNA水平与正常人群、慢性肝炎、肝硬化患者比较均有所升高。有研究显示，TGF-β1诊断肝癌的敏感度和特异性分别为89.5%和94.0%。另有研究者对慢性丙肝、丙肝后肝硬化和丙肝后肝癌患者的血清TGF-β1水平进行检测，发现其可作为评价肝细胞损伤的有价值的指标，可用于诊断早期肝癌，特别是在AFP低水平表达的小肝癌，TGF-β1具有更高的敏感度与特异性。

(2)白细胞介素(IL)：IL细胞因子对肿瘤转移及血管生成具有重要作用，存在于诸多肿瘤组织或癌旁组织中。一项前瞻性研究显示，肝癌患者IL-6和IL-10水平显著升高，而在良性肝病和其他肿瘤患者则未发生变化。比较其诊断肝癌的准确性，结果IL-6、IL-10和AFP(>20ng/ml)的敏感度分别为46%、50%和62%，特异性分别为95%、

96%和88%，提示 IL－6 和 IL－10 可能为较有潜力的肝癌诊断标志物。若以 IL－6 水平 ≥7.9pg/ml 为标准，发现 IL－6 诊断肝癌的敏感度和特异性均可达83%。

3. 酶类标志物

（1）去 γ－羟基凝血酶原（DCP）：是一种异常凝血酶原，其 γ－羟基谷氨酸含量较正常少。一项病例对照研究检测了肝癌、慢性肝病和肝硬化患者的血清 DCP 水平，发现肝癌患者的 DCP 水平高于慢性肝病或肝硬化患者；DCP 对直径 <3cm 肝癌的诊断能力不及 AFP，而对直径 >5cm 肝癌的诊断能力却较高。还有研究分别用高效单克隆抗体 MU－3 和 19B7 检测了183 例肝癌患者的血清 DCP 水平，分析其与肝癌生存率的关系，发现 DCP 可能是评价肝癌预后较有价值的标志物。在预测肝癌复发的敏感性方面，DCP 也优于 AFP，并且有前瞻性研究提示 DCP 可以作为乙肝相关性肝癌的预测指标。

（2）α－L－岩藻糖苷酶（AFU）：是一种溶酶体酸性水解酶，在肝组织中含量较高，可以催化含岩藻糖基的糖类物质分解代谢。当肝细胞癌变时，清除糖苷酶的功能可能下降，溶酶体酶释放入血，糖苷酶功能亢进使 AFU 升高。AFU 对小肝癌、AFP 阴性肝癌诊断的阳性率较高。联合检测 AFU 和 AFP 可以明显提高肝癌的诊断率，方法简便，将有利于开展肝癌的大规模筛查工作。

4. 营养学指标　目前，一些分子流行病学研究发现，在血清或尿液中的营养素或其代谢产物与肝癌可能有一定关联。针对肝癌预防的干预试验，关注了饮食营养素对肝癌的作用，研究较多是茶或茶多酚的预防作用。还有微量元素，特别是对硒等元素作用的探讨。

（1）茶和茶多酚：茶，特别是绿茶，含有丰富的茶多酚，其中表没食子儿茶素没食子酸酯（EGCG）是最重要的一种茶多酚。多项研究认为茶叶的抗肿瘤作用可能与富含的 EGCG 有关，它能够抑制肿瘤细胞的端粒酶活性，缩短端粒，同时还能抑制半乳糖苷酶的表达，从而影响细胞周期，促进细胞凋亡。EGCG 也可以增强抗氧化酶和 Ⅱ 相代谢酶的活性，抑制蛋白激酶 C 和细胞增生。

一项在广西肝癌高危人群（高发区男性血清 HBsAg 阳性者）中开展的干预试验，随机将1200 名研究对象分为服药组和对照组。服药组每人每日服用茶多酚 500mg，连服 1 个月，间歇 1 个月，共服 3 年，对照组用淀粉作安慰剂。之后抽取血样，检测淋巴细胞亚群和 NIA 细胞活性等与机体免疫相关的指标，结果发现，服用茶多酚组的 CD3、CD4、CD4/CD8 及 NIA 细胞活性均显著高于对照组（$P<0.05$），提示茶多酚能够提高肝癌高发人群的免疫调节功能。另有干预试验发现，服用 500mg 或 1000mg 茶多酚连续 3 个月，检测尿液中 8－羟基脱氧鸟苷（8－OHdG）的表达，而 8－OHdG 是 DNA 氧化损伤的标志物，结果显示服药组的 8－OHdG 被显著抑制，提示茶多酚可使 DNA 损伤减少，它在预防肝癌方面有重要作用。

（2）硒元素：硒是人体必需的微量元素之一，它主要通过清除氧自由基、提高免疫力、拮抗毒物的损伤等预防癌症的发生发展。江苏启东肝癌高发区 1996—1999 年开展的一项干预试验,对 958 例 HBsAg 携带者补硒,随机抽取某地居民 823 名作为对照组,停药后定期随访到 2004 年,收集队列人群的死亡资料。结果显示,停药后 5 年干预组肝癌的死亡率(4.38%)显著低于对照组($P = 0.01$);干预组肝癌死亡危险可降低 42%(OR = 0.58,95% CI:0.39 ~ 0.87)。所以,针对 HBsAg 携带者持续补硒可能降低其肝癌的发生率。

5. 黄曲霉毒素(AFT)　是黄曲霉菌、寄生曲霉菌等产毒菌株产生的次生代谢产物,有 20 多种,包括 B_1、B_2、G_1、G_2、M_1、M_2 等,以 AFB_1 毒性最强,能够诱发肝癌。通过检测血液中 AFB_1 白蛋白加合物、组织中的 AFB_1 – DNA 加合物、尿液中 AFM1,以及直接测定血清中游离的 AFB_1,确定 AFT 与肝癌的关系。有研究以广西肝癌高发家族(71 例)和相对应的非癌对照族(107 例)成员为研究对象,采用高效液相色谱法测定其血清中游离的 AFB_1 浓度,结果发现,肝癌高发家族成员血清中游离的 AFB_1 的检出率和平均含量均比对照组高。

6. 饮水污染　被认为是除肝炎病毒和黄曲霉毒素以外环境中致肝癌的重要原因。江苏泰兴的一项基于人群的病例对照研究发现,经常饮生水者的肝癌 OR 值为 4.60(95% CI:1.30 ~ 16.30)。由于污染水体富营养化,藻类会大量繁殖,有些可产生微囊藻毒素(MCs)。这种毒素可能是促肝癌发生的因素。研究发现,在 HBV_x 转基因小鼠,MCs 可以和黄曲霉毒素协同引起肝癌。

二、基因多态性

肿瘤的发生和演进是一个典型的多因素、多基因、多阶段的复杂过程,是遗传与环境因素相互作用的结果。其中,遗传因素是由不同基因、不同基因多态性的组合效应构成的,为此需要对众多基因的多态性与肿瘤相关性进行分析。目前,单核苷酸多态性(SNP)作为人类基因组最常见的多态性表现形式,不仅可以作为遗传标记,通过连锁分析可定位疾病基因,而且有些 SNP 本身就可直接导致疾病的发生。鉴定肝癌易感基因,不仅有利于深入了解肝癌的发病机制,也能为肝癌的风险预测、早期预防及新药的筛选提供理论依据和生物靶标。

1. 原癌或抑癌基因多态性

(1)p53 基因:p53 是一个重要的抑癌基因,其多态性是肝细胞癌(HCC)常见的基因改变之一。p53 基因在第 7 外显子的 249 位密码子 3 号碱基可发生 GET 的颠换,与携带 G/G 基因型者相比,携带 T/T 基因型者患肝癌的风险较高;而且,p53 基因也存在 CST 的转换,携带 T/T 基因型者患肝癌的风险将显著增加。一项韩国的研究包括了 287 例 HBV 相关性肝癌患者和 296 名非肝癌对照,发现 p53 的 Arg72Pro 位点突变与肝癌相关。突变的 p53 基因编码的蛋白可能会增加胰岛素样生长因子 Ⅱ 异常表达,从而提高了细胞的增生活性,导致细胞恶性转化。

(2)PTEN 基因:第 10 染色体同源丢失性磷酸酶张力蛋白基因(PTEN)能使脂类去磷酸化的抑癌基因,其突变会导致磷酸酶活性下降,肝癌细胞异常增生和侵袭能力增强,同时细胞凋亡被抑制,导致恶性转化加剧。一项对肝癌、肝硬化患者的全基因组关联分析(GWAS)发现,在与 PTEN 基因同源的 TPTE2 基因存在等位基因频率差异,提示了 PTEN 基因突变可能与肝癌发生的高风险有关,而肝癌的易感性则受免疫应答和 T 细胞受体差异的影响。

2. DNA 修复基因多态性

(1)X 线修复交叉互补组 1 基因(XRCC1):该基因编码蛋白主要功能为进行 DNA 损伤后的单链断裂或碱基切除修复,若发生突变,可能会干扰基因功能,从而影响个体对肿瘤的易感性。一项包含 63 例肝癌患者、174 例慢性肝炎患者和 170 名对照的病例对照研究中,XRCC1 基因的 Arg194Trp 和 Arg280His 位点的突变均可以增加肝癌的发病风险,OR 值及 95% CI 分别为 2.27(1.01~5.08)和 4.95(2.48~9.89)。我国广西的一项研究则显示了 XR-CC1 基因第 399 位密码子发生 A→G 的转换,可使肝癌的相对危险度增加 147%。

(2)人类 8-羟基鸟嘌呤 DNA 糖苷酶基因(hOGG1):该基因编码的蛋白可特异性切除 DNA 氧化损伤产生的 8-羟基鸟嘌呤(8-oxoG),该物质具有高致突变性。广西扶绥县的一项针对青少年的研究显示,肝癌患者的 hOGG1 基因表达高于对照组,而 8-oxoG 水平较低;有被动吸烟暴露的青少年 hOGG1 表达明显高于非暴露组,提示了 hOGG1 基因对肝癌可能有抑制作用,其突变会影响此作用。而一项来自日本的病例对照研究却发现 hOGG1 基因的 Ser326Cys 突变并不与肝癌的发生相关。那么,hOGG1 基因的突变是否影响肝癌的发生、哪些位点的突变可能与肝癌相关,还需进一步深入研究。

(3)着色性干皮病基因 D(XPD):目前,对 XPD-751 位点的研究比较多,该位点的 A→C 碱基突变可导致相应 Lys→Gln 氨基酸改变。杂合子、突变纯合子均可引起碱基切除修复能力明显下降。一项病例对照研究(618 例肝癌和 712 名对照)发现,杂合突变型 XPD-LG 和纯合突变型 XPD-GG 较野生型均能增加肝癌的发病风险,OR 分别为 1.75(95% CI:1.30~2.37)和 2.47(95% CI:1.62~3.76)。

三、毒物代谢酶基因多态性

1. 细胞色素 P450 2E1(CYP2E1)基因　细胞色素 P450(CYP450)是一组含亚铁血红素蛋白、结构和功能相关的超家族基因编码的同工酶,其相对分子量 50kD,与一氧化碳的结合物在吸光度 450nm 附近有特征吸收而得名,它在肝脏中的含量最为丰富,与肝脏疾病关系密切。乙醇可以诱导肝细胞色素 P450 2E1(CYP2E1),启动微粒体乙醇氧化途径,不仅增加乙醛的产量,还伴有氧自由基的产生,能造成包括 DNA 在内的多种生物大分子损伤。一项在广西开展的 300 例肝细胞癌和 292 例正常对照流行病学调查显示,饮酒且携带变异 CYP2E1 基因者患肝癌风险将会增加。另外,CYP2E1 至少可分为 3 个基因型,即 A 型(C1 基因纯合子)、B 型(C1/C2 基因的杂合子)及 C 型(C2 基因的纯合子),与酒精相关的肝癌中以 B 型为主,而乙肝引起的肝癌中则以 A 型为主,提示 CYP2E1 基因多态性与酒精相关性肝癌的发生有关。

2. **环氧化物水解酶 1 基因(EPHX - 1)** 该基因编码的微粒体环氧化物水解酶可催化多种环氧化中间产物水解排出体外。EPHX - 1 基因的第 3 外显子 TIC 转变,可导致第 113 位密码子 Tyr 被 His 取代,使环氧化物水解酶活性下降,过多的环氧化物无法排出,引起 DNA 单链发生断裂和碱基变位,可能使肝癌发生的风险增加。而一项来自江苏海门的病例对照研究(231 例肝癌和 256 名对照)却发现 EPHX - 1 基因多态性与肝癌的发生并无关联。

四、其他

1. **核因子 κB(NF - κB)** NF - κB 是一种重要的转录因子,NF - κB1 是其主要存在形式,在炎症、细胞增生和凋亡、多种肿瘤的发生中都发挥重要作用。其多态性的改变和很多肿瘤的发生相关。在 HBV 感染阳性的肝癌研究中发现,肝癌组的 NF - KB1 突变基因型频率明显高于健康对照组(OR = 2. 21,95% CI:1. 25 ~ 3. 88);携带 NF - KB1 突变基因型的肝炎患者患肝癌的风险性增高(OR = 2. 31,95% CI:1. 22 ~ 4. 38),提示了 NF - KB1 基因多态性是导致个体肝癌易感性的重要因素。

2. **β - catenin 基因** Wnt 信号通路可能在乙型肝炎病毒(HBV)相关肝癌发生、发展中起着重要作用,该通路的关键因子是 β - catenin 基因编码的蛋白。目前一项包括 162 例肝癌患者的研究中,仅有 3 例患者出现 β - catenin 基因第 3 外显子的多态,未能见到明确的突变规律和特异性突变位点。但是该研究对照的选择不是健康人,其结果的可信度有待商榷。β - catenin 基因是否存在多态性及其与肝癌易感性的关系还有待于进一步研究。

3. **HBV 基因突变** HBV 的基因组结构紧凑,含有 S、C、P、X 4 个部分重叠的开放阅读框(ORF),分别编码外膜蛋白、核壳、聚合酶和 X 蛋白。X 蛋白因开始鉴定时对其基因产物的功能不明而称其 X;S 区分为前 S1、前 S2 和 S 编码区,分别编码前 S1 蛋白(PreSl)、前 S2 蛋白(PreS2)和乙肝表面抗原(HBsAg);C 区可分为前 C 区和核心区,分别编码。抗原(HheAg)和核心抗原(HbcAg)。分散在整个 HBV 基因组中有多个调节元件,包括 4 种启动子(C、X、SPⅠ、SPⅡ),2 个增强子(EnhⅠ和 EnhⅡ),可与某些细胞蛋白或病毒蛋白结合,进行正性或负性调节转录。因此,HBV 各区基因的某些位点的突变,将直接或间接地影响病毒的功能,进而使宿主具有不同程度的肝癌发病风险。

(1)HBV X 基因突变:HBV 最小的开放阅读框是 X 基因,位于第 1374 ~ 第 1836 位核苷酸(nt),编码含 154 个氨基酸的 X 蛋白,具有广泛的反式激活作用。另外,HBV X 区包含有基本核心启动子(BCP)、核心上游调节序列(CURS)、负性调节元件(NRE)、增强子Ⅱ(EnhⅡ)和直接重复序列 1,2(DR1,DR2)等基因表达调控序列,且其 5′端与聚合酶 P 的 ORF 部分重叠,表明 HBV X 基因是 HBV 基因组中结构和功能重叠最明显的区域。因此它的突变可能对病毒的复制增生产生影响。与肝癌相关的 HBV X 基因位点主要包括:T1762/A1764、T1653、V1753 等。其中,BCP 区的 T1762/A1764 双突变形式最为常见。例如,对包含 18 244 名成员的上海市男性健康队列进行 HBsAg 的检测,检测出

HBV 携带者 146 名，进而应用巢式病例对照研究的方法，为 49 例 HCC 患者选择队列中与其匹配的非肝癌对照 97 名。该研究发现，具有 T1762/A1764 双突变的 HBV 携带者较未发生突变的人其患肝癌的风险增加 1.47 倍；随着双突变拷贝数的增加，肝癌相对危险度也有所升高；若 HBV 携带者血清中 T1762/A1764 双突变拷贝数 $\geqslant 500/\mu l$，其肝癌的发生风险可达 14.57。来自我国广西的一项队列研究经过 36 个月的随访，共新发 61 例肝癌病例，通过分析发现，年龄的增长和 T1762/A1764 双突变的增加均可显著增加肝癌的发病风险。印度、韩国的一些病例对照研究同样发现 T1762/A1764 双突变与肝癌的发生相关。另外，B1499 位点的突变可能会增加肝硬化患者中 C2 型 HBV 携带者发展为肝癌的风险；T1766/A1768 联合突变也与肝癌的发生密切相关。

（2）HBV 前 S 区/S 区基因突变：HBV 表面蛋白由三种蛋白构成，即大蛋白 L（前 S1/前 S2/S 基因编码）、中蛋白 M（前 S2/S 基因编码）、小蛋白 S（S 基因编码）。HBsAg 是病毒中和过程中抗 HBs 作用的主要靶点，而 S 区 G145R 突变或者其他发生于 120 – 147aa 区域的突变，可以逃避这种中和作用，甚至可使已接种过疫苗的人群再次感染。江苏启东的一项男性大规模队列的巢式病例对照研究（包含肝癌 134 例和对照 114 名），发现有前 S 区缺失突变的 HBV 携带者，与无此突变类型者比较，可使其患肝癌的风险增加 125%（OR = 2.25）。另有一项配对设计的病例对照研究发现，前 S1 区的 A2962G 突变和前 S2 区的 C105T 突变与肝癌发生的风险呈正相关。

（3）HBV 前 C 区基因突变：前 C 区最主要的突变是发生于 nt. 1896 位 G→A 的突变，突变后产生了一个终止密码子，而使前 C 蛋白的翻译过程受阻，导致 HBeAg 不能合成。然而，一项来自江苏启东的研究显示，C2189 和 W2203 两位点的突变可使肝癌的风险分别增加 2.99 倍和 8.70 倍（OR = 3.99 和 9.70）。因此，HBV 前 C 区基因突变与肝癌的发生、发展的关系仍需进一步探讨。

4. 其他　全基因组关联分析（GWAS）已被广泛应用于定位复杂疾病的易感基因。它是指在人类全基因组范围内找出存在的变异序列，即单核苷酸多态性（SNP），从中筛选出与疾病相关的 SNPs。

目前，肝癌相关 GWAS 报道有 2 篇。而 Zhang 等研究是最早进行的基于我国人群开展的 GWAS。该项研究首先在广西扶绥的 715 例 HBV 携带者（肝癌 355 例，对照 360 例）中，分型了 440 794 个 SNP 位点。然后对有显著相关性的 45 个 SNP 进行了重复验证，分别在广东、上海、江苏和北京等 4 个人群（肝癌共计 1962 例，对照共计 1430 例）和 1 个核心家系（广西，共 159 例）中进行。结果发现，1p36.22 区域的 1 个 SNP 位点 rs17401966 在上述研究人群中均得到验证。连锁不平衡分析显示，该区域包含了 UBE4B、KIF1B 和 PGD 等 3 个基因，而且 KIF1B 的表达与关联 SNP 的基因型也相关，其低水平表达与肝癌高风险基因型呈显著性相关。因此，1p36.22 的 UBE4B – KIF1B – PGD 区域可能是一个新的肝癌易感基因区域。

总之，肝癌的分子流行病学研究为进一步揭示肝癌的病因与发病机制提供了有效手段，肝癌生物标志物、相关基因的多态性及 HBV 基因突变相关研究的开展，为肝癌的预防、早期诊断及预后研究打下了基础。目前，肝癌的分子流行病学研究依然存在某些问题和值得注意的地方，例如：①大部分的研究属于横断面研究，不能确定相应的因果联系；②对各个生物标志物、多态性位点进行的综合分析和交互作用的评价尚不充分，并未明确针对不同人群的有效的肝癌相关指标；③部分研究样本量较小，研究设计不够严密；④部分研究在混杂因素的控制、实验方法的选择等方面也存在缺陷；⑤缺少大样本的队列研究。因此，开展大规模的前瞻性队列研究，进行系统的整合分析，将为肝癌的分子流行病学的发展提供更加广阔的前景。

第五章　肝脏肿瘤的分子生物学进展

近几十年来，对肿瘤医学的研究有两项最为突出的成就：①癌基因的发现及研究的深入；②染色畸变与致癌基因表达相互关系揭示。由于研究的深入，人们开始用一个全新的角度去认识癌的发病机制和本质。到目前为止，已发现了数十种原癌基因，证明细胞癌变分子基础就是基因，是 DNA 的变化和不正常活动导致细胞癌变，也就是说，癌变是某些基因表达失控的结果。

癌基因（oncogene）可分为两大类：一类是为病毒癌基因，它们能使靶细胞发生恶性转化；另一类是细胞转化基因（cone），它们能使正常细胞转化为肿瘤细胞。事实上，细胞转化基因可能就是存在于人体正常细胞中的原癌基因的突变产物，这类基因广泛存在于生物界，它们在进化过程中是高度保守的，属于"看家基因"，起着调控细胞生长和分化的作用。当这种原癌基因在某些环境或内源因素作用下，发生数量或结构变化时，就形成了细胞转化基因，产生癌细胞能引起细胞癌变的因素称为致癌因子。致癌因子的种类繁多，根据性质大体可将其归为大类：物理性、化学性、生物性（病毒性）致癌因子。目前研究较多为肝癌的癌基因、抑癌基因及与 HBV 的关系等。1984 年发现人的肝癌有 N－ras 癌基因的过量表达后，发现肝癌至少有 7 种原癌基因、生长因子和生长因子受体基因，包括 N－ms、C－mys、C－fms、IGF－Ⅱ、C－ets－Ⅰ、p53 和 CSF－ⅡR 的异常表达，至于抑癌基因，已证实 Rb 基因与肝癌发生无关，而转甲状腺表达蛋白（TTR）则可能与之有关，p53 基因也可发生突变。另一有意义的发现是使用含 N－rs 反义基因的段型反转录病毒感染人肝癌细胞株，观察到它既可抑制肝癌细胞的 N－ras 表达，又可抑制肝癌细胞生长，一次攻击产生的抑制长达 6 天，并证明对裸鼠肝癌的生长有抑制作用，说明一旦 N－nas 表达受抑制，即可阻止肝癌细胞的生长。这提示以癌基因为靶基因，引入可抑制其表达的基因片段，可能是一种值得探讨的癌基因方法。分子生物学研究还提供有关 HBV 导致肝癌的线索，目前有关 HBV 导致肝癌有几种假说：第一种，应用特异的 HBV DNA 片段引物和 PR 方法，提示细胞基因组有 HBV DNA 整合，因而认为通过 HBV DNA 的插入激活原癌基因，或使基因发生突变（p53），或使基因扩增（N－ras）即所谓顺式作用，第二种认为通过 HBxAg（病毒产物）激活各种基因调控蛋白而作用于基因，即所谓反式作用，现在正在研究，应用核酸反义技术抑制 HBx 基因的表达，消降 HBxAg 等的激活效应，是否能防止肝癌的发生与发展？基于上述设想，可探索一种新的肝癌基因治疗手段。在世界某些区域，如亚洲、非洲，AFB_1 是导致肝癌 p53 抑癌基因的最常见的致癌因子，常引起 p53 基因 249～250 密码子的突变。AFB_1 污染食物的长期摄入及它所造成的肝细胞坏死与再生的恶性循环是造成肝脏增生干细胞 DNA 不稳定和分子突变的原因，也是肿瘤发生的基础。近年来的研究表明，转 HBV 基因鼠饲喂 AFB_1 比不喂 AFB_1 者明显容易发生肝癌。表明有 HBV DNA 整合与 AFB_1 导致的 p53 突变具有致肝癌的协同作用。HCV 为小的有包膜的病毒，为一条正链 RNA。HCV 基因的多变性表明突变发生率很高，从不同地区分离的 HCV 存在基因异源性，同时存在基因漂移。HCV 感染时，有一个或两个高度变异区，常发现错义突变，HCV 突变使 HCV 逃逸宿主的免疫防卫易转为慢性持续感染，而且，ICV 所致慢性活动性肝炎能引起持续的肝细胞坏死和变性，是致癌机制之一。近年研究表明，HCV 感染参与肝癌发生的机制可能是通过活化生长因子，激活癌基因子结合蛋白的反式作用所形成的，同时，HCV 感染易产生肝硬化，在酒精性肝病的协同作用及 HCV 重叠感染的协同作用下，导致肝癌的发生。

应用观察 HBV NA 整合位点研究肝癌细胞的起源近几年已有突破性进展，所获得的结果提示肝癌细胞的发生以多中心的可能更大。关于肝癌细胞中 DNA 含量与肝癌恶化程度预后等关系，近几年国内外均有许多报道。对大肝癌与小肝癌进行对比研究，发现小肝癌中，66.7% 为二倍体，而大肝癌中 92.3% 为异倍体；前者突破包膜少，癌栓少，切除后 5 年生存率高，应用流式细胞仪分析技术分析；肝癌瘤细胞中 DNA 含量，结果提示二倍体患者的生存率明显优于异倍体者，进而提出分析癌细胞 DNA 可很好判断患者的预后。另外，分子生物学的发展对肝癌也起到了很大的推动作用。

第六章　肝脏肿瘤的影像学检查

第一节　超声检查

一、B 超检查

B 超检查是目前筛查原发性肝癌的最常用、最便捷、无创伤、无放射线、价格低廉和敏感性较高的方法。一般来说，直径 <2cm 的肝癌 B 超多显示为低回声结节型；2~3cm 的肝癌呈低回声，与周围回声频率相同；3~5cm 的肝癌多为周围低回声；>5cm 以上者多呈高回声或混合回声，中心常有液化坏死区。此外，尚有两条特征：①声晕：即结节中心呈比较均匀的高回声，而邻近包膜部位为一低回声暗环；②结节中结节：在高回声型的癌肿区内可见不同回声的结节，可能与新生的肝细胞癌灶有关。另外，B 超还可显示门脉主干及其分支内是否有癌栓形成、肿块与大血管的解剖关系及腹腔内淋巴结是否肿大等。当然，对直径 <1cm 的肝癌有时 B 超较难发现，因此，B 超未发现肝癌病变并不能除外肝癌的存在，必要时配合 CT 或 MRI 检查及 AFP 检查，则更有助于肝癌的临床诊断，必要时可在 B 超引导下进行肿块穿刺取组织标本进行病理学检查确诊。当然，B 超检查肝癌的灵敏性和准确性受许多因素的制约，如肝癌的大小、部位、回声特性、仪器分辨率和 B 超检查医师的经验等。最好定期、动态观察，必要时还可配合 CT、MRI 检查及专家会诊。对于患者来说，也不能将 B 超检查结果作为诊断或排除肝癌的唯一证据。

二、彩色多普勒超声检查（图 6-1）

彩色多普勒超声与普通 B 超比较具有明显的优势：一是前者能较清晰地显示占位病变；二是前者能测量进出肿瘤的血流大小，以判断占位病灶的血供情况，从而推测其肿瘤性质是良性或是恶性病变。彩色多普勒测定肝固有动脉的血流峰值超过 80cm/s，肿瘤周围及其内部血流增多和二维图像，结合临床即可做出原发性肝癌的诊断，尤其是弥漫性肝癌的占位效应不明显，加之血流速度异常增高，也可做出诊断；如肝硬化患者的血流速度在 40~80cm/s，则应高度警惕癌变倾向，建议动态随访观察。

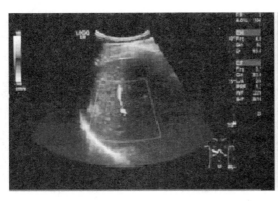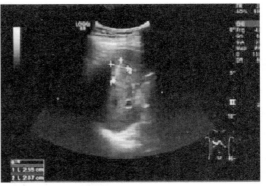

图 6-1　B 超下的肝恶性肿瘤图像

三、超声造影检查(图 6-2)

超声造影检查是在普通超声仪检查发现肝内占位性病变的基础上再经外周静脉注射超声造影剂，数分钟内观察肝脏占位病变增强情况，以资对肝癌和肝良性占位病变进行鉴别。如果为肝癌结节，因其血流丰富，并且由动脉供血，在注射超声造影剂后肿块迅速呈现强化回声，并迅速消退。该方法大大提高了超声诊断的分辨率、敏感性和特异性。超声造影剂不含碘成分、不易过敏、稳定型较好。对直径＜1cm 的小肝癌也可进行诊断、鉴别诊断和射频消融及微波固化的定位。

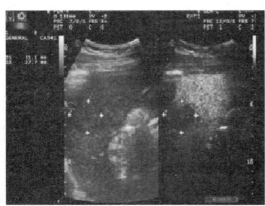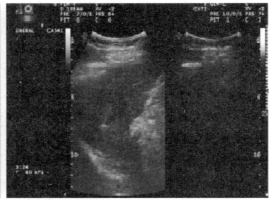

图 6-2　肝恶性肿瘤的超声造影

第二节　CT 检查

CT 在肝癌的诊断中应用最多，也是在所有影像中，最能反映肝脏内的病灶大小、形态、部位、数目和有无病灶内出血坏死等病理形态的非创伤性方法。一般先做普通扫描

（又叫平扫），肝癌多表现为低密度，低于周围肝实质密度，部分病灶周围有一层更低密度的环影（晕圈征）。结节型边缘较清楚，而巨块型和混合型边缘多模糊和部分清楚。由于均呈低密度改变，故 CT 平扫时难以区分属良性肿块，还是恶性肿块。一般需要再做 CT 增强扫描，即注射造影剂后再行 CT 扫描。

　　CT 增强按先后分为动脉期、门静脉期、实质期等 3 个期。在动脉期（早期）肝癌病灶和肝组织密度均有不同程度的增强，但肝癌密度显著高于周围正常肝实质密度（增强），持续 10～30 秒后病灶密度迅速下降接近正常肝组织（等密度），而在门静脉期肝癌的密度要低于正常肝实质，在实质期又恢复类似 CT 平扫表现。此特性可与肝脏良性占位病变鉴别。如门静脉系统有癌栓形成，增强后可见未强化的癌栓与明显强化的血液，主要表现为条状充盈缺损致门脉主干或分支血管不规则或不显影。但也要注意的是，阅片医师的技术和经验也非常重要，尤其是当癌肿组织与正常组织差异不大时易出现漏诊或误诊，有时即使是非常资深的专家也常把握不定甚至误诊。笔者在临床上也遇到一慢性乙肝肝硬化患者，经 64 排 CT 平扫和增强扫描均未见到肝占位性病变，但经磁共振（MRI）检查却发现有一个 2.0cm×2.0cm 的肿块存在。因此，不管何种影像学检查均很有必要结合临床表现、AFP 及其他影像学和辅助检查等资料进行综合分析。

　　CT 在肝癌诊断中的价值有：①CT 有助于提供较全面的信息，如肿瘤的大小、部位、数目、血供情况等。其分辨率与超声检查相仿；②有助于提示病变性质，尤其螺旋 CT，有助于与其他良性、恶性病灶的鉴别。通常肝细胞癌动脉相时常见填充，静脉相多呈低密度占位；而胆管细胞癌则动脉相时常呈周边略强化；③CT 血管显像有助于了解肿瘤与血管的关系；④CT – 动脉碘油造影（CTA）有可能显示 0.5cm 的肝癌，即经肝动脉注入碘油后 7～14 日再做 CT，常可见肝癌结节呈明显填充，其既有诊断价值，又有治疗作用；⑤CT 还有助于了解肝周围组织器官是否有癌灶。总之，CT 的优点是提供的信息比较全面，缺点是有放射线的影响，且费用比超声检查高。

一、CT 平扫表现

　　平扫可显示病灶的大小、数目及在肝内的分布情况，对基础病变如肝硬化也可作全面的了解。

　　肝癌多数为单个，但多个病灶的也不少见。可为多发结节、巨块伴结节、两个或以上巨块的。弥漫型则为大小均等的细小结节几乎布满整个肝脏。肝癌绝大多数呈圆形或卵圆形，少数呈分叶状，个别浸润生长的肿瘤形态极不规则。病灶边缘与肿瘤生长方式密切相关，以膨胀生长为上的增长较慢，压迫周围肝组织或引起周围肝组织纤维化反应，形成假包膜。这种类型的病灶边缘十分清晰，且光滑。浸润性生长的肿瘤无包膜形成，边界极为模糊。在肝硬化基础下发生的肝癌，大部分呈膨胀性生长；其包膜不一定完整，或常被肿瘤浸润或突破，以至病灶边缘可模糊，或部分模糊、部分清楚。CT 图上病灶密度均匀或不均匀。大肿瘤病灶内坏死很常见，且与肿瘤大小成比例。结节型很少见到坏死，巨块型中常见病灶坏死。

绝大多数病灶在平扫图上显为低密度，但也有等密度或高密度的密度差异取决于肿瘤本身的分化和成分，还取决于原来的肝脏基础。肿瘤细胞分化良好的，其密度与正常肝组织十分接近。脂肪肝或肝硬化伴脂肪肝的病例，由于肝脏密度下降，与病灶之间的密度差异缩小，形成等密度病灶；如脂肪肝特别显著，病灶反而成为高密度。

肝内占位病灶在平扫图上常无特征性，除非很典型，一般不能做出定性结论，必须做增强扫描。

二、CT 增强表现

1. 动态增强 CT 表现　肝癌主要接受肝动脉供血，在增强早期(动脉期)，CT 值即迅速上升达到峰值，并超过肝实质。在平扫图上，原为低密度的病灶此时反而高于正常肝实质，出现早期高密度强化征象；病灶峰位停留的时间很短，然后迅速下降，与浓密显影的主动脉下降速度几乎一致(快进快出)。肝脏血供是双重性的，肝动脉占 20% ~ 25%，而门静脉占 75% ~80%，后者占的比例大。故在动脉期内，肝实质的增强并不明显，但可逐步升高，随着肝实质的 CT 值上升，两者的密度接近，出现第 1 次等密度交叉；此后病灶的 CT 值缓慢下降，而正常肝实质继续上升，病灶又成为低密度。当肝实质处于峰值时，两者密度差异也最显著。2 ~ 3 分钟后，肝实质的 CT 值开始下降，再次与病灶密度接近，出现第 2 次等密度交叉。

凡肿瘤血供丰富的，与正常肝实质对照均出现从高密度、等密度到低密度的三部曲，整个过程短暂，时间密度曲线呈速升速降型，这是肝癌的特征性表现。控制注射速度(3 ~ 5ml/s)，采用现代快速 CT 机，其出现率可高达 90%，意味着大部分肝癌血供是比较丰富的。

另外一部分病例，不出现早期高密度增强，这与肿瘤的血供有关，但分析时间密度曲线，仍为速升速降型，符合肝癌特点。少数病例虽有强化，但不显著，曲线也不典型，鉴别诊断有一定困难。

2. 常规增强 CT 表现(图 6 - 3)　非动态扫描，完成全肝扫描需 4 ~ 6 分钟，如于动脉期通过病灶层面，可出现高密度强化；如病灶刚好落在等密度期，小的病灶将被掩盖。所以强调肝脏扫描平扫与增强必须结合，否则假阴性率将升高。大部分病灶落在低密度期而得以显示，这是常规增强最常见到的情况。

3. 纤维板层样肝细胞癌(FL - HCC)　是肝细胞癌的一个罕见和特殊类型。

CT 平扫显示病灶为边缘较清楚的低密度区，可显示内部索条状结构和坏死区。病灶内出现钙化为其特点，钙化多表现为点状或小圆形，密度较高，且位于病灶内部。病灶周围的小卫星灶也可同时出现。

增强后的肿瘤实质部分血供丰富，在动脉期呈早期增强表现，而纤维间隔则为相对低密度。有学者报道，在延迟 CT 扫描时，中央瘢痕区无增强，显示更为清楚。虽然 FL - HCC 在 CT 图像上无明显特异性，但在年轻和无肝硬化的患者中，若发现肝内巨大肿块，除外海绵状血管瘤后，应考虑到 FL - HCC 的可能胜，但应注意与局灶性结节增生(FIH)鉴别。

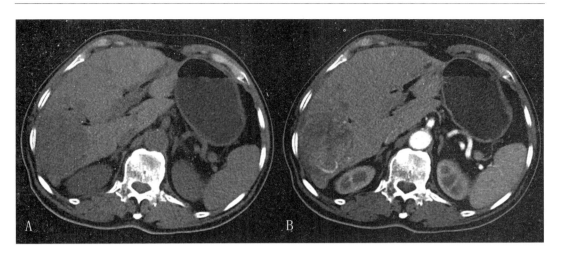

图6-3 肝癌的CT检查

注：左图：肝癌的CT平扫期；右图：肝癌的CT动脉期。

4. 小肝癌的CT诊断及影像学方法比较 近年来，由于在肝癌高危地区推行AFP等普查工作，更由于超声和CT等影像学检测技术的提高，临床期小肝癌的发现率明显提高，术后5年生存率从原来的不足10%提高到70%。由此可见，提高肝癌术后生存率的关键在于早期发现小肝癌。

US因其自身优点应列为首要方法，但在有条件的单位，尽可能和CT联合使用，以提高阳性率。遇到定性困难的病例，可推荐作MRI检查或核素检查。CT平扫的敏感性最差，所以必须作增强扫描，增强扫描的方法比较复杂，应根据临床情况、机器条件而定，动态CT优于常规增强CT，4～6小时延迟扫描敏感性高于动态CT。MRI敏感性尚不及CT，然而随着快速MRI扫描机的出现，新技术的发展，今后的前景将是乐观的。

目前对小肝癌，尤其是直径≤1cm病灶的诊断。虽无理想的方法，但相对而言，CT的敏感性高于[99m]TC-PMT核素扫描、US和MRI采用两种或两种以上技术联合检查，敏感性高于单项技术；例如，同一病灶在US图上等回声，但在CT或MRI图像上，不一定出现等密度或等信号。因而不能被CT检出的，可被CT或MRI检出，反之亦然。又如肿瘤包膜，由于密度、回声和信号方ICI与正常组织和肿瘤本身等可有差异，也许能被一种方法检出，而不能被另外方法检出。因此检查方法的相互弥补，必将提高小肝癌诊断的敏感性和特异性。

动脉造影CT（CTA）和动脉门脉血管造影CT（CTAP）不仅在各种CT方法中，而且在各种影像技术中敏感性为最高，但该技术较复杂，且有一定创伤性，应选择使用。下列情况可考虑作CTA检查：①临床上高度怀疑肝癌和肝癌术后复发，而常规CT和US等检查阴性；②CT和其他影像检查发现可疑小病灶；③已明确肝癌诊断的病例，疑有更多小病灶；④再生结节与肝癌的鉴别：CTAP的应用指征与CT基本相同。即临床上或其他影像学方法疑有小病灶时，在常规 CT 检查的基础下针对性进行，并可研究肿瘤的门脉供血问题及区别肝硬化结节和癌结节。

5. 肝癌术后复发的 CT 诊断　　肝癌根治性切除术后复发率很高，5 年复发率约为 61.5%，小肝癌的 5 年复发率也达 43.5%；如果是大肝癌切除术后，复发率可达 80%。及时发现和早期作二次手术切除，可明显延长患者的生存期。由于 CT 的敏感性高于 US，在及早发现小的复发灶方面具有一定的优势。合理的选择应是 AFP 监测、2~3 个月一次的 B 超复查，以及 3~6 个月一次 CT 随访检查。

通常将肝癌根治术 3 个月后出现的新病灶视为复发，其可能机制为：①肝内转移和播散；②多中心起源；③术中小的病灶未被发现，术后继续生长为新病灶。复发灶的临床表现与原发灶一样，早期也常无症状。

复发灶通常较小，以结节型居多，病灶数日以单个居多；复发灶的 CT 表现与原发灶中的结节型基本相同，平扫呈低密度，增强扫描有多种表现。

第三节　MRI 检查

磁共振成像(MRI)通常肝癌结节在 T_1 加权图呈低信号强度，在 T_2 加权图示高信号强度。但亦有不少癌结节在 T_1 示等信号强度，少数呈高信号强度。肝癌有包膜者在 T_1 加权图示肿瘤周围有一低信号强度环，而血管瘤、继发性肝癌则无此包膜。有癌栓时 T_1 呈中等信号，而 T_2 呈高信号强度。

自 1973 年有学者应用 MRI 获得成功以来，MRI 技术发展迅速，除与其他影像学一样可获三维图像外，其特点为：①对软组织的分辨率较好；②无放射线影响；③尤其对肝血管瘤的鉴别有特点；④可显示各种管道。

通常肝癌结节在 T_1 加权图呈低信号强度，在 T_2 加权图呈高强度信号。但亦有不少癌结节在 T_1 为等强度信号，少数呈高强度信号。肝癌有包膜者在 T_1 加权图示肿瘤周围有一低信号强度环，而血管瘤、继发性肝癌则无此包膜。

肿瘤比周围肝实质的 T_1、T_2 长，于 T_1 加权像上表现为低信号，T_2 加权像上为高信号，N(H) 加权像多数病例肿瘤与周围肝实质信号差别不大或肿瘤表现为略高的信号。巨块型和结节型肝癌 MRI 能很好地显示出肿瘤的部位、大小和范围；而弥漫型肝癌由于肿瘤与周围肝实质分界不清，MRI 常不能显示病变的范围。肝癌的瘤块内可有脂肪变性、囊变、坏死、出血和纤维间隔等改变，大的肿瘤由于其生长超过其血液供应，约 70% 可发生中心坏死。于 T_1 加权像的低信号中可混杂有程度不同的低信号。MRI 信号不均匀，混杂时要想到肝癌的可能。个别囊变明显的病例，T_1 和 T_2 加权像可像肝囊肿或海绵状血管瘤。注射 Gd – DTPA 使肝癌实质部分信号略有异常使对比增强，但在诊断上帮助不大。

静脉瘤栓、假包膜和肿瘤周围水肿为肝癌的 MRI 特征性表现。门静脉、肝静脉和下腔静脉中的瘤栓可使血液流动效应消失，在 T_1 加权和 N(H)加权像上呈较高的信号，在 T_2 加权像上呈较低的信号。假包膜于 T_1 加权和 N(H)加权像上表现为肿瘤周围有一窄的低信号带，T_2 加权像显示肿瘤假包膜常不如 T_1 加权像。肿瘤周围水肿于 T_2 加权像上表现为高信号，对于肝内占位性病变，尤其是直径≤3cm 的小肿瘤，如在追随观察中发现水肿范围有扩大，应高度怀疑为肝癌。

肝癌 MRI 检查(图 6 – 4)的特征性改变可总结为：①肿瘤的脂肪变性，T_1 弛豫时间短，T_1 加权图产生等或高信号，T_2 加权图示不均匀的高信号强度，病灶边缘不清楚，而肝癌伴纤维化者 T_1 弛豫时间长则产生低信号强度；②肿瘤包膜存在，T_1 加权图表现为肿瘤周围呈低信号强度环，T_2 加权图显示包膜不满意；③肿瘤侵犯血管，MRI 优点是不用注射造影剂即可显示门静脉肝静脉分支、血管的受压推移，癌栓时 T_1 加权图为中等信号强度，T_2 加权图呈高信号强度；④子结节在 T_2 加权图为较正常肝实质高的信号强度。

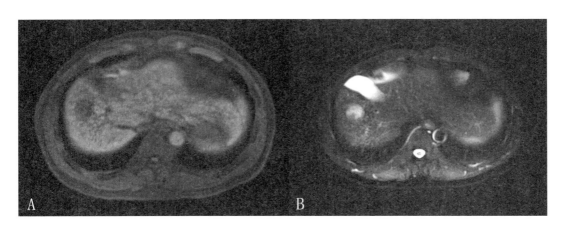

图 6 – 4　肝癌的磁共振成像

MRI 检查的优势是分辨力高，可更清晰地显示肝癌大小、癌灶浸润、新生血管形成程度和淋巴结转移等情况，对指导治疗方案和判断预后等非常有用，尤其对小肝癌与肝硬化结节、肝血管瘤等肝内良性肿瘤的鉴别其准确性要优于 CT；并且，MRI 检查无电离辐射，对机体影响小。MRI 的不足之处在于它对空间的分辨率不及 CT，因此，MRI 检查未发现肝癌也不等于 100% 排除肝癌；而且，检查时会受多种因素的干扰，如装有心脏起搏器或体内有金属异物者不能做 MRI 检查。另外，MRI 检查有比较大的噪声和强磁场使某些患者感觉不适，还有对肺、胰腺、肾上腺、前列腺的病灶检查其准确性也不如 CT 准确。

第四节　PET 检查

PET – CT 全称为正电子发射计算机断层显像，它是将 PET 和 CT 两项高档显像技术融为一体，优势互补，一次成像，既有 PET 图像，又有 CT 图像；既可准确地对病灶定性，又能准确定位。它可用于以下方面。

一、早期恶性肿瘤的诊断

如肝脏实质性占位病变，PET 显示代谢明显活跃，则提示为恶性病变；若代谢不活跃，则提示良性病变可能性大。

二、确定恶性肿瘤的分期和分级

除可发现原发癌灶外，还可发现全身其他组织器官及骨骼的转移病灶，帮助医师决定下一步的治疗方案。

三、评价治疗效果及预后

如肝癌经外科手术、放疗、化疗、肝动脉栓塞化疗等治疗后，采用 PET – CT 随访，可确定癌肿是否复发和转移及预期的生存时间。但该检查也存在一些问题，它会受到机体代谢因素的影响，尤其是肝脏酶代谢非常活跃，有时会出现假阳性结果，因此，尚需结合临床、血清肿瘤标志物、影像学检查等结果进行综合分析，有条件时可行肝活体组织标本进行病理学检查是确定恶性肿瘤的"金标准"。

第七章　肝脏肿瘤的肿瘤标志物检测

一、甲胎蛋白

甲胎蛋白(AFP)全称为甲种胎儿球蛋白(AFP)，是一种 α 球蛋白，胚胎期由肝细胞和卵黄囊合成。胎肝合成的 AFP，存在于胎儿血清中，伴随胎儿的发育，当人体发育成熟时，AFP 基因基本停止表达，出生后血清中 AFP 几乎消失；当发生肝癌或肝脏受损再生修复时，肝细胞的 AFP 基因重新被激活，使原来已丧失合成 AFP 能力的细胞又重新开始合成，致血中 AFP 含量明显升高。AFP 是肝癌发生、发展过程中表达的蛋白质，不仅可作为诊断肝癌的指标，近来研究还发现其具有复杂的生物学功能，能抑制免疫系统，促进癌细胞生长。胎儿 AFP 结构和成人血清蛋白相似，通过诱导淋巴细胞凋亡抑制免疫功能，有效抑制母体对胎儿的排斥。其机制与改变 T 淋巴细胞亚群比例和导致淋巴细胞死亡有关。AFP 诱导淋巴细胞凋亡，导致机体免疫功能下降，也是肝癌逃避免疫监视的机制。正常细胞或肿瘤细胞的凋亡，主要由肿瘤坏死因子(TNF)家族及其受体(TNFR)介导。研究表明，肝癌细胞的 TNFR 的表达停止或丢失，肝癌患者 AFP 表达量升高，提示 AFP 可能通过调节 TNER 的表达，导致肝癌逃避机体的免疫监视。研究发现 AFP 能促进肝癌细胞 p53 基因的表达，有学者推测 AFP 可能直接改变或通过 p53 影响肝癌细胞的 Fas/Fasl 系统的表达，逃避机体的免疫监视。

AFP 是一种含糖蛋白质，分子量为 70~71kD，比 ALE 略大，电泳迁移率介于 ALE 和 α_1 - 球蛋白之间，等电点为 4.75，理化性质也与球蛋白、α_1 - 球蛋白接近，含糖 3%~4%，半衰期 3.5 日。

在人胚胎第 4 周，胚肝逐渐形成。胚胎期第 29 日，胚肝即能合成 AFP 及其他一些血浆蛋白，与此同时，人卵黄囊及胃肠道黏膜也能合成 AFP。约第 8 周时，肝脏的体积超过卵黄囊，成为血清 AFP 的主要来源。妊娠 6 周半，胎儿血清 AFP 浓度可达 67μg/L，以后迅速增高到 2000μg/L，3 个月左右达到高峰。第 14 周后，由于胎儿体积与 AFP 容量池增大，胎血 AFP 浓度相对降低。妊娠 20 周后，AFP 总合成量相对恒定，但胎血 AFP 浓度随胎儿发育而进一步下降，至妊娠 34 周时，胎血 AFP 浓度只有最高浓度的 2%，产前 2~4 周或出生时其血清 AFP 浓度大幅度下降。分娩时浓度低于 100μg/L，出生后继续下降，在 1~2 岁降至正常水平，并维持终身。

PHC 患者血清 AFP 主要来源于肝癌细胞的合成和分泌。用免疫荧光技术观察到，

AFP 位于肝癌细胞的胞质、细胞质膜及核周围区域。用免疫酶技术研究肝癌中 AFP 的超微结构定位，表明 AFP 合成位于粗面内质网的核糖体上。用由大鼠肝癌得来的几株细胞株等几种体外系统作 AFP 形成的研究，在所用的大鼠肝脏肿瘤细胞系中发现一些克隆产生高水平的 AFP 和低水平的清蛋白，而另一些则相反。

由于在原发性肝癌时，该项指标可显著升高，因此，临床上一直作为辅助诊断原发性肝癌的重要参考指标。

1. AFP 诊断原发性肝癌的参考标准　除外孕妇、新生儿和生殖腺胚胎瘤因素外，如果血中 AFP 升高符合下列条件者应考虑肝癌的可能。

（1）AFP > 500pg/ml，持续 4 周。

（2）AFP 由低浓度逐渐升高而不降。

（3）AFP > 200μg/ml 以上，持续 8 周。

2. AFP 升高的其他疾病　AFP 并不是原发性肝癌唯一特有的指标，因为其他某些疾病也可出现 AFP 不同程度升高甚至明显升高，即所谓假阳性情况。

（1）急慢性活动性肝炎、暴发性肝炎（急性重型肝炎）、亚急性和慢性重型肝炎、活动性肝硬化、酒精及药物中毒性肝损伤等。这些病引起的 AFP 升高可能与肝细胞坏死后细胞再生有关，较少超过 400μg/ml，但也有极少数慢性活动性乙肝或肝硬化病例其 AFP 可达 1000μg/ml，不过，经过有效治疗后它会随着肝功能的恢复而逐渐下降甚至正常。

（2）胚胎源性肿瘤如睾丸、卵巢和其他恶性胚胎源性肿瘤可引起 AFP 升高。

（3）其他恶性肿瘤如胃癌、胆管细胞癌、胰腺癌等也偶有轻微 AFP 升高。

3. 生理情况下的 AFP 升高　如孕妇、新生儿可出现 AFP 升高，但随着孕妇分娩后或新生儿年龄增长而恢复正常。

4. AFP 阴性的肝癌　约有30%的原发性肝癌的 AFP 水平不高甚至正常，即所谓假阴性。这是因为控制 AFP 表达的基因活化程度高，肝癌细胞所分泌的 AFP 就多；反之，如表达 AFP 的基因失活，则肝癌细胞就不分泌 AFP 或分泌较少，从而致血清 AFP 呈阴性。因此，不能单凭 AFP 升高与否来诊断或否定肝癌。

5. AFP 与肝癌病情和预后的关系　据报道，将 AFP 阴性（< 20μg/L）与 AFP 阳性（> 20μg/L）两组肝癌患者相比较，结果显示：AFP 阴性组的临床表现较轻、缺乏特异性、小肝癌居多、HBsAg 阳性率低，其生存率也明显比 AFP 阳性组要高，更值得注意的是，AFP > 1000μg/L 的患者预后极差，在确诊后 1 年的死亡率几乎达 100%。AFP 升高的患者经有效治疗（如手术切除、伽马刀放疗、介入栓塞化疗等）后 AFP 常呈进行性下降甚至完全恢复正常，这也是治疗有效的较敏感和可靠指标；反之，如治疗后 AFP 下降不明显，则说明效果欠佳，或存在较多的癌细胞残留灶。因此，应密切观察治疗后的临床、生化、B 超和 CT 等改变，术后半年每 1~2 个月复查一次，以后酌情而定。

二、其他肝癌标志物检查

除了 AFP 以外，有些肝癌标志物对原发性肝癌尤其是血清 AFP 阴性的肝癌具有较大的诊断价值。

1. 肿瘤胚胎性抗原标志物

（1）甲胎蛋白异质体：近年来基础研究表明，不同病变的组织细胞在合成分泌 AFP 的过程中，细胞特性及所处的生理与病理状态不同，各种 N－糖链加工酶的活力也各不相同，导致合成的 AFP 糖链结构具有不均一性，这些不同糖链结构的 AFP 称 AFP 异质体。植物凝集素是没有酶活力的蛋白质或糖蛋白，能识别一定顺序的糖链并与之专一结合。利用各种疾病 AFP 糖链结构的不同，可用植物凝集素来分离 AFP 异质体，而且同一疾病用不同的凝集素分离时得到的 AFP 区带各不相同，不同的疾病具有不同的区带条谱。

在扁豆凝集素亲和电泳中，甲胎蛋白异质体的条带可分为 L1、L2 和 L3，其中，L1 来自良性肝病，L2 来自孕妇，L3 为肝癌细胞特有。正常值为 10% ~ 15% ，>15% 提示为肝癌。检测该项目的意义：①可诊断亚临床肝癌。此期 B 超、CT 等影像学检查为阴性，AFP 无升高或升高不明显，而 AFP－L3 可阳性；②肝硬化患者出现 AFP－L3 升高，提示可能存在肝癌细胞或有可能在 3 ~ 18 个月会转化为原发性肝癌，因此应及时处理；③鉴别良性与恶性肿块。良性肝病 <25% ，而恶性肝病 >25% ；④鉴别原发性肝癌与继发性肝癌和生殖系统肿瘤。前者以 ConA 结合型为主，后者以游离型为主；⑤可作为原发性肝癌的疗效判断及评价预后的指标。

（2）癌胚抗原（CEA）：本项目对肠癌、乳腺癌和肺癌的诊断、疗效评价和估计预后等有较好的参考价值。大多数的肝癌患者 CEA 并不高，仅有少数原发性肝癌出现 CEA 升高。因此，如果临床和影像学检查提示肝脏占位性病变为恶性肿瘤，而 AFP 不高、CEA 明显升高，提示肿瘤可能为结肠癌或直肠癌等出现肝脏转移所致，应进一步做胸部 CT 和胃肠道内镜等检查以及时发现原发癌灶。

2. 酶与同工酶

（1）γ－谷氨酰转移酶（γ－GT）及同工酶：γ－GT 以胆管上皮细胞活性最高，γ－GT 异常主要见于肝内外胆道阻塞、肝炎、肝硬化等。然而，当肝细胞癌变时，γ－GT 的活性可明显升高，即使 AFP 阴性的肝癌，该酶的阳性率也达 70% 左右，但遗憾的是，该酶对于肝癌诊断的特异性较差，也就是说该酶升高并不能诊断为肝癌。γ－GT 同工酶（GGT Ⅱ）为胎肝和原发性肝癌所特有，故对诊断肝癌有较强的特异性，并且发现，如果联合检测 GGT Ⅱ 与 AFP，对发现小肝癌、亚临床肝癌和 AFP 阴性肝癌及判断疗效和预后等有较大价值。

（2）去羧基凝血酶原（DCP）：是一类在肝脏合成的、依赖于维生素 K 的血清凝血因子。最近人们发现肝癌细胞具有合成和释放异常凝血酶原的功能。正常情况下,去羧基凝血酶原(异常凝血酶原)含量极少,但在肝癌时其合成和释放该酶原明显增多。采用放射免疫自显影法测定异常凝血酶原,慢性肝炎和肝硬化多 <300μg/L,而肝癌多 >300μg/L,对 AFP 低浓度和 AFP 阴性的肝癌其阳性率达 65% 以上,即使小肝癌符合率也达 60% 左右,具有较高的特异性(达 95% ~97%)。此外,该酶的半衰期为 60 ~70 小时,比 AFP 短(5 日),因此,对判断疗效更佳。是目前被公认为除 AFP 外监测肝癌较好的标志物。

(3)α - 岩藻糖苷酶(AFU):AFU 是一种溶酶体酸性水解酶。肝癌时,肝细胞清除糖苷酶的功能下降,AFU 明显升高。一般认为,AFU 诊断原发性肝细胞癌的阳性率达 80%以上,即使对 AFP 阴性肝癌和小肝癌的阳性率也达 70% 以上,而继发性肝癌、肝良性占位病变时 AFU 均呈阴性。在肝硬化和慢性肝炎时 AFU 也可出现升高,如果肝硬化患者出现持续升高,应警惕恶性变的可能。

AFU 水平的变化不仅与岩藻糖苷酶缺陷性疾病有关,还可作为原发性肝癌诊断的标志物。AFU 的正常参考值为(324 ±90)μmol/L。血清 AFU 测定对原发性肝癌具有重要的价值,有利于肝癌的诊断、疗效观察、手术后随访及肝癌普查。AFU 和 AFP 联合检测,能提高原发性肝癌的早期诊断率。因此,应把 AFU 和 AFP 一样作为常规肝癌标志物来检测,对肝癌的高发人群的筛检和原发性肝癌的早期诊断均有重要的意义。

(4)碱性磷酸酶(AKP、ALP)及同工酶:AKP 同工酶 I 可用于肝癌的诊断,其敏感性不高(24.8%),但特异性较高(96.7%),部分 AFP 阴性的肝癌该指标也可呈阳性,故可作为有效的辅助诊断标志物。

(5)A1 - 抗胰蛋白酶(AAT):肝癌细胞具有合成分泌 AAT 的功能。据报道,AAT - RP 诊断肝癌的敏感性为 66.7% ,特异性为 75.0% ;并且,不管 AFP 高低与否,AAT 异质体均有可能阳性。

3. 蛋白类标志物

(1)血清铁蛋白(SF):肝癌时由于肝癌细胞合成增多,释放加快,故测定 SF 对肝癌的诊断有用,其敏感性 50.8% ~88% 。近年发现,酸性异铁蛋白(AIF)和 SF 联合检测,对肝癌的诊断率达 83.9% ,能明显提高 AFP 阴性或低浓度原发性肝癌的诊断率。

(2)转化生长因子 β1(TGF - β1):在原发性肝癌早期 TGF - β1 呈过度表达状态。对于小肝癌的诊断,TGF - β1 的敏感性 89.5% ,特异性为 94.0% ,明显优于 AFP。

(3)热激蛋白(HSP):HSP 与肿瘤的发生有关,测定该指标对肝癌的早期诊断、指导用药和评估预后有作用。

(4)聚糖蛋白(GPC3):在 197 例原发性和继发性肝癌患者中,有 143 例(74.8%)表达 GPC3 mRNA,而 154 例非肿瘤患者中仅有 5 例(3.2%)阳性;并且,不论肝细胞癌的分化程度与癌灶大小均有较高的阳性率,因此,可用于肝癌的早期诊断。

(5)血管内皮生长因子(VEGF):VEGF 是肿瘤血管生成的最好重要因子,该指标是肝癌游离癌细胞的较好的特异性标志物,并能预测肝癌肝移植术后肿瘤复发和转移。

4. 糖类标志物 糖链蛋白 19 -9(CA19 -9)是非特异性肿瘤相关抗原,在消化道肿瘤尤其胰腺癌有较高的阳性率。据报道该指标对原发性肝癌的阳性率达 64.1% ,对肝胆管癌阳性率达 93.3% 。如能同时检测 AFP 和 CA19 -9,能明显增加原发性肝癌早期诊断的敏感性和特异性。

第八章　肝脏肿瘤的诊断

第一节　肝脏肿瘤的早期诊断

一般来说，原发性肝癌早期无特异的临床表现和体征，偶有上腹不适、肝区胀痛、腹泻和黄疸等非特异症状和体征。单纯靠临床症状和体征诊断困难。Yamasaki 认为直径 <2cm 的，包膜完整和不伴血管侵犯的肿瘤，才属于真正的早期肿瘤。原发性肝癌的发现主要方式有：有症状体征就诊、慢性肝病的随访 B 型超声、AFP 和体检 B 型超声；而早期肝癌的发现以后两种方式为主。对 HBsAg 阳性，或有慢性肝炎病史，年龄在 40 岁以上高危人群定期采用敏感而价廉的 AFP 和实时超声普查，可发现和诊断早期肝癌。

原发性肝癌的早期诊断方法如下。

一、掌握原发性肝癌的发病特点

1. 肝癌患者中有乙型肝炎病毒感染的约占 90%。

2. 86.5% 的患者合并肝硬化（包括血吸虫性肝硬化）。

3. 丙型肝炎（HCV）与肝癌的关系受到重视，上海某医院报道 416 例肝癌抗 HCV 阳性率为 11.1%，与 HBsAg 双重阳性率为 5.8%，而正常人群中抗 HCV 阳性率只有 2% 左右。

4. 肝癌患者中 91.5% 发生在 40~60 岁。

5. 约 90% 的肝癌患者为男性。

6. 总结地坛医院资料发现，有完整的"肝炎—肝硬化—肝癌"的发展历程。

二、了解和察觉肝癌的临床症状和体征

早期肝癌患者大多无任何临床表现或仅有原肝病表现，患者可有肝区疼痛、上腹不适、食欲缺乏、腹胀、腹泻、黄疸、乏力、消瘦和不明原因的低热，但由于以往的肝病而未引起重视。当上述症状不能控制及慢性肝炎和肝硬化患者症状和体征发生改变；肝区可扪及肿块和结节，质硬有压痛时，多已非早期。另外肝癌可有伴癌综合征，它是由于癌肿自身代谢异常、癌组织对机体产生的各种影响，而引起的一组综合征。它们有时可在肝癌症状出现之前显现，因而可以成为肝癌的首发症状，如能及早察觉可提供早期诊断线索。主要有以下几点。

1. 红细胞增多症　文献报道发生率为 2% ~ 10%，可能由于合并肝硬化使肝脏的灭活功能降低，红细胞生长刺激因子（ESF）半衰期延长，进而刺激骨髓产生过多的红细胞之故。

2. 低血糖　国外报告肝癌伴低血糖高达 30%，国内一组资料占 8%，机制未明，可能为肿瘤巨大取代大部分肝组织或肝癌积储肝糖原降低；合并肝硬化时胰岛素灭活作用降低；均可发生低血糖。

3. 高血钙　在 20 例肝癌患者中有 2 例（20%）的血钙升高 3 ~ 3.45mmol/L，被认为是肝癌伴癌综合征中最严重的一种。其发生是由于肝癌组织分泌异位甲状旁腺激素所致。其特征是高血钙而低血磷。其需与原发性甲状旁腺功能亢进鉴别。

4. 高纤维蛋白原血症　在 278 例肝癌患者中，74 例（26.6%）的血纤维蛋白原为 12.0 ~ 22.6mol/L，其中 10 例在肝癌切除后降至正常，而 5 例未能切除的肝癌，术后不下降。从而提示，纤维蛋白原下降与否，可作为肝癌是否彻底切除的标志之一。肝癌伴纤维蛋白原增高可能与肿瘤后异常蛋白合成有关。

5. 高胆固醇血症　国外报道肝癌患者血清胆固醇浓度升高的发生率高达 30%，其因不详。有人发现人和动物的肝癌细胞可以自主合成胆固醇。

6. 其他　肝癌的伴癌综合征表现为内分泌方面异常者有促性腺激素征、男性乳房发育、高甲状腺素血征、女性月经不调等；在血液方面有血小板增多症、胆碱脂血症等。

三、观察肝癌标志物动态变化

1. 甲胎蛋白　1956 年 Bertrand 和 Czar 在人胎儿血清中发现一种胚胎专一性甲种球蛋白，即现称甲胎蛋白（AFP）。1964 年 Tatarinov 在肝细胞癌患者的血中测得 AFP。至今 AFP 仍是肝细胞癌诊断中最好的肿瘤标记。目前认为 AFP 诊断肝癌的敏感度、特异度及准确度分别为：以 AFP > 20g/L 分别为 78.9%、78.1%、78.2%；以 AFP > 200g/L 分别为 52.6%、99.6%、92.3%。

我国肝癌患者中 60% ~ 70% 的 AFP 高于正常。正常值为 20g/L 以下。AFP 对肝细胞癌的临床价值可归纳为如下。

（1）为各种诊断方法中专一性仅次于病理检查的诊断方法，AFP > 400g，持续 4 周以上；> 200g/L，持续 2 个月并排除活动性肝病、生殖系肿瘤和妊娠及较为少见假阳性外以上者都可成立肝癌的诊断。

（2）为目前最好的早期诊断方法之一，可在症状出现前 6 ~ 12 个月做出诊断，业已证实可于症状出现前平均 8 个做出肝癌诊断。

（3）为反映病情变化和治疗效果的敏感指标，肝癌手术切除后，AFP 一般会在约 2 个月内降至正常，其所需时间与术前 AFP 水平有关，其半衰期为 5.7 天左右。若有下降但未至正常说明切除未彻底。故 AFP 是否降至正常是判断手术根治性的指标之一。

（4）有助于检出亚临床期复发和转移，经手术及其他方法治疗 AFP 降至正常，而后又升高，虽影像学未发现占位，说明有亚临床转移和复发。一般建议2个月检查一次，可以诊断出原发性肝癌的亚临床复发和转移。

肝癌患者血清AFP与肿瘤有明显相关性：肿瘤越小，AFP的阳性率越低。在肝细胞癌中AFP浓度与病理分级有关，分化Ⅰ、Ⅳ级AFP浓度相对低，Ⅲ级最高。AFP在其他病理类型的原发性肝癌中也有不同程度的阳性率。胆管细胞癌有3.6%~5.2%的阳性率，混合细胞癌则有17.1%~37.4%的阳性率，纤维板层型肝癌阳性率只有低浓度的AFP。而肝母细胞瘤患者的AFP则有84.6%~100%高于1000g/L。

2. 肝癌AFP阴性的时各肿瘤标志物的诊断价值评价　一般认为除AFP之外，对肝癌诊断有肯定价值的有：①γ-谷氨酰转肽酶同工酶Ⅱ（GGT-Ⅱ）和异常凝血酶原（DCP），GGT-Ⅱ虽可出现在影像发现之前，认为其是肝癌诊断、早期诊断、鉴别诊断的有用指标，但无大样本支持，而后者无早期诊断价值。现认为GGT的持续升高提示预后差；②αL-岩藻糖苷酶（AFU）和$α_1$-抗胰蛋白酶（AAT）有一定的诊断价值，但特异性不高；③其他的有一定的提示作用，总体价值不大。对于联合检测过于繁杂，临床不推崇。

四、动态随访肝脏的影像学变化

对肝癌早期诊断的影像学方法有B型超声（BUS）、CT、MRI、动脉造影、核素扫描等。比较普及各医院多能开展的有B型超声、CT和动脉造影。其中BUS普及最广且简便、价廉，适于普查和筛查。当前随着大量临床资料和病理资料总结，结合病理特点和肿瘤血供和血管分布特点，影像学不仅能够发现占位、定位指导治疗，同时也可根据影像变化特点进行定性诊断，尤其是AFP阴性的病例。若掌握肝癌影像学的特点必须进行大量的读片和亲临超声室观察实践，临床各科应推崇自己读片和观察超声，结合切除肿瘤大体标本和病理情况，这可加深对肝肿瘤临床的理解，本节仅简略描述小肝癌的各影像手段的主要特点和价值。

1. 早期肝癌BUS和彩色超声的表现和诊断价值　B型超声对早期发现颇有价值，目前超声所能发现最小的实质占位为5mm，但容易与肝硬化结节混淆。B型超声能观察到肿瘤大小、形态、边界、轮廓及回声强度；且能发现肝癌特有的宽度1~3mm完整或不完整低回声晕圈、表现为肿块特征性的镶嵌样结构、后方回声增强、侧方声影及门脉癌栓等。在肝硬化的基础上的实质占位多可考虑肝癌。另外，是对于有长期肝硬化病史的患者进行随访最廉价和方便的手段。

彩色多普勒超声可提示肿块内或周边血供丰富，可探及呈提篮样、条状、点状血流，其内可引出较高速度的动脉血流，可测到动脉血流频谱，血流阻力指数（RI）升高多在0.75以上；一般认为彩色多普勒超声检查的指征有：与良性肿瘤的鉴别；观察肿块血供以判断疗效；明确肿瘤数目；了解肿瘤与重要管道的关系；了解各管道癌栓情况。

超声检查的不满意之处主要有：①肿瘤直径<5mm时，目前超声仪器显示不清；②合并结节性肝硬化、肿块边界不清楚，容易与硬化结节混淆；③肝右叶外下缘及左叶外上缘，超声扫查可能疏漏；④右叶顶部受肺底气体的包围难以显示，成为超声显像的盲区，尤

其肺气肿患者肝部位肿块易漏诊；⑤肿瘤定位欠准确，对临床手术治疗的评估可靠性差；以及有伪像的产生疗效判断不够准确；⑥由于扫查切面范围及探查深度有限，对较大脏器和病变范围和周围结构尚不能完全显示；⑦操作者熟练程度、对局部解剖的理解程度、各种伪像辨识能力及工作经验的不同，所得的结果可能不同。

2. 早期肝癌的 CT(图 8-1)　随着肝癌病理研究和肿瘤血供认识的加深，肝脏平扫加强化 CT 检查不仅对肝癌进行定位诊断，同时可定性，并进行临床分期、指导临床治疗方法的选择和观察疗效和病灶发展情况。肝癌普通 CT 及常规强化的特点和价值：肝癌在肝脏平扫上 CT 大多表现为低密度圆形或椭圆形占位，仅以平扫与肝良性肿瘤可能无法鉴别；有些占位表现为等密度和高密度这与肝硬化程度有关。这是肝脏 CT 必须强化的理由之一。但平片上的晕圈征、低密度的瘤灶内存在双多现象，即多个扫描层面有多数性的形态各异的密度更低区多提示肝癌诊断。肝脏常规强化 CT 其扫描所落在的时期不同而表现不同，扫描较早落在动脉期，肿瘤强化；若落在静脉期或平衡期则肿瘤表现为低密度。这与肿瘤位置的高低、开始扫描的位置及 CT 机的扫描速度有关。浸润性生长的肝细胞癌 CT 平扫边缘不清，常规增强后边缘变清，呈分叶状，且肿瘤也随之变小。

螺旋 CT 扫描快，可做到连续扫描，故可根据肝癌的造影剂变化特点做到定位的同时定性诊断，并判定疗效和复发转移情况。肝癌螺旋 CT 的主要特点为平扫表现与普通 CT 特点相同，但 CT 机的质量影响着病灶的发现和其特点的显示。强化动脉期肿瘤强化，一般均匀，但其密度达不到同层腹主动脉的密度，平扫时的晕圈可不强化，静脉期病灶为低密度，偶见门静脉充盈缺损，即门脉癌栓；平衡期病灶低密度。即肝癌有造影剂快进快出的特点。对于微小病灶可用碘油强化 CT。多选择在经肝动脉注射碘油的 4 周左右。结合临床报告资料，发现许多患者经历肝炎、肝硬化进而发展成肝癌；由于肝癌患者大多伴有肝硬化，而且肝炎、肝硬化的最终结局是原发性肝癌的发生，由于肝脏 B型超声有盲区的存在，结合笔者在门静脉高压症的脾切除结合门奇断流术中的肝组织活检发现已有小肝癌存在；故而建议肝硬化病史 5 年以上者，应常规行肝 CT 检查，包括强化扫描肝脏 CT 的读片要点如下。

(1)肝脏的分叶和分段：临床上(尤其肝外科)多采用左右半肝、五叶和八段(Couinaud)分法，关键是划分各叶段的肝裂在横断面上的识别。

(2)肝裂在横断面上的识别：正中裂：分开段 Ⅳ 与段 Ⅴ、段Ⅷ，以此分开左右半肝，其上部为肝中静脉长轴至下腔静脉左前壁的连线，下部为胆囊窝中份至下腔静脉左前壁的连线。背裂：划分出段 Ⅰ，即尾状叶，其上部为肝左中静脉汇入下腔静脉处与静脉韧带右端的连线，中部为下腔静脉右前壁至静脉韧带右端的弧形线；下部为下腔静脉右壁至肝门静脉分叉或肝门静脉中点的连线。左叶间裂：分开段 Ⅳ 与段 Ⅱ、段 Ⅲ，其上部为肝膈面的镰状韧带附着缘左侧约 1cm 处或左叶间静脉长轴至下腔静脉左前壁的连线；中部为肝门静脉左支矢状部的长轴；下部是肝圆韧带裂，为天然标志。左段间裂：分开靠后的段 Ⅱ 与其前的段 Ⅲ，依肝左静脉长轴确定。肝门静脉左支矢状部出现及其以上的断面，左半肝为段Ⅳa和段Ⅱ、段Ⅲ，以下断面左半肝为段Ⅳb和段Ⅲ右叶间裂：将右前叶的段Ⅷ、段Ⅴ和右后叶段Ⅶ、段Ⅵ分开，为肝右静脉长轴或中点至下腔静脉左前壁的连线。

右段间裂：分开右前叶的段Ⅷ与段Ⅴ，同时也分开右后叶的段Ⅶ与段Ⅵ，主要依肝门静脉右支主干来确定此裂。既肝门静脉右支出现及其以上断面，右半肝为右前的段Ⅷ和右后的段Ⅶ，以下为靠前的段Ⅴ和靠后的段Ⅵ。当肝门静脉呈三叉型而无右支主干时，可以此分叉处确定右段间裂。螺旋CT的强化分期要点如下。

动脉期：在注射造影剂的30s左右，腹主动脉及其主要分支增强十分显著，CT值达150～200Hu；门腔静脉尚未显影或密度明显低于主动脉；肝实质强化密度不均，CT值逐渐上升；肾皮质强化明显，呈橘皮样外观；脾实质不均匀强化。

静脉期：①在注射造影剂后持续的60～90秒；②主动脉与门静脉、腔静脉密度趋向一致；③肾实质全部强化；④脾实质均匀强化密度下降；⑤肝实质密度达最高峰（早期）但低于门静脉。平衡期：肝脏、腹主动脉、门静脉和下腔静脉密度均匀一致。

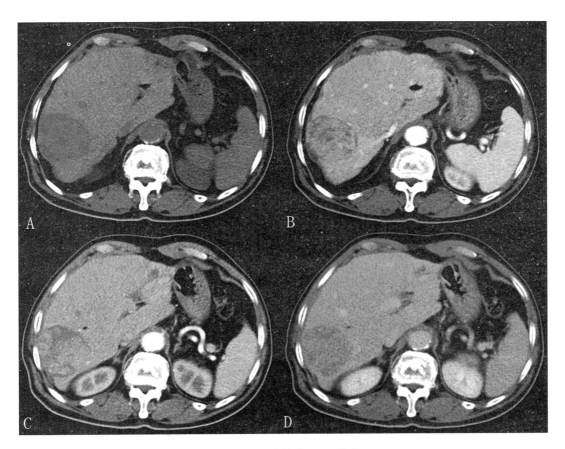

图 8 - 1　肝癌的增强 CT 检查

注：左上图：肝癌的增强 CT 下平扫期；右上图：肝癌的增强 CT 下动脉前期；左下图：肝癌的增强 CT 下动脉晚期；右下图：肝癌的增强 CT 下平衡期。

3. 肝癌的 MRI 特点和价值　MRI 可清楚显示肝癌的形态表现，如肝内巨块、多发结节等改变。弥漫型由于肿瘤与肝实质分界不清，MRI 常不能显示病变的范围。肿瘤部分比周围肝实质的 T_1、T_2 长，于 T_1 加权像上呈低信号，T_2 加权像上呈高信号，但不及同层面的骨皮质的信号高，N(H) 加权像在多数病例，肿瘤部分与周围肝实质信号差别不大或肿瘤部分表现为略高的信号，肿瘤表现为 T_1 加权像上呈低信号中混杂着不同强度的高信号 T_2 加权像上呈高信号中可混杂着程度不同的低信号。重要的是肝癌的 MRI 信号不均匀，MRI 信号混杂时提示肝癌的可能。现在 MRI 进行强化，其过程和表现与螺旋 CT 相似。

4. 肝动脉造影检查　血管造影检查在肝癌诊断中占有重要位置，是 CT、MRI 应用前的肝癌诊断的主要手段之一。无论肿瘤的大小、位置如何，都具有比较特异性改变。对病变的定性诊断和鉴别诊断有相当的价值。此外根据血管改变的部位及范围，可确切地判断肿瘤所在区域及浸润范围，对决定治疗方案及切除范围很有价值，而且对不能行手术切除的晚期患者在造影的同时可采用经导管灌注性化疗及动脉栓塞治疗。但由于有创及连续拍摄的放射设备而普及和使用受到限制。

肝血管造影的表现特点可分为动脉期、毛细血管期、静脉期等三期。动脉期表现为：①肝动脉扩张；②肿瘤血管丰富；③大肿瘤可引起周围肝动脉压迫移位；④进入肿瘤的中等动脉显示迂曲蛇行、壁不规则及中断；⑤动静脉及动门脉瘘形成。毛细血管期的表现为肝细胞癌显示比较明确的、不规则的肿瘤染色征象及被膜染色等。静脉期可见因肿瘤直接浸润或肿瘤栓塞造成的门脉阻塞，还可显示门脉及静脉内肿瘤栓子。

小肝癌的造影所见不典型，大田等对 4cm 以下各种肝肿瘤的血管造影所见加以分析，认为肝细胞癌在 2cm 以上即有明显的肿瘤血管征象，而在 2cm 以下者则难以显示明确的肿瘤血管，以轻度肿瘤染色为其特点。

5. 核素显像检查　放射性核素肝胶体显像在肝肿瘤的诊治中曾经起很大作用。可用于证实甚或确立肝脏肿瘤占位性病变的存在，合理和精确地估计肿瘤的大小、位置、手术切除范围，确定病灶经皮穿刺活检的最适部位。但其无特异性，对鉴别诊断意义不大，且一般占位性病变直径在 2cm 以上才能显示，加之图像质量较模糊，对比差这一技术的分辨限度意味着无法发现 <2cm 的肝内病灶。主要方法有放射性核素肝血流灌注显像及肝血池显像、肝肿瘤阳性显像、肝肿瘤放射免疫现象和近来发展起来的正电子发射计算机断层显像（PET），但用于肝癌诊断上不成熟，B 超、CT 和 MRI 发展以来，其临床应用较少。

总之，以下线索有助于肝癌的早期诊断：①来自肝癌高发区；②中年男性，有家族史；③有肝硬化和 HBV、HCV 感染证据；④不伴活动性肝病或超过其标准的 AFP 升高；⑤超声显示有声晕的实质占位，特别是有门静脉癌栓；⑥CT 示实质占位性病变，有造影剂快进快出的特点；⑦肝动脉造影有肿瘤染色和肝内动脉扭曲；⑧Tc－PMT 延迟扫描呈阳性显像者。

第二节　肝脏肿瘤的诊断

一、肝癌的诊断

(一)定性诊断

原发性肝癌的定性诊断需综合分析患者的临床表现及各种辅助检查资料。

1. 临床表现　临床表现同前。

2. 辅助检查

(1)肿瘤标志物检查 AFP：AFP 是当前诊断肝细胞癌最特异的标志物。AFP 是胎儿时期肝脏合成的一种胚胎蛋白，当成人肝细胞恶变后又可重新获得这一功能。因检测方法灵敏度的提高，在一部分肝炎肝硬化及少数消化道癌如胃癌、结肠癌、胰腺癌、转移性肝癌亦可测得低浓度 AFP。故 AFP 检测结果，必须联系临床才有诊断意义。目前多采用放射免疫法(RIA)或 AFP 单克隆抗体酶免疫(EIA)快速测定法检测血清 AFP 含量，正常人血清中可含微量，<20μg/L 水平。肝细胞癌增高者占 70% ~90%。通常 AFP 浓度与肿瘤大小有相关，但个体差异较大，一般认为病理分化接近正常肝细胞或分化程度极低者 AFP 常较低或测不出。国外公认标准往往偏高，易于漏诊。我国重视中等和低浓度 AFP 增高的动态观察。临床实践中对 AFP 低浓度者常须结合影像诊断技术进行随访，有助于及早确立诊断。肝癌常发生在慢性活动性肝病基础上，故须加以鉴别。慢性肝炎，肝炎后肝硬化有 20% ~45% 患者 AFP 增高，浓度多为 25 ~200μg/L，良性肝病常先有谷丙转氨酶明显升高，AFP 呈相随或同步关系，先高后低，一般在 1 ~2 个月随病情好转，转氨酶下降，AFP 随之下降呈"一过性"。有时良性肝病 AFP 亦可呈反复波动、持续低浓度等动态变化，但必须警惕肝病活动的同时可能有早期癌存在。

(2)血清酶学及其他肿瘤标志物检测：近年来现血清 AFP 阴性的原发性肝癌有增多趋势，因此，开发更新、更特异、更敏感的标志物已成为紧迫的课题。近年来国内外报道对肝癌诊断具有较高价值的其他肿瘤标志物和酶学检查如下。

1)γ-GT 同工酶(GGTⅡ)：应用聚丙烯酰胺梯度电泳分离法可显示同工酶 12 条带。Ⅰ、Ⅱ带是原发性肝癌的特异条带，阳性率为 79.7%，AFP 阴性者此酶阳性率为 72.7%。

2)甲胎蛋白异质体(Fuc AFP)：目前以扁豆凝集素(LCA)亲和交叉免疫自显影法测定 AFP 异质体诊断价值为高。有两种异质体即 LCA 非结合型(AFP-N-L)和结合型(AFP-R-L)。肝癌含 AFP-N-L 平均 49.13% ±27.20%(0 ~100%)，<75% 为肝癌诊断标准，阳性率 86.0%，随病情恶化而降低。非癌肝病 AFP-N-L 为 93.30% ± 7.66%，假阳性率为 1.6%。

3）异常凝血酶原：肝脏合成凝血酶原无活性前体，经维生素 K，γ 羧化为活性形式。肝癌时，肝癌细胞的微粒体内维生素 K 依赖性羧化体系功能障碍，羟化酶活力下降，导致谷氨酸羧化不全，从而形成异常凝血酶原。最近人们发现肝癌细胞具有合成和释放异常凝血酶原的功能。国内用放射免疫自显影法测定异常凝血酶原≥250μg/L 为标准，肝癌阳性率为 69.4%，AFP 低浓度和 AFP 阴性肝癌的阳性率分别为 68.3% 和 65.5%，小肝癌符合率为 62.2%，多数资料表明异常凝血酶原对原发性肝癌有较高的特异性，各种非癌肝病、继发性肝癌及良性肝肿瘤的假阳性极低，可能成为有价值的肝癌标志物。

4）血清岩藻糖苷酶（AFu）：AFu 属溶酶体酸性水解酶类，主要生理功能是参与岩糖基的糖蛋白、糖脂等生物活性大分子的分解代谢。AFu 超过 110Kat/L 应考虑原发性肝癌，国内报道 AFu 诊断原发性肝癌的阳性率为 81.2%，对 AFP 阴性肝癌和小肝癌阳性率分别为 76.1% 和 70.8%，继发性肝癌、良性肝占位病变均阴性，但肝硬化、慢性肝炎的假阳性率较高。

5）M2 型丙酮酸激酶（M2 - PyK）：丙酮酸激酶（PyK）是糖酵解中的关键酶，有 L、R、M1 和 M2（K）型 4 种同工酶，胎肝及肝癌组织中主要是 M2（K）型，可视为一种癌胚蛋白，ELIS 夹心法可测到 Pg 级微量灵敏度高的癌标志。肝癌者较正常高 5 倍，在小肝癌阶段即明显增高，分化愈差 M2 - PyK 值高得愈明显。消化道肿瘤亦可升高，而肝炎、良性肝肿瘤不高。

6）同工铁蛋白（AIF）：同工铁蛋白在肝癌时由于肝癌细胞合成增多，释放速度加快故对肝癌诊断有一定意义。正常人为 16～210μg/L，300μg/L 为诊断界值，肝癌患者 72.1% 超过此值，假阳性为 10.3%，AFP 阴性或低浓度 AFP 肝癌阳性率 66.6%，＜5cm 的小肝癌阳性率 62.5%。

7）α - 抗胰蛋白酶（AAT）：人肝癌细胞具有合成分泌 AAT 的功能，当肿瘤合并细胞坏死和炎症时升高，用免疫过氧化酶技术显示肝癌时高于 4000ng/L 者占 74.9%，良性肝病为 3%～10.9%，AFP 阴性肝癌阳性率 22.7%。

8）醛缩酶同工酶 A（ALD - A）：肝癌时 ALD - A 出现并增高＞800ng/ml 时有助诊断，AFP 阴性肝癌阳性率为 73.6%。

9）其他标志物检查：碱性磷酸酶（ALP）约有 20% 的肝癌患者增高；γ - 谷丙氨酰转肽酶（γ - GT）70% 肝癌患者升高；5 - 核苷酸二脂酶同工酶 V（5 - NPDase - V）约有 80% 的患者升高，转移性肝癌患者阳性率更高；癌胚抗原（CEA）肝癌患者中 70% 增高。

上述肝癌标志物对原发性肝癌尤其是 AFP 阴性病例的诊断有辅助意义，但仍不能取代 AFP 在肝癌诊断中的地位。根据实践经验，联合检测优于单检测，血清 AFP 检测联合 1～2 项肝癌标志物即可明显提高原发性肝癌的阳性检出率。临床分析中尚应结合病史、影像诊断学或组织学资料综合判断，才能得出准确结论。

（3）肝功能检查：对肝癌患者进行肝功能检查可提示有无原发性肝癌的肝病基础。如有助于了解肝脏损伤的严重程度，选择合理的治疗方案；协助肝癌的诊断和鉴别诊断；用于预测手术切除后是否复发，以及预后判断。

临床上常用的肝功能检查主要包括如下方面。

1）血清谷丙转氨酶（ALT）：人体组织中以肝脏内 ALT 最丰富，任何原因引起的肝细胞损害均可使血清内 ALT 升高，是检测肝细胞最敏感的一项指标。ALT 升高主要见于各型肝炎的急性期和活动期，当肝硬化进展或伴有肝细胞损伤的肝炎活动时 ALT 就可升高。但必须排除各种胆系、胰腺及心肌炎、大叶性肺炎等疾病。

2）谷草转氨酶（AST）：肝细胞内也含有谷草转氨酶，肝细胞损伤时，AST 可升高，但不如 ALT 敏感，当肝细胞严重坏死时，AST 活力高于 ALT。如果没有心脏疾患（如心肌梗死），AST 和 ALT 同时升高，则揭示肝细胞受损。

3）血清胆红素测定：血清胆红素并不反映是否存在肝硬化，但可提示黄疸的性质。肝细胞性黄疸时，血中直接胆红素和间接胆红素均增高，以间接胆红素增高为主。

4）血清蛋白测定：蛋白代谢是肝脏代偿能力的重要表现，是肝脏慢性疾病损害后的反应。肝硬化时往往白蛋白合成减少，血中白蛋白/球蛋白比值降低甚至倒置，比值越低，说明肝脏代偿能力越差。

5）蛋白电泳：蛋白电泳出现 γ - 球蛋白比例增加，提示慢性肝病。肝炎后肝硬化失代偿时，γ - 球蛋白增高最为显著。

6）凝血酶原时间测定：当肝实质细胞受损时，肝脏合成的多种凝血因子可减少。当肝功能严重受损时，凝血酶原时间测定是一项较为敏感的指标，肝硬化晚期时凝血酶原时间延长。

7）碱性磷酸酶（AKP）：在肝硬化时无特异性，多出现在梗阻性黄疸、原发性胆汁性肝硬化和肝内肿瘤时。

8）γ - 转肽酶：在淤胆型肝炎、慢性活动性肝炎、进行性肝硬化和原发性肝癌时升高较明显。

9）免疫球蛋白测定：肝炎后肝硬化以 IgG 及 IgA 增高多见，多以 IgG 增高为主。原发性胆汁性肝硬化时 IgM 增高，酒精性肝炎硬化时 IgA 增高常见。

（4）乙型、丙型等肝炎标志物检查：可提示有原发性肝癌的肝病基础。

（5）各种影像检查：提示肝内占位性病变（详见定位诊断）。

（6）腹腔镜检查：腹腔镜能检查腹腔内大部分脏器的病变，虽可直接显示肝表面情况，但对肝脏的检查有限，且有一定的并发症，故在实际上的应用价值不是很大。

（7）肝穿刺检查（图 8 - 2）：肝穿刺可直接获得病理资料，是定性诊断。特别是对中、晚期患者或能触及到肿块的患者，阳性率更高。穿刺一般在 B 超或 CT 的引导下进行，可提高穿刺的准确性。肝穿刺有一定的危险性，有发生出血、肿瘤破溃和针道转移的可能。一般不应作为常规检查方法。

（8）剖腹探查：对各种检查仍不能排除肝癌的可能而又可能切除时，病情许可，可及早进行。

（9）其他检查：如淋巴结活检、腹水找癌细胞等。

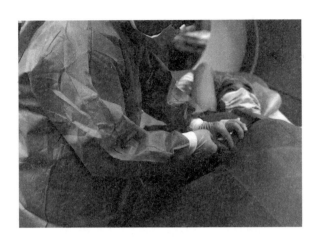

图 8-2　CT 引导下肝穿刺检查

（二）定位诊断

1. 超声（US）检查

（1）US 在肝癌诊断中的价值：US 具有无创、价廉、使用方便、分辨率高、病灶定位准确等优点，可作为肝硬化患者筛查肝细胞癌的有效手段和肝癌术前诊断的首选影像学检查。但肝癌的超声表现变化甚大且缺少特异性，大肝癌主要表现为高低混杂的不均匀回声，若其周围出现低回声环、声晕或镶嵌声波等对肝癌诊断有较大帮助。小肝癌（直径 <3cm）主要表现为均匀低回声，常规灰阶超声检查由于某些等回声病变周围缺乏包膜和声晕，肝硬化或退变结节与低回声的小肝癌又很相似，极易导致漏诊。因此有肝硬化史的肝癌，二维 US 的灵敏度仅为 50% ~80%，对小肝癌检出敏感性更低。彩色多普勒 US 可观察病变内部和边缘回声及血流分布状况，显示病变血流动力学特征，提高了对肝癌的检出率和定性能力。但其灵敏度容易受到外在因素的干扰，如肥胖、呼吸不配合或病变部位过深。超声造影检查或动态超声造影检查可显著提高小肝癌的检出敏感性和特异性。国内研究资料表明，小肝癌的诊断符合率从造影前的 53% 提高到造影后的 94%。但超声造影剂价格昂贵，目前还不能广泛使用。术中超声能清楚分辨门静脉、肝静脉及腔静脉内癌栓结构，对肝内小病灶检出和定性能力甚高，仍然是目前最敏感且特异性最强的影像学诊断技术，但仅用于术中检查。

（2）超声表现（图 8-3）：实时超声显像：超声显像以其显示实质软组织脏器病变的灵敏度高和对人体组织影响小两大特点而广泛用于临床，随小肝癌逐渐增大超声显像显示内部回声由低回声、高回声、混合回声变化。直径 <2cm 的肿瘤常见低回声结节型；2~3cm 者显示低回声与周围回声频率相同；3~5cm 者多为周围低回声；而 5cm 以上者多为高回声或混合回声。随肿瘤增大除上述多型性和多变性特点外，肝细胞癌尚具以下特征：①声晕（Halo）：具有清晰的肿瘤包膜，结节中心呈比较均匀高回声而邻近包膜部位

为一低回声暗环为"声晕"，是纤维包膜或解释为肿瘤周围血管；②结节中结节：在高回声型肿瘤区内具有不同回声的结节，提示肝细胞癌中生长的新瘤灶。超声显像在作肝癌定位外，并可显示门脉主干及其分支内有否癌栓形成，了解肿块与大血管的解剖关系，有否癌肿播散及腹腔内淋巴结转移，对术前确定治疗方案，估计切除可能性及选择肝动脉栓塞适应证和术后监测复发均有重要价值。

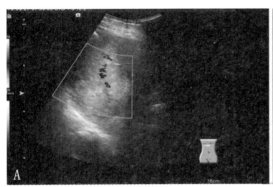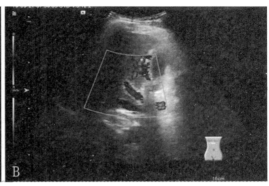

图 8 - 3 大肝癌的 B 超下显示图像

近年来，彩色多普勒血流成像已广泛用于临床，除显示占位病变外尚可显示测量进出肿瘤的血流，以鉴别占位病灶的血供情况，推测肿瘤性质。超声导引下穿刺活检和瘤内局部注射已广泛用于小肝癌的诊断和治疗。采用高分辨率的术中超声显像可精确定位以提高手术切除率。

2. CT 检查（图 8 - 4）

（1）CT 在肝癌诊断中的价值：常规 CT 检查应包括平扫和碘对比剂增强扫描。尽管 CT 空间密度分辨率高，大部分肝癌平扫时呈低密度能被检出，但一些等密度的肿瘤平扫容易遗漏，注入对比剂行门静脉增强扫描，以增加肿瘤和肝脏的密度差异，提高检出率。然而某些多血供肿瘤尤其小肝细胞癌在门静脉期呈等密度而导致病变的遗漏，常规 CT 增强扫描对小肝癌检出率仅为 50% ~ 70%。CT 血管造影包括经肝动脉 CT 扫描（CT - Angiography）和经动脉门静脉造影 CT 扫描（CTAP），迄今为止两者仍然是小肝癌最敏感的影像学诊断方法，但作为有创检查，其应用受到限制。螺旋 CT 多期动态增强扫描能一次屏气进行全肝动脉期、门静脉期扫描或同时进行三期扫描（双期加延迟期），对小病灶的检出率和定性能力获得质的飞跃，尤其对动脉期富血供小肝癌和微小肝癌的诊断灵敏度和特异度达到 90% ~ 95%。螺旋 CT 血管造影利用三维重建技术可进行肝动脉、门静脉等血管成像，可较好显示肝内血管及其变异，门静脉高压侧支血管、肿瘤与血管的空间关系，为肝癌的手术、介入治疗及肝移植等提供重要信息。螺旋 CT 动态增强扫描作为无创检查可代替 CTHA 和 CTAP。它作为肝癌术前常规检查，有利于发现除主瘤以外的肝内其他子灶，从而提高手术切除率，减少术后复发率。CT 灌注成像（CTP）是近年来 CT 在体应用的最新进展，作为一种功能性成像方法在显示肝脏和病变形态学变化的同时，反映血流动力学改变且可定量测量，为肝脏病变的定性、肝硬化严重程度的评估、肝癌微转移灶的发展及预后判断、移植肝的血供情况等提供有价值的信息。

（2）CT表现：在各种影像检查中，CT最能反映肝脏病理形态表现，如病灶大小、形态、部位、数目及有无病灶内出血坏死等。从病灶边缘情况可了解其浸润性，从门脉血管的癌栓和受侵犯情况可了解其侵犯性，CT被认为是补充超声显像估计病变范围的首选非侵入性诊断方法。肝癌的CT表现，平扫表现：病灶一般为低密度，低于周围肝实质密度，部分病灶周围有一层更低密度的环影（晕圈征）。结节型边缘较清楚，巨块型和混合型边缘多模糊和部分清楚。增强表现：静脉注射碘造影剂后病灶和肝组织密度得到不同程度的提高，谓之增强。包括：①动态增强扫描：采用团注法动态扫描或螺旋CT快速扫描，早期（肝动脉期）病灶呈高密度增强，高于周围正常肝组织时间10~30秒，随后病灶密度迅速下降，接近正常肝组织为等密度，此期易遗漏；病灶密度继续下降，呈低密度灶，此期可持续数分钟，动态扫描早期增强图易于发现肿块直径<1cm或1~2cm的卫星灶，亦有利于小病灶的发现；②非动态扫描：普通扫描每次至少15秒以上，故病灶所处肝脏层面可能落在上述动态扫描的任何一期而呈不同密度，极大部分病灶落在低密度期，因此病灶较平扫时明显降低。

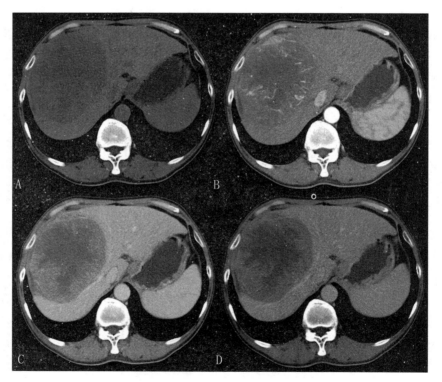

图8-4　大肝癌的增强CT检查

注：左上图：大肝癌的增强CT平扫期；右上图：大肝癌的增强CT动脉期；左下图：大肝癌的增强CT门静脉期；右下图：大肝癌的增强CT延迟期。

近年来新的 CT 机器不断更新,CT 检查技术的不断改进,尤其是 CTA、CTAP 及血管造影时肝动脉内注入碘化油后间隔 2~3 周行 CT 平扫的 Lipiodol – CT(Lp – CT)等方法,对小肝癌特别是 1cm 左右的微小肝癌的检出率优于 CT 动态扫描。但上述多种方法中仍以 CT 平扫加增强列为常规,可疑病灶或微小肝癌选用 CTA 和 CTAP 为确诊的最有效方法。

3. 磁共振成像(MRI)检查(图 8 – 5)

(1)MRI 在肝癌诊断中的价值:MRI 具有很高的软组织分辨率,能根据病变和正常肝组织的信号差别检出病变,并根据不同病理组织所具有的信号特点进行定性诊断。因此,国内多数医院将 MRI 平扫作为肝脏 MRI 常规检查,MRI 增强仅用于那些临床或其他影像学技术怀疑而 MRI 平扫未能检出或需进一步定性的患者。现代高增强 MRI 和快速梯度回波序列的开发,采用钆的螯合物磁显葡胺(Gd – DTPA)动态增强 MRI 扫描,显著提高了肝癌的诊断水平,对小肝癌检出的敏感性与螺旋 CT 动态增强及 CTHA、CTAP 相近,而特异性稍优。MRI 动态增强可通过分析肿瘤的动脉和门静脉的供血情况,了解肝癌的分化程度,对肝硬化再生结节、间变结节、肝癌这一发展过程进行监测。对局灶性结节增生(FNH)、假瘤、肝细胞腺瘤、炎性肉芽肿等鉴别均有较大价值,因此,动态增强 MRI 应作为肝癌定性诊断的标准检查。目前一些新的对比剂已用于临床,其中超顺磁性氧化铁(SPIO)是网状内皮系统特异性对比剂,在体内主要由肝脏 Kuffer 细胞摄取,而肝癌缺乏 Kuffer 细胞,MRI 增强后产生鲜明的信号对比。SPIO 增强对小肝癌的检出敏感性接近 CTA,特异性高于 CTA;与其他 MRI 技术结合使用能进一步提高敏感性和特异性,可取代 CTA 和 CTAP 作为肝癌的术前检查。肝硬化结节和 FNH 含有 Kuffer 细胞,因此它诊断肝硬化结节和 FNH 并与肝癌鉴别有独特的优势。

(2)MRI 表现:原发性肝癌 MRI 的特性表现:①肿瘤的脂肪变性,T_1 弛豫时间短,T_1 加权图产生等或高信号,T_2 加权图示不均匀的高信号强度,病灶边缘不清楚,而肝癌伴纤维化者 T_1 弛豫时间长则产生低信号强度;②肿瘤包膜存在,T_1 加权图表现为肿瘤周围呈低信号强度环,T_2 加权图显示包膜不满意;③肿瘤侵犯血管,MRI 优点是不用注射造影剂即可显示门静脉肝静脉分支、血管的受压推移,癌栓时 T_1 加权图为中等信号强度,T_2 加权图呈高信号强度;④子结节在 T_2 加权图为较正常肝实质高的信号强度。

4. 放射性核素肝脏显像(图 8 – 6)　肝胆放射性核素显像是采用 γ 照相或单光子发射计算机断层仪(SPECT)。近年来为提高显像效果致力于寻找特异性高、亲和力强的放射性药物,如放射性核素标记的特异性强的抗肝癌的单克隆抗体或有关的肿瘤标志物的放射免疫显像诊断已始用于临床,可有效地增加放射活性的癌/肝比;^{99m}Tc – PMT(^{99m}Tc – 吡哆醛五甲基色氨酸)为一理想的肝胆显像剂,肝胆通过时间短,肝癌、肝腺瘤内无胆管系统供胆汁排泄并与 PMT 有一定亲和力,故可在肝癌、肝腺瘤内浓聚停留较长时间,在延迟显像(2~5 小时)时肝癌和肝腺瘤组织中的 ^{99m}Tc – PMT 仍滞留,而周围肝实质细胞中已排空,使癌或腺瘤内的放射性远高于正常肝组织而出现“热区”。故临床应用于肝癌的定性定位诊断;如用于 AFP 阴性肝癌的定性诊断、鉴别原发性和继发性肝癌、肝外转移灶的诊断和肝腺瘤的诊断。由于肝细胞癌阳性率仅 60% 左右，且受仪器分辨力影响，2cm 以内的病变尚难显示，故临床应用尚不够理想。

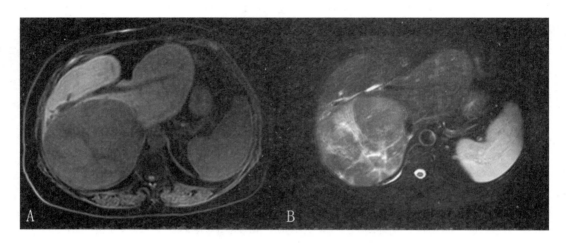

图 8 - 5　增强磁共振下的肝癌图像

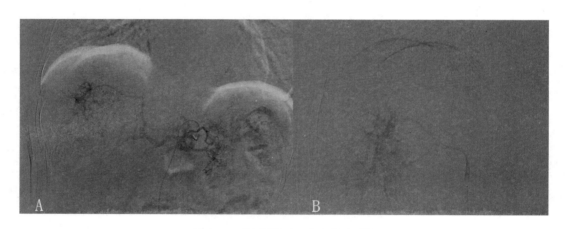

图 8 - 6　肝癌的经肝动脉造影图像

5. 原发性肝血管造影　非损伤性方法如超声、CT、MRI 已能发现很多小肝癌。但血管造影在肝癌的诊断中仍占一定地位，对 2cm 以下的小肝癌造影术往往能更精确迅速地做出诊断。目前国内外仍沿用 Seleinger 经皮穿刺股动脉插管法行肝血管造影，以扭曲型导管超选择成功率最高，为了诊断肝癌，了解肝动脉走向和解剖关系，导管插入肝总动脉或肝固有动脉即可达到目的，如疑血管变异可加选择性肠系膜上动脉造影。如目的在于栓塞治疗，导管应尽可能深入超选择达接近肿瘤的供血动脉，减少对非肿瘤区血供影响。

肝癌的血管造影表现如下。

（1）肿瘤血管和肿瘤染色，是小肝癌的特征性表现，动脉期显示肿瘤血管增生紊乱，毛细血管期示肿瘤染色，小肝癌有时仅呈现肿瘤染色而无血管增生。治疗后肿瘤血管减少或消失和肿瘤染色变化是判断治疗反应的重要指标。

（2）较大肿瘤可显示以下恶性特征如动脉位置拉直、扭曲和移位；肿瘤湖，动脉期造影剂积聚在肿瘤内排空延迟；肿瘤包绕动脉征，肿瘤生长浸润使被包绕的动脉受压不规则或僵直；动静脉瘘，即动脉期显示门静脉影；门静脉癌栓形成，静脉期见到门静脉内有与其平行走向的条索状"绒纹征"提示门静脉已受肿瘤侵犯，有动静脉瘘同时存在时此征可见于动脉期。血管造影对肝癌检测力取决于病灶新生血管多少，多血管型肝癌即使2cm以下或更小亦易显示。近年来发展有数字减影血管造影（DSA），即利用电子计算机把图像的视频信号转换成数字信号，再将相减后的数据信号放大转移成视频信号，重建模拟图像输出，显示背景清晰，对比度增强的造影图像。肝血管造影检查意义不仅在诊断，鉴别诊断，在术前或治疗前要用于估计病变范围，特别是了解肝内播散的子结节情况；血管解剖变异和重要血管的解剖关系及门静脉浸润可提供正确客观的信息。对手术切除可能性和彻底性及决定合理的治疗方案有重要价值。血管造影检查不列入常规检查项目，仅在上述非创伤性检查不能满意时方考虑应用。此外血管造影不仅起诊断作用，有些不宜手术的患者可在造影时立即进行化疗栓塞或导入抗癌药物或其他生物免疫制剂等。

6. X线检查　肝右叶的肝癌可发现右膈肌抬高，运动受限或局部隆起。肝左叶或右肝下部巨大肝癌在胃肠钡餐检查时可见胃或结肠肝曲被推压现象。此外，还可显示有无食管静脉曲张和肺、骨转移等情况。

（三）临床诊断

中国抗癌协会肝癌专业委员会关于修订"原发性肝癌的临床诊断与分期标准"的说明：原发性肝癌的临床诊断与分期标准，在我国最早由1977年的全国肝癌防治研究协作会议拟定。20余年来在全国各地广泛使用，对我国的肝癌防治研究工作起到了一定的促进作用。但随着科技进步、经验的积累，亦发现其中的许多不足之处，虽曾有几次局部修改，但缺乏更广泛的论证。期间国际抗癌联盟（UICC）亦曾发布原发性肝癌的TNM分期标准。在日本、欧美等国亦有各自的肝癌分期标准。中国抗癌协会肝癌专业委员会考虑到UICC的标准需在取得病理检查后方能做出判断，而我国肝癌病例能做手术切除或病理检查的不多，参照世界各国结合肝功能情况一并考虑的临床分期方案，拟定了适合我国国情的临床诊断和分期标准。1999年在成都召开的全国肝癌学术会议上提出后曾引起了广泛的讨论。近两年来征求了各方意见。在此基础上，2001年9月在广州召开的第八届全国肝癌学术会议上正式通过了"原发性肝癌的临床诊断与分期标准"。现介绍如下。

诊断标准：

1. AFP≥400μg/L，能排除妊娠、生殖系胚胎源性肿瘤、活动性肝病及转移性肝癌，并能触及肿大、坚硬及有大结节状肿块的肝脏或影像学检查有肝癌特征的占位性病变者。

2. AFP<400μg/L，能排除妊娠、生殖系胚胎源性肿瘤、活动性肝病及转移性肝癌，并有两种影像学检查有肝癌特征的占位性病变或有两种肝癌标志物（DCP、GGTⅡ、AFU及CA19-9等）阳性及一种影像学检查有肝癌特征的占位性病变者。

3. 有肝癌的临床表现并有肯定的肝外转移病灶（包括肉眼可见的血性腹水或在其中发现癌细胞）并能排除转移性肝癌者。

（四）病理诊断

1. 肝组织学检查证实为原发性肝癌者。

2. 肝外组织的组织学检查证实为肝细胞癌。

（五）原发性肝癌的分期标准

中国抗癌协会肝癌专业委员会2001年9月在广州召开的第八届全国肝癌学术会议上正式通过了"原发性肝癌的分期标准"，如下。

Ⅰa：单个肿瘤最大直径≤3cm，无癌栓、腹腔淋巴结及远处转移；肝功能分级Child A。

Ⅰb：单个或两个肿瘤最大直径之和≤5cm，在半肝，无癌栓、腹腔淋巴结及远处转移；肝功能分级 Child A。

Ⅱa：单个或两个肿瘤最大直径之和≤10cm，在半肝或两个肿瘤最大直径之和≤5cm，在左、右两半肝，无癌栓、腹腔淋巴结及远处转移；肝功能分级 Child A。

Ⅱb：单个或两个肿瘤最大直径之和>10cm，在半肝或两个肿瘤最大直径之和>5cm，在左、右两半肝，或多个肿瘤无癌栓、腹腔淋巴结及远处转移；肝功能分级 Child A。肿瘤情况不论，有门静脉分支、肝静脉或胆管癌栓和（或）肝功能分级 Child B。

Ⅲa：肿瘤情况不论，有门静脉主干或下腔静脉癌栓、腹腔淋巴结或远处转移之一；肝功能分级 Child A 或 B。

Ⅲb：肿瘤情况不论，癌栓、转移情况不论；肝功能分级 Child C。

第三节 肝脏肿瘤的鉴别诊断

一、肝癌与肝局灶性病变的鉴别

1. 肝局灶性结节性增生（FNH） 这种肝脏损害易与肝脏其他肿瘤相混淆而诊断为肝腺瘤、肝错构瘤、局灶性肝硬化等。目前认为是一种有别于其他良性肿瘤的肝脏损害，但是否属于真性肿瘤尚不肯定，有认为 FNH 属非肿瘤性质。病理表现为孤立性结节，病灶边界清晰，但无包膜，呈棕灰色或灰黄色，比周围的正常肝组织淡。一般为单个病灶，也可为多个。直径 1 ～ 5cm，最大为 8cm。周围正常的肝组织可受压迫而萎缩，以至形成纤维被膜，分界明显，肿物内部有纤维间隔而呈分叶状。镜下表现甚似非活动性肝硬化，有肝细胞损害，退行性变，再生及纤维化，可以行脂肪性变。在大量的纤维组织内可发现扩张的血管，胆管也常可见到，但其内径远较动脉为小，胆管内可有胆栓形成。纤维间隔有轻度炎细胞浸润，以淋巴细胞为主。与肝硬化不同之点为结节以外的肝组织完全正常，肝管中也无胆栓。由于退行性变与增生同时存在，并有炎性改变，可与错构瘤鉴别。

2. 肝再生结节　见于巨结节硬化的肝脏，结节表现为正常肝实质的小岛，其内含胆管和库普弗细胞，且为硬化肝脏的粗糙纤维隔所分隔，其血供源于肝动脉和肝静脉。再生结节或腺瘤状增生性结节，其含铁成分增加，使之与周围肝组织形成独具特点，可进展为肝癌的病灶。再生结节血管造影表现为与周围肝脏有类似的血管造影表现，如结节长大，可推移或拉直周围血管，供养血管不扩大，肿瘤内血管可扭曲，门静脉系统不受累。门静脉和肝静脉持续开放是一重要特征，此特点可与肝癌区别。经皮肝穿刺或剖腹活检方可确诊本病。

FNH 可发生于男女两性各年龄组。女性多于男性，约为 2：1。约 3/4 病例无症状，也可表现为腹部肿块或自发性破裂大出血。少数病变位于肝门部者其可并发门静脉高压症、食管静脉曲张出血。值得重视的是这种病变在手术时易误认为肝癌，必须通过病理检查才能确诊，小的 FNH 病灶仍以手术切除为宜。

3. 肝错构瘤　本病多见于幼年儿童，亦可见于青年。错构瘤可发生于肝脏任何部位。肿瘤表面凹凸不平呈结节性，结节大小不一，有的肉眼不能看到，有的直径可达 10cm。瘤体可以单发，也可多发。多位于肝脏表面浆膜下，切面呈灰棕色，无明显被膜。镜下可见肿瘤为肝细胞、胆管、血管的堆积物，肝小叶结构已不复存在，并有广泛的纤维化及黏液结缔组织和纤维胶原成分。由于间质呈囊性变，形成肉眼可见的囊肿，并使某些区域形似淋巴管瘤。错构瘤常终生无症状，故很难估计其发病率。临床上发现男性略多于女性，个别病例为尸检偶尔发现。临床表现为上腹部无痛性肿块，随呼吸活动，也可压迫邻近器官而出现相应的症状。少数患者可有腹痛或生长发育不良。超声及 CT 检查示肝脏多房性或囊性占位性病变。如肿瘤迅速增大，很可能是囊肿形成，并有多量积液之故。确诊须依赖剖腹探查与病理检查。

4. 肝脂肪瘤　比较少见，各类脂肪瘤的临床表现大致相同。以成年女性多见。临床上多无症状，或有轻度右上腹不适。肝内病灶大多数为单发，极少数为多发。B 超及 CT 检查均有特征性表现，B 超显示极强回声，而 CT 则为极低密度，达 95Hu 至水样密度，与不含脂肪的肝内小占位性病变如小肝癌、肝血管瘤、肝结核瘤、肝炎性假瘤等有显著差别。含脂肪少的脂肪瘤有时须与含脂肪较多的肝细胞癌鉴别。两者临床表现不同，肝细胞癌 AFP 可为阳性，B 超引导下肝穿刺活组织病理检查有助于鉴别诊断。选择性肝动脉造影在肝癌组织中显示有动脉血包绕肿块染色，这些有助于动脉供血较少的肿瘤的鉴别。

5. 肝畸胎瘤　极为少见，绝大部分患者是婴幼儿，可影响儿童发育，临床表现为肿块，可生长巨大，但对正常肝组织无侵犯。和其他部位的畸胎瘤一样，畸胎瘤含多种组织，源于胚胎期残留组织，在胎儿期、出生时、童年或青春期发病。一般无自觉症状，腹部肿块常常是唯一发现，瘤内含有各个胚叶的组织成分，包括毛发、脑组织、牙齿、肌肉、骨和软骨等，这些组织排列紊乱且不成比例。分化成熟者为良性，分化不良者可转变为恶性。X 线片和 CT 常见钙化、牙齿和骨骼结构，有助于与其他肝肿块鉴别。

6. 肝脏炎性假瘤　较少见。肝脏炎性假瘤在 CT 图像上与肝癌、海绵状血管瘤需要鉴别。其共同点为增强扫描时均为低密度占位病变，但在动态扫描上可有明显的不同。另外本病患者一般情况较好，AFP 及 HBsAg 阴性，无肝硬化病史及相应临床表现，可协助鉴别。

7. 肝结核瘤　肝脏可以发生大结节状结核瘤，有的颇似梅毒性树胶肿，须以组织染色及寻找结核菌作鉴别。此种结核瘤中心常为干酪样变性，有的可形似结核脓肿。肝结核在进展期中可有发热、盗汗、消瘦等结核中毒症状，肝区常有疼痛，可为隐痛或刺痛。少数病例可出现黄疸。肝结核诊断比较困难。凡结核病患者有肝大、肝区疼痛及压痛等，应排除肝结核的可能性。确诊主要依靠肝脏活组织检查。

8. 肝内肉芽肿　又称为肝内结节病，国内少见。本病 100% 侵及淋巴结，50% ~ 60% 侵及肝脏和脾脏。病因不明确，可能为迟发变态反应。本病男女比例相近，多见于 20 ~ 40 岁。多数患者早期无症状，或仅有轻微乏力、盗汗、低热、食欲减退等。约半数患者肝脏可有轻、中度肿大。肝大患者约有半数有脾结节病，脾大，可发展至门静脉高压症。确诊主要依靠组织活检。最易取的组织是周围淋巴结，也可做肝穿刺活检肯定诊断，并与肝炎和门脉性肝硬化从组织学上加以鉴别。

二、肝癌与其他肝脏疾病的鉴别

1. 肝脏转移癌　又称继发性肝癌，由全身各脏器肿瘤转移至肝脏形成，有时与原发性肝细胞癌不易区别，早期诊断较为困难。继发性肝癌转移至肝脏的数目、大小及部位极不一致，少至 1 ~ 2 个微小结节，多至整个肝脏内包含无数个结节。继发性肝癌的组织可位于肝中央，也可位于肝表面，结节中央可呈坏死和出血，数个结节也可融合成一个大肿块。位于肝表面的继发性肝癌结节常导致肝周围炎、腹腔内出血、化脓性腹膜炎、肿瘤性腹膜炎等。继发性肝癌很少伴有肝硬化，此与原发性肝癌决然不同。由于继发性肝癌不合并肝硬化，因此与原发性肝癌比较，其临床表现程度略逊，发展缓慢，并发症较少。一旦有临床表现，转移灶常已较大或较多。绝大多数继发性肝癌患者（约 90%）AFP < 25μg/L，少数来自消化道及卵巢等的肝转移癌可测得低或高浓度的 AFP。另外，仔细分析临床资料和进行超声检查、CT 扫描及选择性肝血管造影可协助诊断。有临床表现者，可根据以下各点做出诊断：①常有原发癌史，以消化道癌最常见；②病情发展相对较慢，常无肝病背景，肝痛不甚明显；③无明显其他肝功能异常而出现酶学变化；④

体检时触及癌结节较硬而肝脏质地较软；⑤影像检查见肝实质内常为多个、散在、大小相仿的占位病变；⑥腹腔镜或肝穿刺证实。原发性肝癌则病情进展较快，绝大多数患者（60% ~80%）有肝硬化背景，HBV 5 项指标常有一项或几项呈阳性，AFP >25μg/L。

转移性肝癌增强 CT 检查图像如图 8 - 7 所示。

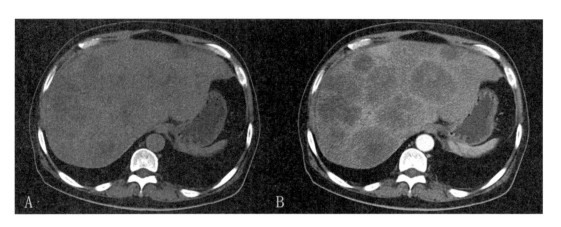

图 8 - 7　转移性肝癌增强 CT 检查

2. 肝梅毒树胶样肿　病变结节比肝瘤更硬，以右叶多见，易与肝癌结节混淆。但本病发展缓慢，起病隐匿，疼痛不明显，常有性病和冶游史，康华氏反应阳性，肝肿块多单个而小，严重者呈分叶肝，边缘厚、切迹深，黄疸和腹水多为暂时性的。肝脏活组织检查有典型的肉芽肿，伴有围绕动脉的树胶样肿中心坏死和动脉内膜炎。抗梅毒治疗后临床表现消失和肝脏缩小，可提示本病。

3. 肝血管瘤　可为海绵状或硬化性，其中海绵状血管瘤为肝脏良性瘤中最常见的，在临床实践中常与肝癌混淆。肝脏海绵状血管瘤较其他脏器的血管瘤为多见。肿瘤多为单发病灶，但多发灶者并非少见。病灶可发生在任何部位，左右两叶的发生率有明显差别。肿瘤的大小不一，小者需在显微镜下确定，大者可占据腹腔及盆腔。这种肿瘤可发生于任何年龄，以老年多见，女性多于男性。本病临床表现不明显，常随肿瘤大小、累及部位、生长速度及损伤肝脏程度而有所不同。目前主要的鉴别诊断方法有 CT、B 超、MRI 及核素显像检查等，但对血管的判断核素检查具有明显的优势，血池扫描与肝动脉造影更有助于诊断。肝血管瘤尤其要与直径≤3cm 的小肝癌鉴别。小肝癌 B 超常显示低回声，肝血管瘤的彩色多普勒血流显像（CDFI）更具有血流动力学诊断意义，小肝癌终究会发展，肿瘤将增大，而肝血管瘤常历时数年不变。因此，动态观察肿瘤大小变化有助于两者鉴别。

肝血管瘤的 CT 及 MR 下图像如图 8 - 8 所示。

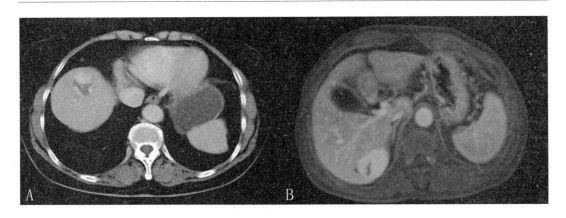

图 8 - 8　肝血管瘤的 CT 及 MR 检查

注：左图：肝血管瘤的 CT 下图像；右图：肝血管瘤的 MR 下图像。

4. 肝囊肿　有先天性和后天性两大类。后天性肝囊肿又分为寄生虫性和非寄生虫性两种。小而孤立的先天性肝囊肿临床上并非少见，大的囊肿可有多个分隔。多数小的肝囊肿皆在体检时意外发现，其临床表现与囊肿的大小有关，当囊肿压迫邻近器官如胃、十二指肠和结肠时，出现餐后饱胀、食欲减退、嗳气、恶心、呕吐、胃前区或右上腹部钝痛等症状。体检时常可触到肿大的肝脏或富于弹性的圆形块状物。临床上须与肝包虫病、转移性肝癌、肝硬化、胆囊积水、肝血管瘤、胰腺或卵巢囊肿及多囊肾等鉴别。

　　肝囊肿的 CT 及 MR 下图像如图 8 - 9 所示。

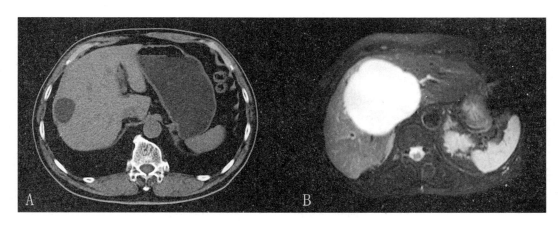

图 8 - 9　肝囊肿的 CT 及 MR 检查

注：左图：肝囊肿的 CT 下图像；右图：肝囊肿的 MR 下图像。

　　下列几点有助于诊断：①病程长，肝大进展缓慢，一般情况良好；②常无肝病背景；③除局部压迫感外，多无肝功能减退和其他症状；④AFP 和酶谱检查均正常；⑤超声提示液性暗区，囊壁薄，约半数患者伴多囊肾；⑥CT 显示不强化的液体密度病灶伴边缘锐利的薄壁。

5. 肝包虫病　此病多见于我国西北地区。患者往往有牧区生活史和羊、犬接触史，病程一般较长。其中细粒棘球蚴引起的包虫囊肿比较多见，肿块呈球形，有囊性感，表面光滑整齐无压痛，有时可能触及震颤感觉。无黄疸，很少出现腹水。超声检查表现为边界清楚无回声包块，难与单纯肝囊肿区分开，病灶内有大小不等的光环，提示囊肿内存在子囊、孙囊，有时可以看见漂浮的膜或囊泡。由于有小的钙化，可出现斑点影和内部回声，有时可见到内部回声区无声影或分层，提示有重复感染。囊肿可以是多发，呈水平或垂直或斜行方向排列。X 线检查囊肿壁可钙化，周围血嗜酸粒细胞计数可增高，Casoni 皮肤试验及补体结合试验阳性，均有助于诊断。但在泡状棘球蚴引起的肝包虫病有时与 AFP 阴性肝癌不易区别。由于这种包虫病的肿块呈实质性，浸润性生长，甚至在直视下难鉴别，唯依靠病理检查来确诊。若能注意早期出现胆道梗阻症状和 Camni 试验阳性有助鉴别。

6. 肝腺瘤　是一种多见于育龄期妇女的良性肿瘤。20～39 岁多见，常有服用避孕药史，而无肝病史。无特殊临床表现，但可触及肝区肿块、AFP 多阴性，各种定位显像均难与肝癌区别。^{99}Tm – PMT 强阳性显像有较特异诊断价值，因为肝腺瘤细胞接近正常的肝细胞，能摄取 PMT，但无正常排出通道，放延迟相时呈强阳性显像，其程度大于分化好的肝细胞癌。确诊仍依靠病理检查。

7. 慢性疟疾　近年来临床比较少见，慢性疟疾患者可有肝大及压痛，隔日及不规则发热，可有消瘦。鉴于热型特殊，既往有疟疾病史，血片中可找到疟原虫等可以肯定疟疾的诊断。

8. 肝脏脂肪瘤　好发生于任何年龄，但以成年女性多见。临床上多无症状或仅有轻微右上腹不适，无肝病史，AFP 阴性，HBsAg(–)。病灶多为单个，少数有多个病灶或肝左右两叶均有。大多直径 <5cm，个别患者可达 36cm。

三、肝癌与 AFP 阳性疾病的鉴别

1. 早期肝癌与慢性肝炎、结节性肝硬化的鉴别　由于肝炎、肝硬化有一定程度的肝细胞再生，在肝细胞发育的某阶段可以具有合成 AFP 的潜力，所以部分患者可出现 AFP 阳性。但慢性乙型肝炎 HBV 标志物常为阳性，肝功能往往表现损害，特别是血清转氨酶常有波动。该型伴有 AFP 升高者占 19.9%～34.4%，多数为低滴度增高，升高的幅度大多在 200μg/L 以下。AFP 升高常伴有 ALT 升高，并随 ALT 下降而下降。此种现象多见于活动期的肝炎或肝硬化。AFP 与 ALT 定量动态曲线呈同步关系，随病情稳定降至正常。如 AFP 持续阳性或 >500μg/L 且随时间延长而逐渐增高，AFP 与 ALT 动态曲线呈分离状态；AFP 阴性肝癌时癌酶谱持续异常等均有利于肝癌诊断。若能将 AFP 与其异质体检测对比，结合 B 超肝内有无占位性病变，均对诊断有帮助。

由于原发性肝癌大多合并肝硬化，故肝癌与肝硬化的鉴别常有困难。特别在弥漫型或结节型小肝癌合并肝硬化时，相互鉴别更难。我国的原发性肝癌多在肝硬化基础上发

生，两者鉴别尤为重要。第三军医大学西南医院在以往经验总结的基础上提出以下观点：①非癌性肝病 AFP 阳性率达 23% 左右，大多数在 200μg/L 以下；肝癌 AFP 阳性大致在 70% 左右，多数在 200μg/L 以上。但不能根据一次 AFP 浓度否定或诊断肝癌，须结合影像与 AFP 动态观察；②急性肝炎的病程中伴有 ALT 升高，而肝癌 ALT 多属正常或轻度增高；③慢性肝炎、肝硬化少数病例可出现 AFP 升高，而 ALT 显示正常或轻度增高。此时为与早期肝癌鉴别，要求对 AFP 进行动态观察，最好每两周至一个月复查一次。AFP 是原发性肝癌的相关抗原，有着特异而肯定的临床意义。但对 AFP 浓度较低和阴性的肝癌，不利于早期发现，且 AFP 检测肝硬化也有 47% 的阳性率，在肝硬化和肝癌鉴别方面仍显不足。因此需要同时进行 B 型超声、CT、血管造影等检查，观察肝内有无结节，肝内管道结构有无受压、移位、中断现象，门静脉和肝静脉内有无癌栓等。慢性肝病 AFP 除个别病例外，多在 3 个月左右显示出下降趋势，而肝癌 AFP 呈持续高峰或逐渐上升。但在良性肝病活动期尽可能少用 CT 增强或肝动脉造影，以免加重肝功能紊乱。

近年来发现 CA19-9 在肝癌的诊断中也有较高的价值。肝硬化患者 CA19-9 升高，推测与肝细胞损伤后再生有关。病毒感染细胞后，可以使细胞发生转化，细胞膜上大分子糖肽含量升高。细胞在进行分裂时也有糖蛋白的增长。一般认为肝细胞恶变可能发生在肝细胞再生的过程中，即通过肝组织破坏-增生-间变而致癌变。肝硬化时肝组织增生越明显，合并原发性肝癌的机会越多，故肝硬化、原发性肝癌患者血清 CA19-9 浓度较正常人逐步递增。CA19-9 在肝硬化和原发性肝癌的鉴别诊断中有重要意义。特别在 AFP 阴性的原发性肝癌的鉴别诊断中具有特殊价值。

2. 肝癌术后并发肝炎　小肝癌（直径 <5cm）术后并发肝炎可表现 AFP 再度升高须与肝癌复发鉴别。

（1）根据 AFP 与 ALT 的绝对值及其相互关系做出鉴别：肝癌术后 AFP 再次持续升高（500μg/L 以上者），虽 ALT 稍高，仍以肝癌为可能；ALT 数倍于正常值伴 AFP 低浓度上升，则以肝炎可能为大。AFP 与 ALT 动态曲线相随者多为肝炎，曲线分离（AFP 上升而 ALT 下降）则为肝癌。

（2）通过 AFP 异质体做出鉴别：肝癌术后复发与术后合并肝炎均可能检出 AFP，但其糖链结构不同，在与植物凝集素反应时有不同的亲和性，其中扁豆凝集素（LCA）较有效。

（3）使用不同的 AFP 单克隆抗体也有助鉴别：有医院曾对 1 例肝癌术后两次 AFP/ALT 有明显波动的患者随访 17 年，最后诊断为肝癌术后两次合并黄疸型乙型肝炎。此例属肝癌患者非癌性原因 AFP 升高，应与癌复发鉴别。

3. 胚胎癌　胚胎癌如睾丸、卵巢、骶尾部及后腹膜恶性畸胎瘤、混合性生殖细胞瘤、精原细胞瘤或混合型绒癌等均可致 AFP 明显升高，其中，以卵黄囊瘤含量最高。常规泌尿生殖系统的检查即可确诊。AFP 动态变化可作为随访治疗效果的指标。

4. 胃癌及其他肿瘤　消化道癌伴 AFP 升高，以胃癌伴肝转移者为多见。近年来，食管癌引致 AFP 升高者也有少数病例报道。其他肿瘤如胰腺癌、胆囊癌、肺癌，非内胚层肿瘤如肾癌、乳腺癌等均可产生 AFP。胃癌中伴 AFP 升高者占 1.3%～15%。产 AFP 的胃癌被认为是一种特殊类型的胃癌，组织学上属髓样癌。大体病理观察病变多为胃窦部，切面呈结节和巨块状，常伴中央坏死。此种类型多见于进展期胃癌，绝大多数发现时已累及浆膜，有周围淋巴结转移和腹膜扩散。原发性胃癌产生 AFP，可能是由于胚胎过程中被抑制的基因在细胞癌变时被激活，其产生 AFP 的潜在能力得到充分表达。此外，由于患者肝组织 AFP 染色阴性，说明其血清中 AFP 升高并非来自肝转移灶周围的再生肝细胞。产 AFP 的胃癌多见于老年男性，患者血清中 AFP 增高的程度不一，可稍高于正常，也可显著增高，甚至可高达 1638 400μg/L。临床诊断时应排除同时存在的可引起 AFP 增高的其他疾病如良性活动性肝病、生殖腺肿瘤或肝细胞癌。尚有少数消化道癌由于原发灶较小，一般胃肠检查难以发现，则 AFP 持续阳性达肝癌诊断标准时，均可造成肝癌误诊和鉴别困难。这种情况多赖于剖腹探查证实。

5. 遗传性持续 AFP 增高　遗传性持续 AFP 增高比较少见，近年来陆续有报道。遗传性持续 AFP 增高的机制，可能是存在某种遗传性物质调控 AFP 基因，从而使 AFP 基因在低水平表达，通常为低浓度增高，其真正发病机制有待进一步探讨。对于 AFP 持续增高，临床与实验室、B 超、CT 等检查不能确诊为肝癌、良性肝病及其他恶性肿瘤者，需作家系调查，除外遗传性持续 AFP 增高的可能性。

四、肝癌与肝脏邻近脏器肿瘤的鉴别

1. 结肠癌　特别是结肠肝曲的肿瘤与右叶脏面肝癌易混淆。本病多有黏液血便或腹泻史。长期慢性失血可表现贫血，也可以便血为首发症状。另外当肿瘤长至相当体积或浸润肠壁或继发炎症时，由于肠管狭窄，可出现肠鸣、腹痛、腹胀、便秘、排便困难及粪便中的黏液增加等表现。为了减少误诊，提高早期诊断的准确率，医务人员除详细询问病史外，必须有步骤地进行必要的检查如大便隐血试验、血红蛋白检查、CEA 及钡灌肠造影和纤维结肠镜检查等。

2. 胆囊癌　特别是直接浸润肝脏时，易与肝癌混淆。病初主要表现中上腹及右上腹疼痛不适、消化不良、食欲减退、乏力、发热和体重减轻等。由于绝大多数患者伴有胆囊结石，故临床发生的疼痛与结石性胆囊炎较为相似，后期则变为持续性钝痛。黄疸往往是晚期症状，并伴有恶病质表现。当胆囊管阻塞或肿瘤转移至肝脏或邻近器官时，可在右上腹扪及坚硬肿块，需与肝癌相鉴别。B 超检查可发现胆囊内实性光团，无声影或囊壁有增厚和弥漫性不规则低回声区；有时可发现肝脏转移病灶。胆囊造影偶尔可发现胆囊癌存在，囊内有不规则的充盈缺损阴影，但准确性不如 B 超检查。CT 检查也可辅助诊断。另外，十二指肠引流液脱落细胞学检查、腹腔镜、PTC、ERCP 等检查，对胆囊癌诊断也有重要价值。

3. 右肾肿瘤　右侧肾脏肿瘤或右侧肾盂积水有时可误诊为肝癌。肾脏恶性肿瘤临床表现变化多端，最为常见的症状为间歇性、无痛性血尿，可为肉眼血尿和（或）镜下血尿，另外，腰部持续性钝痛也是肾脏恶性肿瘤的表现之一。肿瘤侵及神经或腰椎时致严重疼痛。右肾肿瘤患者腰部及右上腹部可扪及肿大的包块，易误诊为原发性肝癌。尿常规、B超、CT、MRI检查、腹部平片、肾盂造影、放射性核素扫描对肾肿瘤的诊断有一定帮助。

4. **胰头癌** 可压迫胆道致使胆囊扩张和发生黄疸，肿块位于右上腹，难与原发性肝癌鉴别。上腹隐痛不适、食欲减退、消瘦是胰腺癌的常见症状，梗阻性黄疸则是胰头癌的突出表现。如肿瘤部位靠近壶腹周围，黄疸出现较早，呈持续进行性加深，大便色泽淡，甚至呈白陶土色，常伴皮肤瘙痒。胰头癌致胆囊肿大时，可在右上腹清楚扪及肿大胆囊。超声显像为胰腺癌首选检查项目，发现2cm以上的胰腺肿瘤，以及主胰管扩张、肝内外胆管扩张、胆囊肿大及肝内转移灶等。CT检查可发现胰腺局灶性肿大，胰腺轮廓不规则，病变区密度不均匀等。另外，ERCP、PTC、选择性动脉造影等对胰腺癌的诊断均有一定的帮助。B超及CT引导下胰腺穿刺细胞学检查，阳性率高，有助诊断。

五、以发热为主要表现的肝癌的鉴别

炎症型肝癌常以发热为主要临床表现，应与下列疾病鉴别。

1. **膈下脓肿** 本病多继发于腹腔脏器化脓性炎症及穿孔导致的腹膜炎，也可继发于腹腔某些感染性手术之后。肝胆系统的化脓性感染，胃及十二指肠溃疡穿孔及阑尾炎穿孔是引起膈下脓肿最常见的原因。下消化道感染及妇科感染性疾病导致的膈下脓肿也不少见。本病常在原发病手术后的恢复过程中突然发病，出现感染的症状，患者发冷发热显著。右肝上的脓肿可使右侧横膈上升变形，运动受限，右侧胸腔积液，右肺下叶浸润或不张，患者可有咳嗽、胸痛的症状。甚大的膈下脓肿可使肝脏下垂误诊为肝大，犹如肝癌。脓肿的疼痛程度不一，一般在侵犯到腹膜或腹壁后疼痛明显。脓肿相应部位的皮肤可有局限性水肿和压痛。B超及肝脏核素扫描可证实脓肿不在肝内，腹穿抽出脓液可明确诊断。

2. **肝脓肿** 病因可分为细菌性和阿米巴性，后者较常见。病程多较长，发热及疼痛为最常见症状。体温多数为中等度热，少数有发冷感，可为持续性，也可有间歇性。多为右上腹部疼痛，也可位于右季肋部或右下腰部疼痛。肝大且有触压痛。脓肿部位表浅者，可见局部腹壁隆起而有波动感，腹壁皮肤组织水肿。脓肿影响到胆道系统时，可出现黄疸。久病者常有消瘦，贫血甚至恶病质。B超检查时脓肿早期呈不均匀的低回声，液化后为无回声液性暗区，脓腔内的坏死组织呈杂乱、强弱不等的回声。CT平扫早期脓肿密度不均匀，完全液化后密度均匀一致，但固体物质聚集常沉积在脓腔最低部分，而空气则上升至最高部分。静脉注射造影剂使周围肝组织增强有助于更精确地显示肝脓肿特点，即脓腔内的密度不增高，而脓腔周围可能有密度高的增强环。反之，在肝肿瘤液化坏死、囊性腺瘤和腺癌、血肿等，则空腔周围的肝组织密度均较低可资鉴别。鉴别诊断存在困难时，在超声引导下肝穿刺获得巧克力色脓液即可诊断。脓液中有时可找到阿米巴滋养体。

第九章　肝脏肿瘤的预防及预后

第一节　肝脏肿瘤的预防

采取积极的预防措施，是降低肝癌发生率和死亡率的最有效的方法。癌症的预防，从广义上可以分为三级。一级预防是指病因学预防，即阻断引起癌症发生的各种病因因素，有如接种牛痘疫苗预防天花等一样，从根本上预防癌症的发生。二级预防是指通过有效的诊查手段，使癌症得以早期发现、早期诊断、早期治疗，提高治愈率、降低死亡率。三级预防是指对癌症患者进行积极的治疗，防止癌症导致患者死亡或伤残。

一、肝癌的一级预防

肝癌的病因虽然至今尚未完全阐明，但肝炎病毒感染、误食黄曲霉毒素、饮用不洁水源及微量元素硒的缺乏等，已被认为是主要的病因因素。因而肝癌的一级预防就必须针对这些因素开展工作。

1. 预防肝炎　肝癌的病因学研究结果表明，乙型肝炎病毒（HBV）和丙型肝炎病毒（HCV）感染与肝癌发生密切相关，预防这两种肝炎的发生可以降低肝癌的发生率。

（1）预防乙型肝炎：流行病学和实验研究表明，HBV是肝癌发生的独立的相关因子，我国肝癌患者中约有95%有乙型肝炎病毒感染的血清学证据。接种乙肝疫苗是预防乙型肝炎感染的最根本措施。要达到广泛而有效的控制乙型肝炎，唯一可行的办法是自动免疫。在低流行国家，乙型肝炎感染很少发生在成人之前。随着乙型肝炎流行率的增高，早年感染递增。在高流行地区（主要在中国、东南亚和热带非洲），大多数发生在婴幼儿。因此，在乙型肝炎中、高流行区，如不进行大规模乙肝疫苗接种，则对降低乙肝总发病率没有多大作用。大规模接种乙肝疫苗从概念上讲可以分为两种：一种是暴露后接种，一般的说是对HBsAg阳性母亲进行接种；另一种是暴露前接种，即对婴儿和儿童进行普遍免疫。

目前虽然预防HBV所用的血源性疫苗及基因工程疫苗（重组疫苗）取得了较好的免疫效果，但由于HBV变异及宿主免疫耐受等因素，乙型肝炎疫苗接种可能失败，给预防带来困难。基因防治HBV感染虽还处于实验室阶段，却已显示出一些有希望的前景：据日本 Moriya 等人 1996 年的报道，他们用 HBx 基因的转基因小鼠模型试验了两对有意义链及反意义链寡核苷酸，结果发现仅仅是那条可覆盖 HBx 基因启动密码子的反意义链寡核苷酸能够抑制 HBx 基因在小鼠肝脏的表达。目前的最新研究结果显示，重组质粒 DNA 免疫疫苗不仅可以预防 HBV 感染，而且极有可能成为乙型肝炎患者的可用疫苗。

（2）预防丙型肝炎：在欧美与日本，HCV 与肝癌的关系较为密切。我国肝癌患者中约有 10% 有丙型肝炎病毒感染的证据。HCV 疫苗的研制困难重重，到目前为止，HCV 的体外培养分离尚未成功，HCV 病毒蛋白仍很难从培养和血清中分离获得。用传统的方法制备疫苗是不可能的，而且尚未找到 HCV 保护性抗体，少数有关 HCV 的中和抗体的报道，还需要进一步观察证实。HCV 感染者易转化为慢性，说明大多数 HCV 感染者缺乏足够的免疫力，不能解除体内的病毒，易成为持续性感染者。

2. 防止黄曲霉毒素摄食　世界范围内癌症死亡率调查结果表明，肝癌的发生与当地人摄食黄曲霉毒素（AF）呈正相关。黄曲霉菌及其毒素主要污染粮食作物，阻断 AF 的摄食主要通过防霉、去毒来实施。

（1）防霉：较去毒更为重要。由于黄曲霉菌的生长、繁殖、产毒需要一定的条件，主要是适宜的温度和湿度，特别是温度。一般粮食作物内水分保持在 10% 以下就可以有效地防霉，因而粮食作物在收割、存储过程中要保持通风、干燥，这是一种切实可行的防霉措施。同样，保持粮食作物的谷粒完整、不破损，可以有效地防止黄曲霉菌的侵染。改变主粮品种，也是一种有效的防霉手段。因为黄曲霉菌在不同的粮食品种中侵染的程度亦不相同，最易侵染的是玉米和花生。在肝癌高发的我国启东地区，通过广泛的宣传发动，防霉措施成为政府与当地人民的共同行为，变主粮玉米为大米，使居民误食黄曲霉毒素的可能性得到大幅度的下降。

（2）去毒：黄曲霉毒素很稳定，一般的烹调、光照或高温处理均不能完全破坏其毒性。化学去毒方法主要以氧化法及加碱法较为有效。氧化法主要是加入 Cl_2、ClO_2、H_2O_2、SO_2、SO_3、NO_2 或 5% NaOCl 等。

近年来的研究发现，黄曲霉毒素 B_1（AFB_1）主要作用于细胞内质网膜，分解膜脂蛋白，使核蛋白从膜上脱落，蛋白质合成受阻，导致细胞转化。故有人提出保护内质网膜，有可能阻断 AFB_1 的致癌性。

许多学者研究结果表明，AFB_1 与 HBV 有协同致肝癌作用。Hsieh 认为黄曲霉毒素是启动子和促进剂，因此在预防摄食 AFB_1 的同时，积极防治肝炎，是预防肝癌发生的重要措施。

20 世纪 80 年代初，广西肿瘤研究所病理室在国内率先开始了化学预防 AFB_1 诱发肝癌的研究。该研究室首先通过几个实验对一大批可食性植物进行筛选实验。经比较，绿茶对 AFB_1 致大鼠肝癌作用的抑制力在众多的被试物中脱颖而出。在动物实验研究证实了绿茶抑制 AFB_1 致肝癌作用的有效、安全及可靠性后，广西肿瘤研究所流行病学研究室于 20 世纪 80 年代末至 90 年代初在广西某肝癌高发现场进行了绿茶预防人类肝癌的流行病学研究。结果显示肝癌的发生率在绿茶组及对照组分别为 12 例/3474.5 人年和 29 例/2732.0 人年，2 组间差别显著（$P < 0.01$）。

关于绿茶的抑癌机制，中科院肿瘤所最近的研究结果提示可能不是间接通过对致癌物的解毒酶或代谢酶的影响，而是直接与经代谢活化了的终致癌物起反应（还原），使终致癌物失去亲电子能力，从而阻止致癌物－DNA 加成物的形成。

3. 改良饮水　肝癌的高发地江苏启东地区自 20 世纪 70 年代就开展了饮用水与肝癌关系的流行病学调查。结果表明：饮水污染愈重，肝癌的发病率愈高。研究发现，不洁的水中含有某些藻类毒素，这些毒素可能是致癌或促癌物质。

饮用浅井水虽然在某些地区研究表明可以降低肝癌发病率，如启东、南汇等地区，但崇明县调查结果表明：饮用室外浅井水的居民肝癌发病率最高。因而农村集镇或人口比较密集的居民点，提倡使用小型自来水，经沉淀、过滤，可以减少有机物质含量，有条件的家庭可使用净水器。

饮用水的保洁措施中，保护水源、防止工业和生活废水的污染是最根本的措施，把"呆"水疏通成活水亦很重要。国外已广泛使用活性炭，能去除部分或全部农药、重金属、三氯甲烷及其他有机物，但使用周期短。因此有人使用化工合成物（如树脂、塑料、泡沫等）去除有机物，有一定效果。最简单的办法是水沸腾后持续 2～3 分钟，可以除去部分三氯甲烷。

改良饮水就要保护水源，疏通河道，推广使用深井水与自来水。启东地区在党和当地政府的重视与领导下，采取多种渠道筹集资金，广挖深井，受益人口达 114 万余人，覆盖率为 97% 以上，饮水污染已得到根本控制。

4. 适量补硒

（1）硒预防肝癌的实验研究：肝癌高、低发区研究表明，低硒与肝癌有关。硒能抑制动物化学诱发性和转移性肝癌，其抗癌作用主要在肝癌的起始期和早期促发阶段。补硒可拮抗肝癌高发区环境中的致癌因素，对乙型肝炎和肝癌都有预防作用。

（2）补硒研究：Shamberger 等在美国 34 个城市的调查结果表明：谷物或血中硒含量与癌症发病率呈负相关，硒水平低的地区癌症发生率高。我国启东肝癌发病不同地区人群中血硒的检测结果表明，肝癌发病率与血硒水平呈负相关。

缺硒可能是肝癌发生、发展中的一个条件因子，应进一步研究缺硒与肝癌发生间的关系，特别是肝癌高危人群，如 HBsAg 携带者、甲胎蛋白低浓度持续阳性者和有肝癌家族史等人群体内的硒水平与肝癌的关系，硒的吸收、分布、代谢与其他向量元素之间的关系，确定人体硒的需要量和安全量等。硒的干预研究已经取得了重大进展，但需要进一步进行重复实验，确立最佳的方案，以便在大面积人群中推广应用。

5. 肝癌药物预防　预防肝癌的药物种类繁多，包括抗氧化剂、维生素类、中药等，有些尚处于实验和探索阶段。鉴于人类寿命长，干扰因素多，加之药物预防肝癌研究时间不长，因此药物预防肝癌还不可能得出全面的结论。抗氧化剂实验证明能防止肝癌的发生，但缺乏肝癌高危人群中干预实验的资料。维生素类药物是一种有希望的预防药物，但现有制剂长期、大量使用，不能避免其毒副反应，有待开发新制剂和寻找可靠、安全的联合预防方案。AFP低浓度持续阳性者是肝癌的高危人群，许多药物治疗如云芝多糖等获得了一定的效果。在肝癌的阻断研究中，有些中药和食用植物以低毒有效的特性已受到人们的关注。

二、肝癌的二级预防

肝癌的二级预防就是指"三早"，即早期发现、早期诊断、早期治疗，以降低肝癌患者的死亡率，提高生存率。

1. 自然人群普查　最初的工作是在自然人群中应用甲胎蛋白普查检测肝癌。在经过10年约300万人次的检测中约检出300例早期肝癌患者，并因此而开始了关于"亚临床肝癌"或"小肝癌"的研究。虽然大规模的自然人群普查可以发现早期肝癌患者，但耗费成本太高。鉴于财力、物力、消耗太大，因而大规模的自然人群普查不适宜推广应用，只能在局部的科研工作中开展。

2. 肝癌高危人群筛选　自然人群中筛检肝癌检出率约为1/7000，这种筛检耗费过多，而甲胎蛋白检查阴性的肝癌患者又必将漏检。因此，20世纪80年代中期以后逐步转向肝癌高危对象中应用甲胎蛋白与实时超声联合检测、筛检肝癌，基本解决了耗费与效益的矛盾，以及甲胎蛋白检查阴性病例被漏检的问题。所以，从"耗费与效益"来考虑，肝癌普查只能从其高危人群中进行。

确定肝癌高危人群应根据当地具体情况来决定：①根据当地引起肝癌的重要病因，如当前发达国家肝癌的主要病因是丙型肝炎与长期酗酒，因此有必要把接受输血和酗酒史列为高危对象；②肝癌高发地区，发病年龄较轻，男女发病率差距大，因此考虑高危人群应以年轻男性为主；③有些地区应列入肝癌家族史成员，如我国肝癌高发的江苏启东地区，肝癌患者有家族史者占41.59%。

国内研究表明，25~60岁的男性、乙型肝炎血清学标志阳性或有慢性肝炎史及肝癌高发家属成员，为肝癌的高危对象。在高危对象中肝癌的检出率约为1/200，与自然人群中筛检相比，效率提高了35倍，而甲胎蛋白与实时超声的联合应用，也使肝癌的漏检率降低到5%以下。

3. 普查方法与间隔

（1）普查方法：AFP和（或）B超替代了单一的AFP检查。汤钊猷等认为，尽管AFP并非十全十美，但仍被认为是普查小肝癌的最佳标志物。超声、CT和磁共振成像（MRI）等影像学技术的进展，使诊断1cm以下的小肝癌不再困难。新型造影剂进一步提高超声和MRI的敏感性。超声造影有助于评价肝癌的血管分布和血供情况，陈敏华等的研究显示，超声造影诊断伴肝硬化的2cm以下占位性病变的准确性为89.3%，略好于增强CT（88.4%）。随着超声检查在肝癌普查中的应用日趋广泛，而且诊断准确率亦逐年提高，再加上其他影像学（CT、MRI等）诊断的进展，普查发现的比例中AFP达到诊断标准（＞

300μg/L，连续 2 个月)的肝癌病例逐步减少，而 AFP 检查阴性(<20μg/L)的肝癌病例逐年增高，提示以超声为主的影像学检查在普查中的地位日趋重要。

（2）普查间隔：日本根据估算直径≤2cm 的小肝癌增大 1cm 平均约需要 3 个月，因而制订了 3~6 个月随访慢性肝病的间隔时间。杨秉辉等认为我国目前肝癌早期发现工作尚不完善，建议每年至少 2 次检查。一项研究揭示采用 B 超与 AFP，每隔 4~6 个月对肝癌高危人群进行筛查，是发现小肝癌的最佳方法。

4. 肝癌的早期治疗　肝癌的早期治疗已由单一的切除模式改变为切除、栓塞、导向、免疫、基因及肝移植等多种治疗模式。但目前手术切除仍是最常采用的治疗方法。对于肝癌患者，凡是没有手术反指征的，均应积极进行早期手术切除肿瘤，采取以手术为主的综合治疗方案，争取更多的治愈机会。

肝移植治疗早期肝癌亦获得良好的远期疗效。近年无论美国或法国均认为，肝移植治疗小肝癌的疗效较好。因肝移植将肝癌多中心发生的土壤——肝硬化也一并切除。美国 Roayaie 等认为，切除和移植均可作为肝癌患者的一线治疗选择，但各有利弊。移植可同时治疗肝癌和伴随肝病，但术后肿瘤和 HBV/HCV 复发可影响患者生存，此外，供体来源等问题及患者需长时间等待而可能丧失治疗机会。切除虽无等待时间，但由于伴随肝病，适于切除的患者比例不高。如果移植等待时间较长，失去机会的比例也较高，则倾向于选择手术切除，移植可作为切除术后的补救措施。

三、肝癌的三级预防

肝癌既已发生，要避免肝癌导致患者死亡或伤残，只有积极治疗以求根治。

目前肝癌的治疗仍以手术切除为唯一带有根治性希望的方法。外科技术的进步，手术经验的积累，特别是早期诊断给肝癌的手术切除和切除后的远期疗效带来了希望。

局部和全身疗法的进步，使部分"不能切除"的肝癌降期后变为"可根治"。Lau 总结1966—2005 年 7 篇研究结果后报道，不同降期手段后二期切除，包括经导管肝动脉化疗栓塞(TACE)、全身化疗/化学免疫疗法、经动脉^{90}Y 微球治疗、化疗、外放射 ± ^{131}I – 铁蛋白抗体、肝动脉结扎合并插管(HAL + HAI)、放射免疫治疗和超分割局部外放疗等，8%~18% 的患者可获得降期后切除，其 5 年生存率为 25%~57%。由于大多数肿瘤降期后仍有残存，影像学肿瘤完全坏死或 AFP 降至正常，并不等于组织学完全坏死。

目前仍无可被广泛接受的有效的预防性辅助治疗。由于复发多在余肝，积极的治疗（包括再切除、局部消融、TACE 甚至肝移植等）有助于延长生存。

外科技术的改进进一步提高了手术的安全性和效果。彭淑牖等报道，可应用彭式刮吸刀技术对 118 例行肝尾状叶切除。Iwamoto 等采用"血管造影性亚肝段切除(AS)"治疗小肝癌，同时栓塞供应肝癌的动脉和门脉，导致肝癌及其周围肝实质坏死，达到与外科亚肝段切除相近的效果，共治疗 45 例 75 个肝癌(最大 3cm)，患者 4 年生存率为 78%，仅 7 例肿瘤 3 年内复发。

肝癌化疗进展不大，可能与多耐药基因有关。常用者仍为顺氯氨铂、阿霉素或表阿霉素、丝裂霉素、5－氟尿嘧啶或氟苷等。最近羟基喜树碱又有重新应用的报道。肝动脉内给药效果较肯定，全身用药效果甚微。

生物治疗剂目前常用者为干扰素、白介素－2、淋巴因子激活杀伤细胞、肿瘤浸润淋巴细胞等，但其疗效仍有待更多的实践。生物治疗适用于消灭少量的残癌，故对防止复发与转移有战略意义，综合应用不同的生物治疗剂可能是一个方向。近年的新型瘤苗、基因治疗等为肝癌的生物治疗提供了诱人的前景。

经过数十年努力，肝癌的临床研究取得了显著进展。在21世纪，生物学和分子生物学将在肝癌的研究和防治方面发挥重要作用。在诊断方面，分子诊断与分期将成为可能，可根据肝癌侵袭性指标判断肝癌外科治疗的指征和手术预后。在治疗方面，微创外科的概念将被广为接受。转移复发研究是进一步延长患者术后生存的重要课题。肝癌转移是一多基因参与、多步骤的复杂过程，受癌细胞、微环境和宿主遗传学等相互作用的影响。目前，以HBV疫苗预防乙肝及对HBV和HCV感染的有效治疗等为重点的一级预防，早期诊断和早期治疗为主要内容的二级预防仍将占据肝癌研究的重要地位。

第二节　肝脏肿瘤的预后

乙型肝炎病毒和丙型肝炎病毒感染是导致发展原发性肝癌的最直接原因，我国病毒性肝炎发病率高，肝癌的发病率高，其发病率在男性患者中居第三位（在胃癌、食管癌之后），在女性患者中居第四位。虽然近年来肝癌的诊治有了一定的进步，但总体预后很差，据卫生部20世纪90年代统计，在农村肝癌的死亡率仅次于胃癌居第二位，城市仅次于肺癌居第二位。晚期病例多见，肝癌的生物学特性、病期的早晚、治疗、机体的免疫功能、发现肝癌时肝功能的状态与预后差密切相关。

一、原发性肝癌的自然病程

肝癌的自然病程可分为四个阶段。

1. 早期亚临床期　由发生肝癌到亚临床肝癌的诊断，中位时间约10个月。

2. 亚临床期　亚临床肝癌确诊至症状、体征出现，约9个月。

3. 中期　症状、体征出现到黄疸、腹水或远处转移出现，约4个月。

4. 晚期　黄疸、腹水或远处转移出现至死亡，约2个月。

二、治疗方式与预后

早期发现、早期诊断和早期治疗的"三早"防治措施，手术切除结合介入、化疗、放疗和生物治疗等，已获得显著效果。周信达等报道近30年2388例原发性肝癌患者经多模式治疗取得长期效果，其中1650例手术后5年和10年生存率分别为39.3%和

29.2%，其中小肝癌（直径≤5cm，n=569 例）切除后 5、10 年生存率分别为 61.9% 和 45.4%；液氮局部冷冻（n=191）后的 5 年生存率为 37.9%，其中 53.1% 是小肝癌（n=56）；不能切除肝癌经综合治疗缩小后二期切除后 5 年生存率为 66.0%（n=71）；肝癌复发再手术后的 5 年生存率为 34.5%（n=147），214 例生存期超过 5 年，其中 113 例（52.8%）是小肝癌，57 例生存超过 10 年。总之，通过普查早期发现小肝癌并切除可达到长期生存的目的。

Sangro 等报道欧洲 178 例原发性肝癌患者，采用不同疗法得到不同的生存率，1 年、3 年、5 年生存率分别是：肝癌切除组分别为 72%、58% 和 58%；栓塞化疗组是 55%、25% 和 13%，而对照组（n=93）分别是 13%、3% 和 0。不能手术切除的肝癌患者，应强调综合治疗方案，多年来一直沿用 TAE、PEI、放化疗、液氮冷冻和生物疗法等，针对性采用综合疗法仍可延长肝癌患者生存期。据多数学者报道 1、2、3 年生存率可达到 60% ~ 80%、38% ~ 58.1% 和 30% 左右。未经治疗的肝细胞癌的中位生存期约 4 个月。手术切除是治疗肝癌的最有效方法。近年来，采用综合治疗方法使不能一期手术切除的大癌缩小后二期切除，在很大程度上提高了肝癌的 5 年生存率，这是继小肝癌之后的又一重大进展。但是，肝癌具有较高的手术切除后复发率，根治性切除的 5 年复发率可达 60% 以上，即使小肝癌切除，术后的 5 年复发率也达 40% 以上。

由此资料看出预后与治疗方法密切相关，而且手术切除肝癌是达到根治的主要手段。

最近国外报道：小肝癌的无水乙醇注射和多弹头射频可达到与手术切除相似的生存率，尚需大量临床资料和长期的随访确证。此类微创治疗不失为肝功能不能耐受手术的患者的一种选择。

三、手术切除与肝癌预后

1993—1998 年国内外资料中有关肝癌的治疗方法，只要病情允许仍以切除肿瘤为主要措施，报道资料中其生存率差别很大，自 1973 年开始积累手术资料共 3121 例肝癌患者，经肝部分切除术后的 1、3、5 年生存率范围是 57.2% ~ 74%、30.1% ~ 56.0% 和 17.9% ~ 49.0%。生存率差别大的原因据分析可能与手术技术、手术时机、年龄、肿瘤大小、数目、生物学特性、并发症、术后综合治疗等多种因素有关。

肝癌合并门静脉癌栓也不是绝对的手术禁忌证。1999 年汤钊猷报道 111 例肝细胞肝癌合并门静脉癌栓（PVTT）术后 1、3、5 年生存率可达 61.7%、32.3%、22.4%，1 例无瘤生存达 10 年以上。

不能切除的肝癌经多种治疗后缩小行二期手术切除效果满意。汤钊猷报道 663 例不能切除的病例中 72 例经综合治疗后二期切除，占 10.9%。1、3、5、10 年生存率分别为 92.2%、78.0%、62.1%、45.9%。已有 17 例生存 5 年以上，4 例生存 10 年以上，最长者 17 年。术后病理证实：肿瘤虽有所减小，但仍有残癌生长，表明二期手术切除的必要性。

总之,手术仍是肝癌获得根治的主要途径。

四、肝癌的非手术治疗与预后

1. 经导管肝动脉化疗栓塞的预后 经肝动脉化疗栓塞(TACE)的栓塞剂多用碘化油,可选择性沉积在肿瘤内达数月,这些栓塞剂还可作为化疗药物或放射性碘(^{131}I)的载体,其中位生存时间 2～12 个月,1 年和 2 年的生存率达 33%～55%。一项多中心随机对照研究,对用和不用阿霉素两组碘化油栓塞比较,3 年生存率分别为 33.6% 和 34.9%,前者血清 AFP 水平下降明显。

2. 经皮无水乙醇注射治疗 经皮酒精注射(PEI)是指在超声引导下肝癌的毁损治疗。每周可注射 2～3 次,平均 4～8ml,共需 6～8 次治疗。国外一组 207 例肿瘤直径 < 5cm 的肝癌行 PEI 治疗,其中 162 例单发,45 例多发。前者 1 年、3 年生存率分别为 90% 和 63%,后者为 90% 和 31%。

3. 肝癌的全身化疗效果较差,晚期可考虑应用 5 - Fu 有效率仅为 6%,中位生存时间 3 个月;阿霉素可达 19%,中位生存时间 4 个月。两者联合有效率为 21%,中位生存时间 3.5 个月。

五、肝癌肝移植治疗与预后

肝移植治疗肝癌历时长,但效果不理想,近年来占肝移植的比例正逐年下降。欧洲两个移植中心的 2 年生存率只有 9%～18%,英国剑桥大学从 1978 年 54% 降至 1992 年的 6.2%。

纤维板层型肝癌(FL - HCC)是一种特殊类型的肝癌,具有生长缓慢、转移晚和不伴有肝硬化的特点,行肝切除或肝移植效果好。另外一种疗效较好为"意外癌",中末期肝病行肝移植,切除病肝意外发现肝癌,直径 <3cm,效果好,肝移植后癌复发率为 0～13%。

另外小于 5cm、无淋巴结侵犯、无血管侵犯、瘤周有假包膜、病理分化较好的肝癌,术后复发率较低。

六、影响生存率的有关因素

1. 多因素与预后的关系 周信达等 1996 年报道,对 1248 例肝癌患者采用单因素分析表明:发现途径、病期、术前 γ - GT 水平、手术方式、术后 AFP 水平、肿瘤大小、数目、肝硬化、HBsAg、局部切除、门静脉癌栓等对生存率有非常显著或显著的统计学差异,而年龄、性别、术前 AFP 水平、肝炎病史、肝癌组织学类型、肝癌细胞分化程度对生存率无显著影响。经多因素分析表明:术前 γ - GT 水平、根治性切除、肿瘤大小、数目是影响预后的重要因素,有非常显著的统计学差异。

(1)病期:普查发现的无症状、无体征的肝癌预后明显好于临床就诊病例。Ⅰ 期病例的预后显著优于 Ⅱ 期和 Ⅲ 期。因此,在肝癌高发区对肝癌高危人群进行普查,进而发现早期患者是提高肝癌临床疗效的重要途径。

(2)肿瘤大小:小肝癌的生物学特性相对良性,3cm 是肝癌生物学特性的分界线。丛文铭等在一组 12 例小肝癌和 26 例大肝癌的对比研究中发现，66.7% 的小肝癌为 DNA 二倍体，92.3% 的大肝癌为异倍体，包膜突破及瘤栓形成在小肝癌中的发生率分别为 16% 和 20%，在大肝癌则为 84% 和 80%。小肝癌手术切除 5 年生存率达 75%，大肝癌则为 42.3%。汤钊猷报道，小肝癌切除（645 例）的 5 年生存率为 61.3%，大肝癌（950 例）的 5 年生存率为 33.6%。同时，对部分仍局限在一侧不能切除的大肝癌作综合治疗，待肿瘤缩小后行二期切除，5 年生存率竟高达 67.9%（73 例），有 20 人生存 5 年以上，最长达 17 年。吴孟超等报道小肝癌切除 5 年生存率 79.8%（515 例），二期切除 5 年生存率 61.5%（73 例）。陆云飞等总结 1985 年 1 月至 1994 年 2 月 23 例小肝癌（直径 <3cm）患者的临床病理特点，手术见有明显包膜者 13 例（56.5%），术后生存率高于一般肝癌患者，1、3、5 年生存率分别为 91.3%、79.1% 和 67.8%。可见肿瘤大小直接与预后有关。

以上情况说明肝癌手术切除的疗效取决于切除时肿瘤的大小。由于小肝癌的早期发现和早期手术切除，大大提高了肝癌的 5 年生存率。

门静脉有瘤栓者预后比无癌栓者差，门静脉内已有癌栓形成者，5 年存活率为 4.8%，无癌栓形成者存活率为 50%。

病理上肿瘤为透明细胞癌、纤维板层型癌生长较慢，癌包膜完整，或癌纤维组织量多，在一定程度上限制了癌转移和扩散的，预后好。

2. 年龄与预后的关系　在临床观察中发现肝癌患者年龄越小，其病情进展迅速、病程短、预后差。周信达等总结 77 例 35 岁以下青年和 603 例 95 岁以上肝癌患者，比较各项指标：①包块发生率：青年 15.6%、中年 28.7%；②肝炎病史：青年 36.8%、中年 66.3%；③HBsAg 阳性率：青年 79.2%、中年 67.6%；④合并肝硬化：青年 64.99%、中年 90.7%；⑤大肝癌（直径 >5cm）：青年 87.0%、中年 73.0%；⑥TNM Ⅲ级的肝癌进展速度：青年 29.9%、中年 18.2%，出现如此结果可能系 HBV 起着重要作用。Nomura 等观察 91 例 70 岁以上老年肝癌患者，发现其特点是：①随年龄增长女性患者增加；②HBsAg 阳性患者减少；③肿瘤体积较小。若把年龄作为一个独立指标判断预后，老年肝癌患者预后好于青年患者。

3. 乙型肝炎、肝硬化和糖尿病与预后的关系　大家公认原发性肝癌与 HBV 关系极密切，有的资料记载肝癌患者并存肝硬化高达 95%，绝大多数肝癌发生在肝硬化的基础上，尽管肝癌已被切除，但肝硬化仍在进展，并发消化道大出血、肝性脑病或肝肾综合征成为肝癌患者的主要死亡原因。Bismuth 等报道 68 例无肝硬化的肝癌患者，肿瘤直径 >8.8cm，其术后 1、3、5、10 年生存率分别是 74%、52%、40% 和 26%，肝内复发时，仍有再手术切除的可能，并能延长患者的生存期，可见肝癌未合并肝硬化者预后比较好，Ikeda 等长期随访 795 例肝硬化患者，发生肝癌 221 例，时间不同，肝癌发生率亦不同，5 年末为 19.4%、10 年末 44.3%、15 年末 58.2%。180 例 HBsAg 阳性患者的肝癌发生率 5 年末为 14.2%、10 年末 27.2%、15 年末 27.2%。349 例抗 - HCV 阳性人群中，肝癌发病率：5 年末为 21.5%、10 年末 53.2%、15 年末 75.2%，可见在 HBsAg（ + ）和抗 -

HCV(+)人群中普查、随访势在必行。

Unoura 等研究高危人群并建立普查措施，发现早期肝癌中93%与慢性肝病有关，肝癌尸解资料证实67%并存肝硬化，大多数均有过肝炎病毒感染，为此提出为肝硬化患者建立档案，每9个月作超声检查。每2个月化验肿瘤标志物，这样才能早期发现和改善肝癌预后。Ikeda 等 1985 年 4 月至 1995 年 3 月观察 342 例肝癌手术的患者中 87 例合并糖尿病，术后糖尿病发病率更高，在非糖尿病肝癌患者中生存率和无癌生存率均比糖尿病肝癌患者高。因此糖尿病被认为也是肝癌预后的危险因素。

4. AFP 水平与肝癌预后的关系　　AFP 定量是普查和诊断原发性肝癌的标志物之一，也是临床肝癌预后的临床常用指标，Belphiti 等在 1982—1989 年随访 30 例肝癌患者术后AFP 变化。术后 1 个月首次复查 AFP，以后间隔 6 个月复查，4 ~ 40 个月，74%（n = 23）复发，仅 4 例复发者 AFP 属正常范围。手术后血浆 AFP 转阴者预后较 AFP 阳性者好。胎甲球（AFP）1000μg/L 者，1 年存活率为 100%；AFP < 5000μg/L 者，1 年存活率为 75%；AFP > 5000μg/L，1 年存活率为 51.3%。

Yamashim 等随访经 TAE 治疗的 24 例原发性肝癌患者，检测总 AFP 和植物凝集素反应性 AFP（LR - AFP）水平，发现 TAE 治疗中 LR - AFP 比总 AFP 更敏感。

殷正丰等测定 34 例术后肝癌患者血清岩藻糖基化 AFP（F - AFP）、岩藻糖指数（FI）与总 AFP 水平对比，以求得到临床预后的最佳指标，其中 23 例 F - AFP 消失，AFP 转阴，4 例因肝炎或活动性肝硬化 AFP 持续阳性，但 FI 降至 10% 以下，无肿瘤复发体征。7 例患者术后 AFP 下降而 PI 相对恒定在术前水平，其中 5 例半年内复发，这些结果说明F - AFP 的消失情况似能更准确地估价肝癌外科的疗效。

5. 肝硬化背景　　合并有肝硬化的肝癌，预后比无肝硬化者差。HBsAg 阴性者生存率高于 HBsAg 阳性者。发现肝癌时肝功能的状态决定预后，据国内综合不同地区的统计资料，肝细胞癌患者中有 70% ~ 80% 合并肝炎后肝硬化，另有 10% ~ 30% 肝癌患者仅伴慢活肝。因此，肝功能状态对治疗及预后很重要。在 224 例患者调查中发现：血清胆红素 > 17.1μmol/L 者，2 年存活率为 5%；胆红素 > 34.2μmol/L 者，无一例生存 1 年。伴失代偿期肝硬化时，肝癌早期即可能死于肝功能衰竭。因此，发现肝癌时原有肝病越重，治疗效果越差，病死率越高。

6. 机体的免疫功能　　细胞免疫细胞如 T 细胞、淋巴因子激活细胞（LAK）、自然杀伤细胞（NK）等，它们的活性和肿瘤周围淋巴细胞浸润的程度是人体抗肿瘤的防御屏障。免疫功能正常，则预后较好。

总之，小肝癌、单结节、包膜完整、无门静脉癌栓、根治性手术切除、术后 AFP 迅速转阴者预后好。因此，早期发现和根治性手术切除仍是提高肝癌疗效的主要途径。

七、估计肝癌预后的新标志物

近几年来国内外学者研究肝癌的目的是提高治愈率，改善预后、提高生活质量，多采用分子生物学方法，以期达到最理想效果。Kawai 等观察细胞形态学生化，测定细胞核与细胞质比值(N/C)得出临界值为0.28,84例原发性肝癌术后N/C<0.28的平均生存期(MST)为58个月,N/C>0.28的MST为38个月;相对非治愈性肝切除患者中,N/C<0.28的MST为49个月,N/C>0.28者MST为8个月。同时提出核形成因子差异系数(NCV)的临界值5.5%,NCV<5.5%者的MST为71个月;NCV>5.5%者的MST为33个月;肝癌Ⅲ期NCV<5.5%者MST为69个月;NCV>5.5%者MST为29个月。N/C亦可预测肝内血管受侵和肝内转移。N/C<0.28者有18%血管受侵,38%肝内转移;N/C>0.28者有62%血管受侵,67%肝内转移。从以上结果看N/C和NCV可作为估计原发性肝癌预后的标志物。

增生细胞核抗原(PCNA)对肝癌预后的意义和相关性。PCNA包括肿瘤性PCNA(tumor-PCNA,T-PCNA)和非肿瘤性PCNA(nontumor-PCNA、NT-PCNA),临界值是200,T-PCNA≤200的肝癌患者无病生存期(DFS)和实际生存期(AS)皆长于T-PCNA>200者。NT-PCNA和T-PCNA有相关性。该测验方法简便易行,亦可作为临床预测肝癌患者预后的参考。

Inoue等研究异常凝血酶原(DCP)水平与肝癌患者预后的相关性,同时测定AFP水平,结果DCP与AFP间无相关性,DCP和AFP阳性的肝癌患者生存率显著低于DCP和AFP正常者,而且肝癌术后2年复发者的DCP和AFP水平也高于无复发者,进一步证实PCNA指数(PCNA-LI)的临床意义,DCP阳性组中PCNA-LI显著高于DCP阴性组的PCNA-LI,DCP与PCNA-LI有相关性,DCP阳性伴PCNA-LI增高时,预示门静脉癌栓形成和肝内肿瘤播散,提示患者预后很差,Shiota和Honda等分别报道有关血清抗-p53抗体监测肝癌预后的意义,在三组肝癌患者中其阳性率达32%(18/86)。抗-p53抗体阳性者的生存率比阴性者短,在阳性者中可见到肝细胞基因突变征象。Terris等研究结果认为p53不影响肝癌术后生存率。其术前人血清蛋白水平和肝内血管受侵袭与否是肝癌术后生存率的重要因素。Qin等对肿瘤浸润淋巴细胞(TIL)与肝癌预后相关性作对照研究发现TIL阴性肝癌患者生存期短于TIL阳性者,其肝内复发率亦高于后者,TIL易受其他因素干扰,其稳定性差,尚待进一步研究。

γ-谷氨酰转肽酶(γ-GT)癌前期细胞的恶化转化所产生的转肽酶和碱性磷酸酶(ALP)明显升高者,术后复发率高。

八、肝癌患者长期生存的相关因素

上海肝癌研究所分析200例(31.4%)生存5年以上的患者资料,发现普查发现、临床早期、包膜完整、门静脉无癌栓、根治性切除、术后甲胎蛋白下降是生存较长时间的重要原因。本组亚临床肝癌占45.8%(97/212)、普查发现50.0(106/212)、瘤体≤5cm54.2%(115/212)、单个结节78.3%(166/212)、肿瘤包膜完整71.4%(145/203)、门静脉无癌栓93.1%(121/130)、根治性切除92.1%(116/144)。

大肝癌手术切除对临床肝癌患者获得长期生存仍起一定作用,本组占33.3%(70/212)。一例女性患者,肝右叶癌15cm×15cm×12cm切除后,术后22年仍然存活。22例因肿瘤不能切除行肝动脉结扎和（或）插管为主的综合治疗后，16 例缩小二期切除，平均生存 92.0 个月，11 例继续存活，最长一例已生存 14 年 7 个月。

资料还表明：肝癌切除术后亚临床复发和孤立性肺转移再手术是进一步提高疗效的重要途径。

九、肝癌患者的死因

肝功能衰竭、全身衰竭、上消化道大出血是肝癌患者死亡的三大主要原因。我国 3254 例肝癌患者资料分析，35.1% 死于全身衰竭、34.9% 死于肝性脑病、15.1% 死于上消化道大出血、15.1% 死于肝癌破裂出血，死于脑部并发症和其他原因的占 5.9%。

肿瘤的浸润和转移：肝细胞癌癌细胞生长活跃，侵袭性高，加之周围血窦丰富，极易浸润包膜和血管，导致肿瘤的局部扩散、血道转移或腹腔内破裂种植。

局部扩散和肿瘤的直接浸润有关。肿瘤细胞向周围纤维膜不断浸润，包膜与肿瘤结节形成反复的包围和反包围是肿瘤扩散的过程。当然，肿瘤的局部扩散也不除外多个结节融合扩大的过程。在肿瘤的发展过程中，近包膜的肝癌结节也可浸润至周围器官。肝内静脉浸润十分常见，特别是无肝硬化的肝癌，周围形成多个卫星结节。合并肝硬化的转移率为 60%，而不合并肝硬化者达 84%。

肝癌肝外转移也十分常见。尸检发现 60% 以上肝细胞癌伴肝外器官的血道转移，其中以肺最为常见。多见血管内的小瘤栓，甚至引起肺动脉高压。转移结节直径多在 1cm 之内，弥散分布。肝癌转移至骨，如脊柱、股骨，引起病理性骨折屡见不鲜。部分可转移至肾上腺、肾、脑。转移结节多呈球形，切面灰白，中央可有出血、坏死，在胸膜下者可形成"脐凹"，导致胸腔血性积液。

尸检中发现 30%~60% 的晚期肝癌患者门脉主干或主要分支内有癌栓。门脉癌栓进一步加重门脉高压，可出现致死性上消化道出血。肝静脉血栓较少，但晚期患者尸检可见巨大瘤栓从肝静脉延伸至下腔静脉，甚至右心房。

肝癌细胞淋巴转移也不少见（约 30%），胆管癌更高（约 70%），主要累及肝门淋巴结，也可血道转移至胰周、腹主动脉旁、腹膜后、纵隔，甚至锁骨上淋巴结。

位于包膜下的结节可发生破裂而致严重的腹腔内出血。可发生腹膜种植性转移，导致血性腹水。

十、转移性肝癌的预后

转移性肝癌的预后取决于原发性肿瘤的部位和性质。当原发性肿瘤得到根治时，对转移性肝癌也可采取相同的治疗方法，可取得良好的疗效。

第二篇　肝脏肿瘤微创介入治疗

第十章　肝脏肿瘤微创介入治疗概述

第一节　概　　述

　　肝脏肿瘤分为良性肿瘤和恶性肿瘤，其中以肝脏恶性肿瘤较为多见。原发性肝癌（primary hepatic carcinoma，PHC）是指原发于肝细胞和（或）肝内胆管细胞的恶性肿瘤。原发性肝癌起病隐匿，80%的患者在就诊时已经丧失了外科手术治疗的机会，导致肝癌的手术切除率仅10%～30%，且即使手术切除，术后5年复发率仍高达70%。因此，以介入治疗为主的非手术治疗显得十分重要，尤其是经导管肝动脉化疗栓塞术，成为治疗不能手术切除的中、晚期肝癌的常用方法。原发性肝癌按病理分型，分为肝细胞癌（HCC）、肝内胆管细胞癌和肝细胞癌－肝内胆管细胞癌混合型等不同病理类型，其中HCC占到90%以上，因不同的病理分型在发病机制、生物学行为、组织学形态、临床表现、治疗方法及预后等方面均有明显的不同，故本章若无特别注明，均为HCC。在2011年版中华人民共和国原卫生部《原发性肝癌诊疗规范》中将其与手术切除、肝移植、局部消融、分子靶向治疗列为根治HCC的方法之一。

　　随着科技的进步，肝癌局部治疗发展迅速，效果逐渐得到国内外公认。以介入治疗为主的非手术治疗因其操作简单、创伤小、并发症少、疗效确切、适用范围广泛等优点已经成为HCC治疗的主要方法，并且成为最新发展的多学科参与、多技术应用、多阶段序贯治疗HCC的综合治疗模式中重要手段之一。对于不同临床分期的肝癌可采用不同治疗方式的组合达到最优的治疗效果。

第二节　特点与分类

一、血管性的微创介入治疗

血管性的微创介入治疗指通过经皮血管穿刺进行选择性或超选择性的血管插管,将导管置于靶血管内完成肿瘤及肿瘤相关病变的治疗的方法。

1. 经导管动脉灌注化疗(TAI)

(1)原理:选择性动脉插管将化疗药物经肿瘤供血动脉直接注入肿瘤组织内实现局部灌注化疗,可以大大提高肿瘤局部药物浓度,减少血药浓度,从而提高疗效,减轻不良反应。

(2)方法:应用上述动脉穿刺插管技术将导管置入肿瘤供血动脉,再经导管注入化疗药物。经动脉插管灌注化疗前,需确定肿瘤病理性质,选择对肿瘤敏感的化疗药物。化疗方案一般参照静脉全身化疗方案,但有些化疗药物需经体内活化后才起作用(如环磷酰胺),如果直接灌注将失去动脉插管介入治疗的意义。化疗剂量不应超过全身化疗一个疗程的用药量。如应用动脉药盒导管系统,则可方便长期动脉化疗给药。

(3)适应证:全身各部位实体肿瘤。

(4)禁忌证:碘过敏患者,恶病质或心、肺、肝、肾衰竭,心功能失代偿、骨髓明显抑制、大出血、严重出血倾向、严重感染或白细胞计数低于 $3 \times 10^9/L$ 等。

(5)并发症:穿刺局部出血和血肿、血管创伤形成夹层或假性动脉瘤、化疗药物引起的毒副反应等。脊髓损伤较罕见。

2. 经导管动脉栓塞治疗(TAE)

(1)原理:经导管向肿瘤供血动脉注入栓塞物质,达到阻断肿瘤血供的目的;或经导管注入栓塞物质对良性富血供肿瘤的供血动脉进行栓塞,达到使肿瘤萎缩或减少肿瘤术中出血的目的;或部分破坏功能亢进的脏器功能。

(2)方法:应用股动脉穿刺插管技术将导管置入出血动脉或肿瘤供血动脉,再经导管注入固体栓塞物质(如明胶海绵、金属环圈、聚乙烯醇栓塞微粒等)。

(3)适应证:恶性肿瘤或肿瘤侵犯破裂引起的出血,如宫颈癌、鼻咽癌、肝癌大出血等的栓塞止血;良性富血供肿瘤,如子宫肌瘤、鼻咽血管纤维瘤、脑膜瘤等;脾脏功能亢进的治疗。

(4)禁忌证:碘过敏者、全身衰竭、恶病质、严重肝功能损害、严重肾功能不全、心功能失代偿、怀孕患者、肌瘤短期内明显增大者等。

(5)并发症:栓塞后综合征(包括下腹痛、发热、恶心、呕吐等)、子宫肌瘤坏死脱落经阴道排出、子宫内膜炎、栓塞剂误栓塞等。

3. 经导管动脉化疗栓塞（TACE）

（1）原理：经导管将化疗药物和栓塞剂通过肿瘤供血动脉注入肿瘤组织，化疗药物以较高浓度、较长时间停留于肿瘤内，在杀伤肿瘤细胞的同时栓塞肿瘤血管可促使肿瘤细胞坏死，并且可降低体循环的药物浓度，减轻全身化疗毒性作用，达到更好的治疗效果。

（2）方法：应用最为广泛的化疗栓塞方法是将化疗药物（如 ADR、MMC、DDP）与超液态碘油混合成乳剂进行微血管水平的化疗栓塞，或再加上明胶海绵颗粒近侧血管栓塞。其他的方法有用明胶海绵颗粒浸泡抗肿瘤药物进行化疗栓塞，或用抗癌药物微球或微囊进行化疗栓塞等。

（3）适应证：不能手术切除、术后复发、不宜手术切除的原发性肝癌，转移性肝癌，肺癌，盆腔恶性肿瘤等，其中以肝癌肝动脉化疗栓塞应用最多、最广。

（4）禁忌证：肝功能属 Child C 级合并严重黄疸者；大量腹水；严重心肺肾功能不全者；严重凝血机制障碍有出血倾向；糖尿病未控制者；碘过敏者；门静脉主干被癌栓完全阻塞者。

（5）并发症：栓塞后综合征；胆道炎症，严重时发生坏死；肝动脉损害；胆汁瘤；化疗药物引起的毒副反应等。

二、非血管性的微创介入治疗

1. 肿瘤消融治疗　肿瘤消融包括物理和化学两类消融技术。物理消融技术是将能量通过冷冻或过热的方式应用于肿瘤，从而破坏肿瘤细胞。尽管冰冻组织本身不会使蛋白质变性或细胞结构破坏，但反复快速冻融可有效的裂解细胞膜并导致肿瘤大范围坏死。加热比冷冻能更有效地破坏肿瘤，组织加热到超过 60℃ 几乎可使蛋白质达到瞬时凝固及变性，并使所有的细胞和细胞内容物产生完全并且不可逆转的损害。高于 100℃ 时，组织发生汽化及炭化。在涉及肿瘤的区域使组织均匀加热到超过 60℃，将导致肿瘤完全破坏。然而，认识各种方法的基本物理是非常重要的，因为在不均匀组织中实现均匀加热这一目标是不容易的，比如肝脏。理想情况下，肿瘤和肿瘤周围的适当边缘应被加热至 60～100℃ 的温度。然而，加热不包含特定区域，并不传导至 60℃ 区域以外的组织。由于热传导，所有在消融区域周围的组织应在 45～60℃，从而减少热损伤程度或凝固性坏死的范围。由于在器官中各种结构的热传导性质不同，癌细胞可能在热传导区存活。预测消融区和传导区的准确大小在很大程度上取决于所施加的能量的类型和能量形式的物理学。化学消融技术是将破坏肿瘤蛋白的化学药物直接注入肿瘤内，使癌组织坏死，灭活癌细胞。充分理解物理消融的过程，实时影像引导的消融针放置，以及透彻的解剖知识，是物理消融成功的关键掌握注射技术。影像引导下准确地穿刺命中靶灶，将药物均匀地注射到肿瘤内部，是化学消融成功的关键之一，影像监控整个治疗过程，把握注射剂量和药物分布，都是尤为重要的。目前常用的消融系统有射频消融（RFA）、微波消融

（MIWA）、冷冻消融、激光消融（LAT），以及高能聚焦超声（HIFU）、化学消融。

　　消融治疗主要应用于实体瘤，最早取得成功的是肝脏肿瘤的热消融，目前小肝癌的热消融治疗已经成为与手术切除等效的治疗方法。随着治疗方法的丰富，经验的积累、设备的改进，以及对肿瘤生物学的认识不断深入，目前消融治疗已经活跃在各种实体肿瘤的治疗中。肝脏的原发肿瘤及转移瘤均是化学消融和热消融适应证。在中国，肝脏肿瘤的主要消融方法是化学消融和微波；而在其他国家，射频消融是主要方法。消融的途径可以是在超声或 CT 引导下经皮穿刺消融，或是开腹直视下消融，或者最近在外科比较流行的腹腔镜下消融。

　　（1）冷冻消融：最早用于消融治疗的是冷冻消融。冷冻治疗的历史可追溯到 3500 年前，当时有学者应用冷冻方法治疗皮肤病。但现代冷冻医学的建立，则是最近几年的事。19世纪中叶即有冷冻消融治疗癌症的报道，James Arnott 医生使用含有碎冰的盐溶液（-18 ~ -24℃）冷冻乳腺癌，子宫颈癌和皮肤癌。他观察到肿瘤发生的萎缩，疼痛显著下降。虽然冷冻消融已被用于治疗各种器官的恶性肿瘤，但在目前的实践中最常见的应用在肝、肾、肺、前列腺和乳腺癌。冷冻消融的基本原理是通过一根插入瘤体的冷却针杆（消融针）利用液氮或其他冷却剂迅速冻结肿瘤。再当灌入氦气使瘤体发生融解时，产生瘤体的破坏。通过使用多个冻结 - 融解循环（Joule - Thompson 效应），来增强破坏的效应。目前在治疗大肿瘤或者邻近重要血管、胆管结构时仍有应用。然而由于血管内血液的持续流动导致冷冻的能量被带走，尽管血管结构得以保存，但也造成肿瘤的残留，从而成为复发的根源。

　　在肝脏肿瘤中冷冻治疗的一大优势是冷冻形成的冰球在超声上可清晰显示，并且可安全地应用于主要的管道结构周围。但是冷冻后肝脏变脆及可能发生的冷休克造成了这种方法在肝脏中的应用越来越少。

　　（2）射频消融：射频是一种频率达到每秒 15 万次的高频振动。人体是由许多有机和无机物质构成的复杂结构。高频率（460 ~ 480kHz）电流通过组织时，在高频振荡下，两电极之间的离子沿电力线方向快速运动，由移动状态逐渐变为振动状态。由于各种离子的大小、质量、电荷及移动速度不同，离子相互摩擦并与其他微粒相碰撞而产生生物热作用。由于肿瘤散热差，使肿瘤组织温度高于其邻近正常组织，加上癌细胞对高热敏感，高热能杀灭癌细胞。根据欧姆定律（$I = V/R$），电流（I）是取决于电压（V）和电阻（R）（或称为阻抗）。体内阻抗是影响消融的主要因素，并且随着消融的进行，由于组织发生凝固及脱水，阻抗会不断升高。电流会自发地沿阻抗最小的部分传导。血管的阻抗较小且可带走热量，当血管穿过或绕行肿瘤时，可导致局部温度较低而使肿瘤细胞残存。一般来说，血管的阻抗比周围的肿瘤可低 10 倍，胆管的程度略小。在消融过程中，电流优先从阻抗低的部分流动，从而电能转化为热能减少。这种效应称为电流沉降效应（current sink），从而构成射频消融的主要问题之一。某些设备使用功率输出模式的主机来使输出的功率保持恒定，以及使用多极消融针来强制大范围区域加热。然而尽管采用了多种调节，消融区域也可能不均匀，并且范围很小。消融区域的最终大小在很大程度上取决于热传导。在热传导区，类似于冷冻消融的血流冷却效应也会发生，称为热沉降的效应（heat sink），并且影响消融的效果。但只要小的消融区和大的热传导区具有足够大的重叠，肿瘤仍可被完全破坏。然而，消融电极放置的不精确，或未预料到的大的电流沉降效应，可导致肿瘤内或边缘的细胞残留。

电流从消融电极发出，经过人体传导至负极板，其强度逐渐减弱，因此消融电极周围的发热量非常高，一旦过高则会使组织产生炭化，从而使局部的阻抗迅速上升到非常高（通常 >900Ω）。一旦发生炭化，在阻抗模式下电流迅速下降，而在功率模式下电极则过度发热。目前有许多技术被用于减少过度发热，如水冷循环系统，局部注射生理盐水，阻抗反馈等。射频消融的电极设计有多种，包括：单极针、双极针、多极针。单极针消融范围较小，一般需要多针同时使用，可用于较小肿瘤的消融，或用于体表肿瘤的消融；双极针的电流回路在针尖完成，减少了通过人体的电流，单针消融范围也较小（<2cm），但双极针可用于体内有金属植入物及起搏器的患者；多极针，又可分为集束针（通常为3根单针集成在一起），以及伞形针（针尖为8或10根弧形细针打开时犹如一把打开的伞）。使用时可以单针使用，也可以多针组合使用。通过多针技术，电流在不同的针尖（2~3根针）之间完成回路，通过一定的逻辑组合，针尖交替发热，同时配合循环水冷，也可减少针过度发热，最终提高消融的效率及范围。

RFA 是几种消融技术中最有效的消融方式。该技术能够消融5cm的肿瘤，通过多针及多模式的组合还可消融更大的肿瘤。然而由于存在消融区的电流沉降效应及传导区的热沉降效应，实际的消融范围可能受到限制。

（3）微波消融：微波也是电磁波，微波消融指的是将一根特制微波针，经皮穿刺到肿瘤中心区域，在微波针的某一点上释放的频率900MHz（包含900MHz）微波磁场，在微波场辐射范围的组织内的极性分子（主要是水分子）会发生高频振荡（2.45G 次/秒），水分子高速旋转运动并摩擦升温，当温度升高到60℃以上时，肿瘤细胞的蛋白质变性凝固，导致其不可逆性坏死。灭活的肿瘤组织可生产热休克蛋白，刺激机体的免疫系统，提高机体的免疫功能，起到抑制肿瘤细胞扩散的作用。当前微波消融术主要用915MHz和2450MHz两种频率。具有热效率高，升温速度快，热场均匀等优点。水循环内冷却天线的研制成功，解决了微波天线杆温度过高的难题，使大功率、长时间、高能量级的消融得以实施，且消融区的形态更趋于球形。

微波的空间传导不依赖于组织的电阻，只与组织的电磁特性有关，因此微波消融时中央组织的脱水炭化并不影响微波的传播，消融的范围只与组织的性质、微波的功率、发射的时间有关。因为微波的发热效率高，消融的区域会显著增大并且局部肿瘤复发可能显著降低。然而，由于微波没有物理屏障，肿瘤的邻近正常组织和结构可能会受到影响，因此需要仔细保护。与射频一样，大血管的热沉效应也是影响微波消融后肿瘤复发的一个因素，尽管有研究显示这种现象在微波要更少一些。目前由于消融针的设计不断改进(循环水冷、陶瓷涂层),单针消融3cm已经非常成熟。如果通过阻断肝门血流,以及使用多针同时消融,可产生更大的消融范围,最大甚至可达8cm以上。与射频消融相比,微波有2个显著的优势:①不需要形成回路,消融时微波是以针尖为中心向周围扩散。因此可以用于体内有金属植入物或安装起搏器的患者;②不受电流传导影响、受碳化及血流灌注影响小、温度上升快、消融范围大。

目前全球的微波消融系统临床使用主要集中于中国,不仅可用于肝癌治疗,还可用于肺癌、乳腺癌、胰腺癌、前列腺癌、骨癌、子宫肌瘤等实体瘤的治疗;可以广泛联合其他治疗,如经肝动脉栓塞化疗术(TACE)将有助于加强对微波消融肿瘤的有效控制和扩大其适应证。

(4)激光消融疗法:在1983年,Bown第一次使用激光来消融肝脏肿瘤。激光器件将电能转化为光能(激光),它作用于组织产生热并造成细胞死亡。激光可以精确地且可预测地传递到组织的任何位置。因为激光是相干和单色的,它可以高度准直和聚焦,并且大量的能量可以在长距离无显著损耗被传输。激光在组织渗透的程度由其波长所决定。由于近红外光谱中的光渗透最佳,具有1064nm波长的掺钕钇铝石榴石(Nd:YAG激光)激光和800~980mm波长的二极管的激光是最佳的经皮消融光源。光性质(散射、反射和吸收)、热传导(电导率和蓄热)和组织的血液流动特性支配了组织中热扩散过程,并最终确定激光暴露区域内的温度分布图。肿瘤坏死的完整性和范围取决于施加功率和组织炭化之间的平衡。

激光通过柔性光纤经特别设计的扩散器传输到患者体内。光纤的形状、大小和设计是非常重要的。目前最常使用的纤维类型是裸露尖端的圆柱漫射石英纤维。对于大肿瘤或位于不同部位的多个肿瘤的消融,可使用光束分离装置,它允许将激光同时经多根纤维传递到多个部位。多纤维系统具有协同效应并可减少纤维的热耗散。采用水冷护套可使消融在更高的功率下进行,从而更快地使大病灶坏死。消融直径接近5~8cm的病灶时可产生最小中心结痂和炭化。因为纤维不会被破坏,消融长的病灶非常容易,只需要回撤或前伸纤维即可。

(5)高能聚焦超声:在20世纪70年代,超声被用来使整个肿瘤体积产生高温(组织温度升高至约43℃)并保持较长时间(约1小时)。重新发现HIFU对肿瘤的治疗作用发生在20世纪90年代,因为随着现代技术的发展,出现了新的换能器设计,能量输送的方式,以及实时成像技术。现代超声和磁共振成像技术提供了精确的定位及良好的随访技术(解剖和功能成像),它们为实现HIFU的全部潜能提供了有力保障。

HIFU与诊断性超声的差别在于其声功率要高几个数量级,诊断性超声的最大允许功率为720mW/cm²。而HIFU焦点区域的强度则为100~10000W/cm²,峰值压缩压力高达70MPa并且峰值稀疏压力达20MPa。HIFU消融主要使用超声的2个效应:热效应及机械效应。热效应是组织吸收声能而产生的。在大多数组织中如果温度升高超过60℃并持续1秒,组织将会产生即时且不可逆的死亡,也就是凝固性坏死,这是HIFU治疗肿瘤的主要机制。然而 HIFU 的消融区域较小仅局限于焦点区域(一般来说宽约 1mm，长约 10mm)，但这也最大限度地减少了焦点区域外组织热损伤的可能性。HIFU 的机械效应与声学脉冲有关，包括空化、微流和辐射力。空化是指在声能传播路径上由于声波的膨胀及压缩的交替进行，组织内气体空腔的产生或运动。有两种形式的空化：稳定性空化和惯性空化。稳定空化是暴露于低压声场中气泡，其尺寸稳定的振荡。惯性空化是气泡的剧烈振荡，在稀疏相时气泡可迅速增大并达到共振的大小，最终导致气泡的剧烈塌陷和破坏。剧烈的塌陷会在微环境中产生高压(20～30 000bar)和高温(2000～5000K)的冲击波。稳定空化的气泡振动会导致气泡周边流体的快速运动，这就是所谓的"微流"的效果。微流产生的高剪切力，可以引起细胞膜的短暂损害，因此可以起到增强药物或基因递送的作用。与此同时，声波被吸收或反射时均可产生辐射力。如果介质为液体并可以自由移动，液体的运动将导致微流的形成，这也可以诱导细胞凋亡。凋亡可能是 HIFU 的一个重要的迟发效应，特别是在一些在组织暴露于高强度聚焦超声的重要延迟生物体作用，尤其是像神经元这样再生不良的细胞类型。在临床应用中，由于单个消融点较小，治疗时需要多个消融点重叠才能将肿瘤消融完全，这就使治疗时间非常长，往往需要数个小时。

(6)化学消融：2002 年我国首次报道经皮注射稀盐酸治疗肝癌，并进一步完善了 CT 引导穿刺和微米注射技术实体肿瘤的化学消融(chemo - ablation)是在影像引导和监控下，经皮穿刺肿瘤，将破坏肿瘤蛋白的化学药物直接注入肿瘤内，使癌组织坏死，灭活癌细胞，消融癌组织的治疗方法。2000 年巴塞罗那肝癌会议上将经皮乙醇注射治疗肝癌定位为治愈性手段用于化学消融的药物：①无水乙醇：无水乙醇使癌细胞脱水、蛋白质凝固，从而破坏肿瘤细胞，且肿瘤组织中的血管壁内皮细胞变性、坏死，继而血栓形成，导致肿瘤缺血坏死，称为经皮乙醇注射疗法；②冰醋酸：与乙醇相比，醋酸(乙酸)具有更强的渗透能力，容易穿透癌组织的纤维间隙而均匀弥散，且有注射总量少、次数少的优点，因而有更强的杀伤癌细胞的能力。主要用于孤立性原发性肝细胞肝癌和转移性肝癌；③稀盐酸复方消融合剂：稀盐酸复方消融合剂，注射 1ml 可使 15cm3 的肿瘤完全凝固坏死，其凝固癌组织蛋白的效力是 50% 冰醋酸的 5 倍、无水乙醇的 15 倍，实验研究表明，复方消融合剂凝固组织的范围呈球体，界面细腻，凝固坏死区与正常组织界限清晰，明显优于无水乙醇和冰醋酸。

2. 影像学引导下放射粒子种植(图 10 - 1)　指利用计算机三维重建肿瘤形态，准确地设计粒子植入的位置、数量和种植途径，并在 CT、B 超引导下植入放射性粒子到治疗靶区域。国内目前多用[125]I 或[123]Pd，原则上所有局部直径在 6cm 以下的实体瘤都可运用该方法治疗，对不能手术治疗、放疗不理想、放化疗不敏感的肿瘤患者来说，是一种可供选择的姑息性治疗手段。

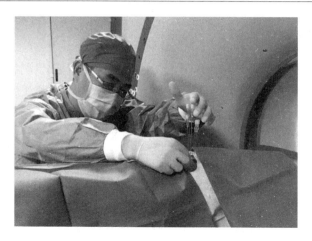

图 10 - 1　CT 引导下放射性粒子种植术

第三节　现状与展望

一、现状

国内外文献荟萃分析显示：肝动脉灌注化疗栓塞（TACE）是不能手术切除肝癌的有效治疗方式，肝癌国际指南使之成为 BCLC B 期（中期）的标准治疗，但 TACE 术后，患者机体免疫功能和肝功能的下降、肝癌细胞固有的化疗耐药性及肝癌局部缺氧诱发的血管生成等，造成其远期疗效并不理想。由于肝癌特殊的生物学特性及目前对其认识和医疗水平的局限性使得任何一种单一治疗模式，包括单纯介入治疗都难以治愈肝癌。因此，提高肝癌总体疗效依赖于综合治疗已成共识。

（一）肝癌的介入治疗

1. 肝癌的消融治疗　小肝癌的消融治疗目前临床实践中最常用的肝癌消融方式主要分为两大类：化学消融和温度消融术。这两类技术的共同特点是在影像导向下，通过各种方式进入肝癌内注入化学药物，或导入冷热源发生器，用化学或物理方法原位消灭肝癌。由于消融术目标明确，作用强烈，对正常组织不产生明确毒副反应，有人甚至把这种原位灭活技术称为不需要动刀的"刀"，如化学刀、射频刀、激光刀、海扶刀、超导氩氦刀等，意指类似于外科手术切除的效果的治疗方法。

（1）化学消融：是以各类化学药物直接注入肝癌内部，使肝癌及周围局部组织细胞脱水、细胞内蛋白凝固、坏死、崩解，同时肝癌内血管内血栓形成进一步促使肝癌细胞的坏死及坏死灶的纤维化，诱导肝癌凝固坏死从而达到灭活肝癌病灶，而使肝癌消融；如无水酒精、冰醋酸、盐酸等。

（2）物理消融：此种治疗用温度产生的能量破坏肝癌，包括热能和冷冻。

1）热能：是通过设备及器械以不同原理产生热能，经热化效应加热组织，热能的累积超过细胞的耐受而使细胞内的蛋白质变性，脂质层溶解，细胞膜被破坏，组织细胞凝固性坏死，当热量达到 80～90℃，可有效地快速杀死局部肝癌细胞，同时可使肝癌周围的血管组织凝固形成一个反应带，使之不能继续向肝癌供血和有利于防止肝癌转移。如射频、激光、微波、超声聚焦等。

2）冷冻：是经过低温、冷冻、热融三个过程使肝癌细胞内冰晶形成，引发膨胀变形、细胞脱水、细胞膜结构改变等破坏肝癌；如液氮直接冷冻、超导氩氦刀冷冻等。

各类原位消融技术，均可造成不可逆的肝癌细胞凝固性坏死，坏死后的肝癌细胞抗原性改变，成为抗原刺激机体免疫系统，尤其是高温造成肝癌靶组织发生的凝固性坏死可起到高温固化留置瘤苗的作用，增强机体的体液和细胞免疫，产生抗肝癌免疫反应。

手术切除是目前临床治疗早期肝癌的主要方法，且可能得到根治。在一些以单结节的小病灶且肝功能储备良好的病例为主的研究中，患者术后 5 年生存率可达到 60%～70%，但手术切除并非百分之百的根治性治疗，如国内周信达等采用手术切除 1000 例小肝癌，根治率仅为 80.5%，术后 5 年的复发率高达 70%。而消融治疗小肝癌可达到 90% 以上的肝癌完全坏死率，在一些结果较好的临床研究中，患者术后 5 年生存率也达到 70%。近期，2 个小规模的随机对照研究比较了消融和手术治疗的疗效的结果显示，对于直径≤3cm 的小肝癌，PEI 和手术一样具有同等疗效，1～5 年生存率和局部复发率无显著差异；陈敏华等的结果表明，射频治疗术后 1～3 年生存率与手术切除相同，肝癌局部控制率也无差异，对于肝癌直径≤3cm 的小肝癌，射频治疗的近期疗效略优于手术切除。因此，多种介入治疗方法治疗小肝癌已经取得与外科手术切除相近的疗效，且在安全性、复发率、可重复性、并发症发生率和适应证等方面优于手术治疗。消融治疗有望成为治疗直径<3cm 小肝癌的首选方法之一。但消融和手术治疗小肝癌的价值究竟哪个更有优势，有待多中心大规模的随机对照研究得以证实。

2. 中晚期肝癌的经动脉化疗栓塞（TACE）治疗（图 10－2） TACE 作为临床治疗中晚期肝癌的重要方法，主要通过栓塞肝癌的供血动脉，阻断肝癌的血供，导致肝癌缺血、缺氧，达到抑制肝癌生长、促使肝癌细胞坏死、凋亡的目的。国内外文献荟萃分析显示：TACE 不仅能有效地控制肝癌局部的生长，而且显著地提高患者的 2 年存活率，因此 TACE 成为 BCLC B 期肝癌的标准治疗方法。但值得注意的是：若适应证选择不当，TACE 的抗癌效益就可能被化疗药物和栓塞对肝功能的损害所抵消。因此，如何判断在哪些情况下患者可能从中受益、无益或甚至受害是临床亟待解决的问题之一。Alvarez R 等认为，TACE 治疗对肝功能 Child－Pugh A 和 B 级的患者较 Child－Pugh C 级患者更为有效。L lovet 等也认为多结节无血管浸润且肝功能 Child－Pugh A 级的患者为 TACE 的最适合人群。总之，目前尚未有 TACE 治疗的统一标准。依据 Child－Pugh 分级，或 Okuda 分期、TNM 期，进行大规模的随机对照研究可能有助于这个问题的解决。在栓塞治疗中，尽管大多数患者使用了化疗药物，但尚无证据表明目前常用的化疗药物哪种更有效，单药或多药组合更有效？有研究显示，即使联合应用也不能因此提高患者的生存期。一些研究显示，小剂量化疗药物栓塞与常规剂量化疗药物栓塞具有相同的疗效。在3个随机对照研究中，接受单纯栓塞或 TACE 术的肝癌患者生存期无显著差异。这表明，大部分病人并未从化疗药物中获益，故迫切需要开发在肝癌化疗栓塞中有效的药物和提高药敏的研究。

经典的 TACE 治疗采用的栓塞剂是超液态碘油与各种化疗药物的混合乳剂，碘油携带化疗药物进入肝癌内部发挥局部杀伤作用，但此混合乳剂是不稳定的，化疗药物在数小时至数天就会释放进入全身血液循环，难以真正发挥稳定缓释的目的。TACE 常用的其他栓塞剂还包括明胶海绵颗粒、PVA 微粒、三丙烯明胶微粒等，但这些微粒均不能负载化疗药物，只能起到机械栓塞肝癌供血动脉的作用。载药微球又称药物洗脱微球（DEB），通过离子交换作用吸附结合蒽环类抗肝癌盐酸盐药物（如阿霉素、表阿霉素和柔红霉素）或喜树碱类衍生物（如伊立替康和拓扑替康）。药物负载效率极高（>99%），每毫升微球可携带 37.5mg 阿霉素和 50mg 伊立替康，常用量的微球能够携带足够治疗剂量的化疗药物。体外实验、药代动力学和动脉模型研究均证实了 Mead 能够足量携带和缓慢释放化疗药物，肝癌组织内药物浓度能够达到并保持致死剂量数天至数周，而全身血液循环内的药物浓度很低，这样肝癌坏死率高而全身化疗副反应轻微。

目前已经完成或正在进行多项使用负载阿霉素的 DCbead（DEBDOX）治疗不可切除原发性肝癌的临床试验，以评价其安全性和有效性，其中包括一项比较 DEB-TACE 与常规 TACE（c-TACE）的前瞻性随机对照研究，即 PRECISION V 研究。该研究表明，使用 DEBDOX 栓塞组患者的肝脏毒性和全身副反应均低于 c-TACE 组，而在 6 个月时肝癌的客观反应率（OR）DEBDOX 组略高于 c-TACE 组（52% vs. 44%）。其他关于 DEBDOX 在等待肝移植的患者中应用、DEBDOX 联合射频消融、DEBDOX 联合索拉非尼治疗的临床研究正在进行中。对于神经内分泌癌肝转移和肝内胆管细胞癌，DEBDOX 栓塞也初步显示了较好的疗效。

另外，目前已有一部分学者在尝试使用其他治疗手段进行 HCC 的治疗，比如用碘（^{131}I）和钇（^{90}Y）作为递质进行放疗栓塞，使用药物洗脱微粒进行化疗栓塞等。一项西班牙研究对经选择的 HCC 伴肝硬化患者进行了 ^{90}Y 树脂微球治疗，结果显示，患者的肝癌缩小。当只考虑放射治疗部位病损时，疾病控制率达到了 100%。但在放疗后，43% 的患者肝内其他部位有继发性的新病损出现，说明该方法还有待进一步改进，其安全性需要进一步提高。

总之，TACE 能够有效地控制肝癌局部的生长、提高患者的生存期，为肝癌姑息性治疗的首选方法。

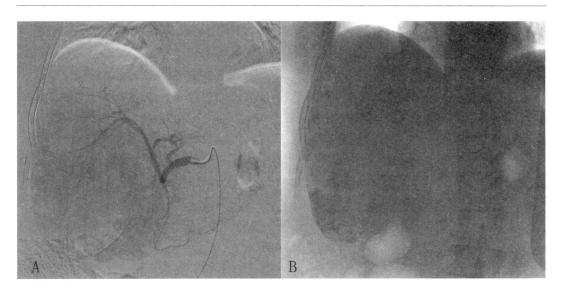

图 10 - 2　肝癌 TACE 术造影及碘油栓塞后图像

　　TACE 治疗肝癌的候选标准、化疗药物、间隔周期尚需进一步研究，TACE 联合其他局部治疗方法的作用也待进一步观察。

　　大量的临床实践和研究显示：TACE 与灌注化疗、射频消融（RFA）、外科手术和放射治疗等治疗方法联合运用是一个有着广阔前景的趋势。此外，TACE 结合分子生物学的治疗手段，比如结合靶向治疗（索拉菲尼等）、免疫治疗（胸腺肽等）和基因治疗等也会越来越受到重视。希望在不久的将来，医学基础研究和临床实践能够有力地结合起来，为 HCC 患者找到更加有效的治疗方法。

　　3. 肝动脉内[131]I 美妥昔单抗灌注　根据放射免疫原理治疗的利卡汀（[131]I 美妥昔单抗）是一种治疗肝细胞癌的放射性核素标记抗体的新型靶向药物。适用于所有肝细胞癌，尤其是不宜行 TACE 术或 TACE 术治疗后无效、复发者。对 108 例无对照开放 II 期临床研究显示其对晚期原发性肝细胞癌的控制率（CR + PR + MR + SD）超过 80%。

　　4. TACE 联合 PVCE 治疗　经导管肝动脉（TACE）与门脉联合栓塞术（PVCE）指将导管分别插至载瘤肝动脉和门脉叶（段）分支同时进行栓塞治疗的方法。TACE 术后门静脉对肝癌的血供代偿性增加，使经门静脉介入的化疗药较多地进入肝癌组织。门脉压力小，速度低，药物局部停留时间延长，有利于杀灭癌细胞。多数学者认为经门脉灌注化疗可预防或减少胃肠道肝癌外科手术后肝转移的发生率，同时亦直接对肝转移灶进行有效治疗。TACE + PVEC 主要适用于原发性肝癌动脉性多次化疗栓塞引起相应肝动脉闭塞致门脉参与供血增多者。肝癌术前行 TAPVE 可使载瘤区叶（段）萎缩，非载瘤区肥大，增加了肝储备，从而减少外科手术后危及生命的并发症，可提高肝癌广泛切除的安全性。国外有研究报道，肝癌经 TACE 联合 PVE 治疗后，手术切除标本证实主瘤、肝内转移灶及门脉瘤栓的坏死率均高于 TACE 组。

5. TACE 联合 RFA 或 PEI 治疗　由于使用 TACE 阻断肝动脉血供后影响了血流的热对流，减少组织中热的丢失，并且肝癌内部的坏死组织和纤维化可能改变了肝癌组织的热传导性，从而使热量更容易传导，此时单个电极在单次射频治疗中可产生 >5cm 的凝固性坏死区，因此这种联合技术特别有利于富血供的大肝癌治疗；同时，TACE 治疗可以减少射频治疗时针道播种转移的风险。有报道直径 3.5～8.5cm 的肝癌结节在阻断肝癌动脉血供后可经 1 次或 2 次 RFA 治疗后获得较彻底的消融。Rossl 等对无法切除的 62 例肝癌患者采用气囊导管或明胶海绵阻断肝癌动脉血供后再进行射频消融治疗，1 年生存率达 87%，无严重并发症。Yamasaki 等用球囊阻断肝动脉后行 RFA 治疗肝癌获得了比单用 RFA 更大的凝固性坏死体积。有学者对超过 3.5cm 或紧邻肝静脉、门静脉支的肝癌进行射频消融治疗时采用球囊暂时阻断肝静脉或节段性门静脉支的方法取得满意疗效。Yamakado 等研究显示 TACE 联合射频治疗一年生存期为 98%，肝癌直径 3cm 以下者一年生存期为 100%，>3cm 者为 96.4%。对于较大的非结节型肝癌，两种治疗的联合仍有待于进一步研究。

由于无水乙醇可以破坏肝癌细胞，同时破坏肝癌血管并使其闭塞，使得在 TACE 治疗中因细小分支及侧支循环的存在或因门脉供血而存活或继续进展的肝癌组织进一步坏死，减少复发的概率。对较大的肝癌，肝癌组织多为实质性，且癌组织内常有纤维分隔，阻碍了乙醇在肝癌内弥散，同时富血管大肝癌的血流冲淡乙醇，降低其毒性作用，导致大肝癌单纯应用 PEI 效果差。联合应用 TACE 时肝癌实质组织坏死，而使乙醇易于扩散，导致瘤灶完全或大部分坏死。国内外多项研究表明，TACE 联合 PEI 治疗肝癌在生存期评价方面明显优于单纯 TACE 或 PEI 治疗。

6. TACE 联合微波治疗　微波治疗（MCT）是利用微波的热效应，使肝癌组织凝固、变性、坏死，达到原位灭活或局部根治的目的。MCT 还可增强机体局部和全身的细胞免疫功能，以进一步消灭肝癌及残存癌细胞，防止肝癌复发，这可能是 PMCT 远期疗效好、复发率低的重要原因。TACE 联合热微波消融治疗肝癌有利于发挥各自的优点，增加治疗效果：①在对肝癌加热时，瘤内及瘤周的血液循环可起到冷却作用，TACE 可以减少肝癌组织的血供，减少或消除这种冷却作用，增加肝癌热消融的坏死体积；②热效应可以增加肝癌组织对化疗药物的摄取，延长药物在肝癌组织的停留时间，增加肝癌组织对药物的敏感性，提高化疗效果；③某些化疗药物如丝裂霉素 C、博来霉素、顺铂等可以阻止肝癌耐热现象的发生，增强微波抗肝癌的效应。Sehi 等报道，18 例病灶 <3cm 的肝癌患者，经 TACE 联合微波治疗后，发现有 17 例肝癌完全坏死，观察期间无复发。

7. TACE 联合氩氦刀治疗　氩氦刀是近年出现的治疗肝癌的新技术，通过快速冷冻和热融来破坏肝癌组织。冷冻同时还可促使机体免疫功能的恢复，增强机体对肝癌组织的杀伤力。其不足是 >3cm 的肝癌结节边缘，肝癌细胞难以完全坏死；靠近肝门区的肿块，穿刺及冷冻需避免损伤大动脉、静脉及肝内大胆管；多点冷冻时可引起肝内出血；较大范围的冷冻治疗，可加重肝硬化病人的肝功能损害。有研究表明，TACE 联合氩氦刀治疗可以互相弥补各自的不足。由于TACE后肝癌多处小血管闭塞,冷冻可使肝癌组织坏死明显提高;而对碘油稀疏、缺损区肝癌组织的冷冻,可弥补TACE的不足。Clavien PA等研究认为:在肝癌的介入治疗中,TACE联合氩氦刀的效率优于单纯TACE。

8. TACE联合激光治疗　在B超引导下经皮穿刺瘤内插入低功率导光纤维是近年激光治疗肝癌研究的一大进展,利用激光的热效应、压力效应和电磁场效应,可使受热区中央温度达60℃以上使肝癌凝固坏死。TACE联合激光治疗是姑息治疗大肝癌的有效手段,激光治疗可对栓塞效果不理想的肝癌边缘实施进一步的治疗,并且可减少治疗次数。Pacella等报道TACE联合经皮激光治疗30例肝癌显示,90%(27/30例)肝癌坏死,93%(25/27例)CT显示肝癌缩小或稳定,治疗前AFP升高病例术后均降为正常,1年、2年、3年局部复发率为7%。小肝癌组100%(15/15例)完全坏死,无局部复发,1年、2年、3年累计生存率分别为92%、68%、40%。

9. TACE联合高强度聚焦超声(TACE + HIFU)　TACE + HIFU治疗能起到协同增效作用,在TACE中断肝癌中心血供的基础上,HIFU同时作用在肝癌中心和周边,从而造成全部瘤细胞的死亡。同时,HIFU还能激发碘油产生高温而在局部达到破坏治疗目的。已有研究结果初步显示,TACE联合HIFU治疗肝癌和单独使用TACE治疗相比可以提高肝癌坏死率同时改善患者生活质量。

10. TACE联合三维适型放射治疗(3 - DCRT)　由于肝脏的放射耐受性差(全肝照射耐受剂量 <35cGy),在既往的肝癌治疗中很少使用放射治疗。近年来,随着影像学的发展,尤其是3 - DCRT的应用,现在多项临床研究已证实了其治疗肝癌是安全而有效的。3 - DCRT与TACE相结合,能够克服TACE的缺点,利用3 - DCRT精确定位、精确摆位、精确治疗的优势,对栓塞效果不理想的和(或)肝癌边缘实施进一步的治疗,已有文献报道这种方法对肝癌合并门脉癌栓的治疗取得了较好的疗效。

11. TACE联合质子体外放射治疗　质子作为带正电荷的粒子,以极高的速度进入人体,由于其速度快,在体内与正常组织或细胞发生作用的机会极低,当到达癌细胞的特定部位时,速度突然降低并停止,释放最大能量,产生Bragg峰,将癌细胞杀死,同时有效地保护正常组织。由于质子治疗具有穿透性能强、剂量分布好、局部剂量高、旁散射少、半影小等特征,尤其对于治疗有重要组织器官包绕的肝癌,显示出较大的优越性。46例肝癌合并门静脉癌栓患者,接受介入栓塞化疗与质子联合治疗,将质子放射治疗分程并与介入治疗交替进行来评价其近期疗效、放射反应、随访生存率。结果显示:有效率91.3%,门脉癌栓消失率45.6%。1个月、6个月、1年、2年生存率分别为100%、89.1%、52.2%、21.4%。中位生存期17.6个月。对于合并门脉癌栓形成的晚期肝癌患者,介入联合质子放射治疗是一种新的安全有效方法,但是仍需要大样本随机双盲对照实验研究证实。

(二)肝癌合并症的介入治疗

1. 肝癌合并梗阻性黄疸　治疗可先行经皮穿刺肝脏胆道减压引流术(PTCD),或置放胆道内支架于梗阻部位，使胆汁引流通畅，两周后再行选择性动脉灌注化疗或栓塞，称之为"双介入"治疗。

2. 肝癌伴脾亢　由于肝癌多在肝硬化基础上发生，肝硬化引起的脾大脾功能亢进使患者的免疫功能进一步减弱，且脾亢所致的白细胞减少也常影响化疗药物的使用。对肝癌合并肝硬化脾亢的患者，仅对肝癌本身的治疗是不够的，可在 TACE 的同时行部分性脾栓塞（PSE）治疗。部分性脾栓塞是对肝癌并脾亢的有效支持治疗，能减轻门静脉高压，减少消化道出血的发生率，使白细胞、血小板升高，提高免疫力。

3. 肝癌伴门脉癌栓　门脉癌栓是肝癌转移的主要原因，同时还可引起门静脉高压而致急性上消化道大出血。由于门静脉癌栓接受肝动脉供血，也接受胆管周围毛细血管丛动脉供血，当肝动脉被阻断后可由门静脉供血。因此多数患者单纯 TACE 对门静脉癌栓的治疗效果不佳。肝癌伴门脉癌栓的治疗主要有：门静脉插管化疗、门静脉内支架成形、B 超引导下门静脉癌栓无水酒精注射治疗，可使癌栓产生化学性的凝固坏死，经数次治疗后部分患者癌栓明显缩小甚至消失。以上方法与 TACE 联合使用可提高肝癌伴门脉癌栓患者的预后。

4. 肝癌伴肝动脉 - 肝静脉分流（AHVS）　肝癌伴 AHVS 并不是栓塞治疗的绝对禁忌证，动脉造影后如发现肝动脉肝静脉瘘应采用 PEI 联合 TACE 治疗，于瘘口附近注射无水酒精消融，闭塞瘘口后行 TACE 治疗。也有学者认为，明确瘘口者可行超选择至瘘口处，选用适当弹簧圈封堵；无明确瘘口者，以直径 12mm 的明胶海绵栓塞，然后再进行栓塞治疗。

5. 肝癌伴肝动脉 - 门静脉分流（AHPS）　目前认为 AHPS 是自然通道的异常扩大或交通，是病理生理情况下代偿功能的表现，不应视之为介入禁忌证；更不应视为肝癌直接侵蚀血管壁形成的动静脉瘘，相反对 AHPS 栓塞可以在一定程度和时间内闭塞分流，缓解门脉高压，防止肝癌上消化道出血和改善肝功能。发现 AHPS 应用超选择导管超越瘘口行病灶 TACE，TACE 完成后再退管至瘘口附近，用带毛钢圈栓塞瘘口。

6. 肝癌合并布加综合征　布加综合征可由于肝脏淤血加重肝功恶化，进而影响肝癌介入治疗的疗效。目前认为，若血管腔狭窄 <50%，则按常规化疗、栓塞。若狭窄 >50%，则应于狭窄部位置放金属内支架，保持下腔静脉的畅通，同时行 TACE。

7. 肝癌伴门静脉高压　肝癌由于肝硬化病变，或肝癌所致肝动脉门静脉瘘、门静脉癌栓堵塞，均可发生门静脉高压，甚至出现消化道大出血。如肝癌病灶不在穿刺道上，可行 TIPS 或 PTPE 以减轻门静脉压力，防止静脉曲张破裂出血。行 PSE 也可减轻门静脉高压。

8. 肝癌合并胆汁瘤　胆汁瘤是栓塞化疗或 PEI 引起癌旁胆管壁坏死，胆汁外溢，被包裹形成假性囊肿所致。此囊肿可压迫肝内胆管导致阻塞性黄疸。陈晓明等使用经置管引流后行 PEI，取得了较好的临床效果。

9. 肝癌伴肺转移　对于肝癌伴肺转移者，仍应把治疗重点放在肝脏，同时处理肺部转移灶。若肺部病灶数目<3个，多采用一次性支气管动脉或（和）肺动脉灌注化疗，亦可用微导管超选择至支气管动脉2～3级分支，谨慎地用碘油乳剂栓塞。若肺部病灶数目>3个，则可经皮穿刺右锁骨下静脉，留置导管于肺总动脉，外接药盒连续灌注化疗。

（三）存在问题

肝癌的介入治疗已成为肝癌患者的重要综合治疗措施之一，但目前也存在一些悬而未决的问题，不利于肝癌介入治疗的健康发展。

1. 缺乏规范化　介入治疗学相对于医学影像学中的其他专业，具有超前及相对独立性，对设备器材、人员素质都有很高的要求，目前，我国各单位介入治疗的技术水平差距很大，规范介入治疗的操作已成为广大介入科医师必须面对的问题。

2. 过度治疗　在介入治疗开展初期，由于医务人员的期望值过高，忽视了患者的肝功能和全身状况，肝衰竭的发生率甚高，肝癌的介入治疗应以最小的代价，获取最大限度地缩小肝癌体积，控制肝癌生长速度，目标应确定在提高患者生存质量，减轻痛苦和延长生命上。

3. 存在盲目性　目前国内在临床工作中对肝癌的诊断主要依据临床症状、病史、实验室检查、影像学检查结果，在介入治疗前绝大多数患者无病理诊断，一律按同样的药物和方法行介入治疗，失去了针对性，使疗效学分析失去科学依据。

4. 研究不足　同为肝癌，影像不尽相同，如有乏血与富血之别，有否动静脉瘘之别等。因此研究它们之间的关系，可达到不需活检，亦可从影像估计病理类型，进而指导治疗，估计预后。病理也是肝癌各种生物学特征和对治疗反应好坏的基础。肝癌大小，包膜是否完整、血供、癌栓、是否早期散播等与肝癌病理形态息息相关，明确了这些关系，才能正确选择肝癌的治疗方式。目前普遍存在的不管病理类型的单一治疗方式，使肝癌的介入治疗存在盲目性，令疗效分析和临床研究失去了重要的科学依据，是一个亟待解决的问题。

5. 对重复治疗的时间不一致。有的间隔很短，有的则很长，笔者认为肝癌的介入治疗要采用个体化治疗方案，应根据不同情况如肝癌的大小、肝功能、血象指标及全身状况而定。

6. 肝癌的介入联合治疗尚未形成统一标准。部分虽有研究证实较单一治疗效果更好，但仍缺乏多中心临床研究结果，故联合治疗的类型及适应证至今无确切的定论。

二、展望

特别是近半个世纪以来，许多新技术、新器械的应用使肝癌治疗的格局发生了彻底的改变。治疗上使肝癌由"不治之症"变成"部分可根治之症"，但是更应该清醒地看到，相对于其他肝癌来说，肝癌的预后还很差，各类微创介入治疗后都常在短期内出现复发和转移。这表明摆在我们面前的任务仍然十分艰巨，迫切需要我们在肝癌的微创治疗方面寻找新的突破口。

1. 夯实基础与临床研究 回顾历史，肝癌病因、诊断与治疗的进步，几乎都与基础研究的进步息息相关。如要进一步提高治疗效果，就必须加强基础理论研究，从根本上防止癌肿的发生和阻断肝癌转移的途径。肝癌癌基因和抑癌基因的研究、肝癌转移基因和转移抑制基因的研究，最终将会阐明肝癌发生、发展、复发、转移的机制，并促进基于介入途径的基因治疗的发展。某些细胞因子如肝细胞生长因子、白介素、肝癌坏死因子等研究，可能对肝癌的诊断和治疗提供潜在的支持。各种因素对肝脏细胞分化、增殖的影响将可能揭示环境、理化或生物因素在肝癌发生、发展中的作用。对机体免疫状态的研究可能揭示肝癌细胞免疫逃避的机制，也需要引起我们的重视。另外，国内外肝癌介入治疗方式多种多样，但普遍存在着盲目性较大，因各单位研究方法和实验条件的差异而致研究结果不一，临床研究大多为回顾性低级别循证医学研究而非多中心、前瞻性、随机对照研究等问题。因此，肝癌微创介入治疗方案的优化及前瞻性的基础实验研究显得尤为重要。

2. 加强规范与综合治疗 理论上每位肝癌患者的治疗方式都应有所不同，而且新的治疗手段层出不穷，因此，对大多数类似的病人都应遵守共同的规范，才能保证基本的疗效。由于介入操作越来越精细，对影像学设备要求越来越高，因此，开展该项技术需要具备一定素质的医师和一定条件的医疗单位，这就必须进行行业规范，明确规定治疗适应证和开展技术的职业人员。同时应该认识到肝癌是一个动态发展的疾病，注意肝病患者的疾病发生发展过程，实现对其动态的全程管理，如：肝内外转移、体能状况评分、肝功能分级、并发症状况的评估等，这些都是制定临床治疗策略时需要综合考虑的内容，同时，必须清醒地认识到只有在规范化治疗的基础上才能真正实现对患者的个体化治疗。

肝癌综合介入治疗将是一个长期的方向，随着科技的发展、人们观念的更新、治疗学上的革命，合理而有计划的综合序贯治疗模式终将取代传统的单一治疗模式。微创介入与多学科综合治疗模式立足于肝癌的生物学特征．，结合了病灶水平的局部治疗（手术、消融）、器官水平的区域治疗（TACE等）及系统水平的全身治疗（生物免疫、分子靶向、抗病毒、中医中药等）。该模式应用微创介入手段对肝癌进行精确定位、精准分期与精准治疗的同时，最大限度地保护患者的生理功能、免疫功能，保护和改善生活质量，是建设性的肝癌治疗模式的精华体现。

3. 建立多学科联合治疗（MDT） 介入治疗手段已普遍应用于中晚期肝癌的治疗，近期疗效较好，但单一的手段难以使肝癌完全坏死及解决侧支供血和肝功能损害等问题，远期疗效不佳，也缺乏统一的临床分期与指南，治疗方法众多，而能够收治肝癌患者的临床科室有介入科、肝胆外科、移植科、放射科（影像科）、超声科、肝癌（内、外）科、肝病内科、消化内科、传染科、放疗科、生物治疗科、中医科等。由于我国现有医疗体制的局限性，不同科室之间缺乏良好的沟通合作渠道，各学科间对彼此技术的更新发展缺乏深入了解，不同治疗方法的适应证存在交叉重叠，以及经济利益驱使等原因，造成部分肝癌患者长期在单一专科反复接受单一手段的治疗，难以得到合理的联合治疗，这也不利于多学科交叉研究。因此，肝癌迫切需要建立个体化多学科联合治疗（MDT）模式，该模式必须以高级别的循证医学作为依据，推动地区行业规范的制定。通过逐步建立和推广的肝癌 MDT 规范，进一步提高肝癌患者的疗效，在保证疗效的同时注重治疗手段的安全性和微创性，避免过度治疗造成的资源浪费。

为了达到最佳治疗效果，就需要在多学科联合诊治的模式下，选择最适合的治疗方法，并发挥各种方法的优势进行综合治疗，如小肝癌选择消融治疗可达到根治效果，中晚期肝癌也以 TACE 为主的综合治疗延长生存期；介入治疗亦可为其他治疗方法创造条件，如 TACE 可以为外科切除前的部分大肝癌减期，或为肝癌切除术后预防复发，TACE 延缓肝癌发展，为部分等待肝移植患者争取时间；介入治疗本身也可以采取联合治疗的方法，如 TACE 联合消融，TACE 联合粒子植入等，国内外临床试验均证实联合治疗较任何一种单纯的介入治疗效果更好。

4. 探索新的治疗策略　由于目前各种肝癌的介入治疗方法都存在各自的不足，所以仍需不断寻找新的疗法，积极开展科学研究，尤其要与当前的一些研究热点，如分子生物学技术、基因治疗相结合，并注意把在临床上的一些新方法移植到介入治疗中来，如随着血管生成抑制剂的不断开发和应用及肝癌细胞凋亡的相关基因的研究，基于介入途径的基因治疗和抗肝癌血管治疗必将给肝癌患者带来福音。另外，随着纳米技术获得突破性进展，未来介入治疗肝癌可利用纳米技术将纳米粒子，药物复合物灌注入肝动脉以达到靶向作用，纳米技术与分子生物学技术相结合也将是未来介入医学研究的热点。在材料学方面，更为精细智能化的微导管作超选择、节段性治疗将是今后的血管介入的发展方向之一，同时中药抗癌剂、放射性微球、药物洗脱性微球，^{131}I - 美妥昔单抗等新型多功能栓塞颗粒有待进一步的研发、推广，而正在兴起的分子影像介入治疗更有着美好的临床应用前景。

第十一章　肝脏肿瘤微创介入治疗技术

第一节　肝脏肿瘤射频消融术

一、射频消融的原理

射频消融的基本原理是在影像设备(CT、B超等)或腹腔镜引导下，由射频电极针将射频发生仪产生的480KHz的高频电磁波，直接导入肿瘤靶组织，激发作用部位组织细胞内的离子高速振动产生摩擦热，并传导到邻近组织，随着局部温度的升高，靶组织的蛋白质变性，组织凝固性坏死，最终在电极针周围产生一个球形消融区域。

二、射频消融的适应证

1. 通常适用于单发肿瘤，最大直径≤5cm；或肿瘤数目≤3个，且最大直径≤3cm。

2. 无血管、胆管和邻近器官侵犯及远处转移。

3. 肝功能分级为 Child Pugh A 或 B，或经内科护肝治疗达到该标准。

4. 对于不能手术切除的直径 >5cm 的单发肿瘤，或最大直径 >3cm 的多发肿瘤，局部消融可以作为姑息性综合治疗的一部分。

单发及多发的小肝癌 CT 图像如图 11 -1 所示。

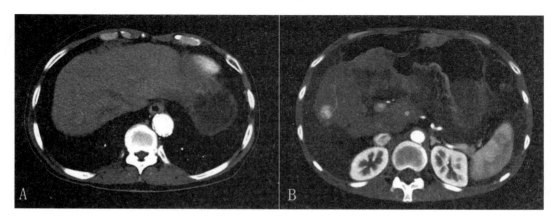

图 11 -1　CT 检查

注：左图：单发的小肝癌 CT 图像；右图：多发的小肝癌 CT 图像。

三、射频消融的禁忌证

1. 肿瘤巨大或者弥漫型肝癌。

2. 伴有脉管癌栓、邻近器官侵犯或远处转移。

3. 肝功能分级为 Child C，经护肝治疗无法改善者。

4. 治疗前 1 个月内有食管（胃底）静脉曲张破裂出血。

5. 不可纠正的凝血功能障碍和明显的血常规异常，具有明显出血倾向者。

6. 顽固性大量腹水，恶病质。

7. 合并活动性感染，尤其是胆管系统炎症等。

8. 肝肾、心肺、脑等主要脏器功能衰竭。

9. 意识障碍或不能配合治疗的患者。第一肝门区肿瘤应为相对禁忌证；肿瘤紧贴胆囊、胃肠、膈肌或突出于肝包膜为经皮穿刺路径的相对禁忌证；伴有肝外转移的病灶不应视为绝对禁忌，仍然可考虑采用局部消融治疗，控制肝内病灶情况。

四、射频消融的操作方法（图 11 - 2、图 11 - 3）

1. 术前禁食 8 小时，详细超声检查或者 CT 读片，明确肝脏病灶情况，制订合理的进针路径和布针方案。

2. 麻醉方案应视情况选择穿刺点局部麻醉、静脉镇痛、静脉麻醉、硬膜外麻醉或气管麻醉等镇痛麻醉方式。

3. 手术区域常规消毒、铺巾。

4. 再次全面超声或 CT 扫描，确定进针点，进针角度和布针方案。

5. 选择肋间进针，经超声或 CT 引导下，尽量选择先经过部分正常肝脏，在进入肿瘤。穿刺应该准确定位，避免反复多次穿刺，导致肿瘤种植、损伤邻近组织或肿瘤破裂出血等；如果进针过深，不应直接将电极针退回，而是应该在原位消融后，再退针重新定位，避免肿瘤种植；一般情况下应先消融较深部位肿瘤，再消融较浅部位肿瘤。

6. 参照各消融治疗仪的说明，进行消融治疗，逐点进行。为了确保消融治疗的效果，消融范围应该力求达到 0.5cm 的安全边界，一针多点的重叠消融方式可以保证消融范围和减少遗漏的发生；消融完成后，争取在拔针时进行针道消融，防止术后出血和肿瘤沿针道种植。

7. 治疗结束前再次行超声或 CT 全面扫描肝脏，确定消融范围已经完全覆盖肿瘤，力求保留 0.5 ~ 1cm 的安全消融边界，排除发生肿瘤破裂、出血、血气胸等并发症的可能因素。

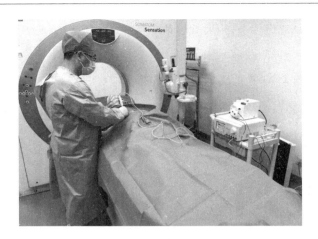

图 11 - 2　CT 引导下肝癌射频消融术

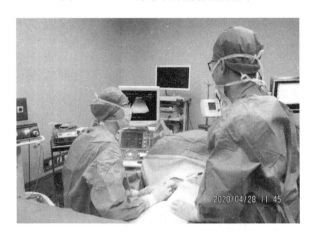

图 11 - 3　B 超引导下肝癌射频消融术

第二节　肝脏肿瘤化学消融术

一、治疗方法与机制

1. 概述　化学消融术是将无水乙醇、乙酸等化学药物经皮直接注射到肿瘤内，利用药物蛋白凝固特性，杀伤肿瘤细胞。这可以用于治疗孤立及少血供肝肿瘤，特别适合于孤立恶性肿瘤及少血供恶性肿瘤。但是对呈浸润生长的巨大肿瘤、严重黄疸、大量腹水、有明显出血倾向者禁忌。肝癌化学消融主要采用超声、CT 等影像引导下经皮穿刺和监控注射方法进行，也可采用腹腔镜、开腹直视下注射的方法进行。

影像引导下肝癌化学消融治疗迄今已有 30 年的历史，日本学者于 1983 年采用超声引导下经皮无水乙醇消融（PEA）治疗小肝癌取得了良好的临床效果，成为第一种被采用的经皮穿刺肿瘤局部消融治疗技术。PEI 治疗安全有效、操作简单、费用低廉、可重复性强，为肝癌及其他实体肿瘤提供了一种有效的治疗手段，也为射频、微波、激光、冷冻等肿瘤经皮热消融治疗奠定了基础。除无水乙醇外，醋酸（乙酸）和稀盐酸也用于肝癌化学消融治疗的报道，但目前临床上还是以无水乙醇注射消融治疗最为常见。

2. 原理　以无水乙醇为代表的化学溶液对消融肿瘤组织的主要机制是：无水乙醇具有强烈的亲水性，通过直接注射的方式，一方面无水乙醇可在肿瘤组织内弥散渗透，引起肿瘤细胞脱水、蛋白质凝固变性，直接灭活肿瘤细胞，引起肿瘤组织坏死；另一方面可以通过损伤肿瘤内微小血管内皮细胞，使肿瘤及周围组织微循环内血栓形成，局部缺血、缺氧，间接引起肿瘤组织坏死，达到消融肿瘤的目的。

鉴于无水乙醇容易获得、无刺激性气味且安全性更强，本章将以无水乙醇为代表介绍肝癌化学消融方法。

二、器材与操作技术

（一）影像引导设备

1. 超声　用于肝癌化学消融的引导监视，具有方便、实时、经济、无辐射等特点，同时具备良好的监视能力，可随意换角度观察，有利于操作者定位。但由于声学成像特点的约束，含气体组织对于超声声影干扰较重，因此对特殊部位的肝癌如位于膈顶、邻近肠管、肺组织的病灶，超声穿刺引导和药物注射监视受到限制。

2. CT　密度分辨率高，定位准确，影像无重叠，获得的图像可清晰地显示穿刺断面的解剖结构，准确显示病变所在位置、外形、大小、肿瘤内部情况及病变与周围组织的空间关系，也可良好地显示乙醇和造影剂混合物在病变内的分布以及外流情况，便于控制治疗过程，有利于提高化学消融的疗效以及安全性。对位于膈顶、肝门附近、肝被膜下、胆囊旁、邻近胃肠道等特殊部位的肝癌病灶，与超声引导相比，CT 引导更有优势。

3. 磁共振成像（MRI）　MRI 无电离辐射，且观察范围大，组织分辨率高，任意成像角度，以开放型 MRI 和透视技术为代表的新影像引导技术可达到实时监视的程度，具有广阔的应用前景。由于设备昂贵，同时需要无磁性介入器械等以及监护设备，目前难以普及。

（二）器械

化学消融器械主要为消融针。消融针的类型包括：端孔针、多孔针、多子针和弯针。

1. 端孔针　常规使用的细针即脊柱针（Chiba 千叶针），规格有 20~23G，多用 21G 或 22G，针长 15~20cm。针套内配有针芯，出水孔在针尖前端，可使化学消融剂精确的注射于肿瘤组织内。

2. 多孔针　由日本某公司研制生产的一种 PEA 专用针，该针尖端封闭，在距尖端 3mm 处每隔 120° 有一侧孔，可使化学消融剂在肿块内更大范围均匀弥散，有 20~22G，针长 15～20cm 等不同规格。

3. 多子针　Quadra‑Fuse 多叉多孔注射针,包括针柄、15cm 长 18G 注射针杆和 3 支可伸缩子针。针柄头端锐利,尾部连接注射器,消融时 3 支子针从距头端 2cm 处的针杆侧孔向外穿出,相邻子针间隔 120°,最大外展直径 5cm。子针头端有 4 个间隔 90°的侧孔,无水乙醇经由这些侧孔注入肿瘤内。

4. 弯针　为带有外套管,头部可弯曲的 25G 肝穿针(Dchns,Cook),在外套管周围直径约 2cm 范围内可调整针尖位置,适用于病灶位置深、体积小,普通细针不易穿中者。由于细针方向性差、肝脏随呼吸上下运动,将针尖刺入病灶中心需花费较长时间反复调整,用可弯曲针则容易解决该难题,只要将套管针的针尖穿到病灶边缘,即可将头端可弯曲的细针通过套管刺入病灶内。对于较大病灶通过调节针尖的弯曲方向及针尖位置,一次穿刺多点注射,减少穿刺次数,缩短操作时间。

5. 化学消融剂　99.5% 分析纯无水乙醇。根据患者肿瘤的大小、深浅、与周围组织的关系、身体状况、患者对无水乙醇的耐受性决定其使用剂量,单次用量一般在 30ml 以下,最大不超过 50ml。

(三)术前准备

1. 通过影像及 AFP 或病理检查明确肝癌诊断。

2. 完善血常规、生化、凝血功能、肝功能、心电图等检查。

3. 术前根据 CT、MRI 等影像检查,了解病灶所在部位、大小以及与周围器官的关系,初步拟定安全可行的进针路线。

4. 详细了解病史,明确是否有高血压、糖尿病等疾病。

5. 了解患者的药物过敏史以及是否对酒精过敏。

6. 向患者及家属告知治疗风险,签署知情同意书。

7. 局麻患者术前禁食、水 2～4 小时;全麻患者禁食 8 小时、禁水 4 小时。

8. 建立静脉通道。

(四)操作步骤

1. 超声引导下的步骤

(1)通常采用仰卧位,也可根据病灶所在肝段位置和周围组织毗邻结构关系采取俯卧位及其他体位。

(2)用超声普通探头定好穿刺点并做好标记。

(3)对手术区及进针孔道常规消毒,铺治疗巾。

(4)进针点用 1% 利多卡因 3～5ml 局部麻醉。

(5)用酒精或消毒液状石蜡涂抹局部皮肤,超声穿刺专用探头消毒处理后放置在预定穿刺点旁,在实时超声监视下,将穿刺针通过正常肝组织穿入肿瘤底部。

(6)拔出针芯后,用注射器注入无水乙醇,针尖部位肿瘤组织出现高回声覆盖,然后缓慢退针直至肿瘤顶端继续注射，对于较大和多发肿瘤可采取多点、多方向、多平面穿刺注射，观察无水乙醇是否均匀地在肿块内弥散，有无漏出肝包膜或腹腔等器官或组织。

（7）注射完成后，插好穿刺针的针芯，在肿瘤组织内停留 3~5 分钟，使无水乙醇充分凝固肿瘤组织，防止无水乙醇经针道渗漏到肝包膜或腹膜腔。将针尖退至肝包膜下，拔出针芯，确定无药液沿针道反流，肿瘤内外的压力达到平衡后，再缓慢拔出穿刺针。

（8）局部按压止血，用无菌纱布覆盖。

2. CT 引导下的步骤

（1）通常采用仰卧位，也可根据病灶所在肝段位置和周围组织毗邻结构关系从可行、安全的进针入路采取俯卧位及其他体位。

（2）在患者体表放置金属标志线，CT 扫描确定穿刺进针位点和入路。

（3）手术区常规消毒、铺巾。

（4）进针点 1% 利多卡因 3~5ml 行局部麻醉。

（5）根据 CT 所测量的角度，在平静呼吸下，使用特制量角器或 CT 穿刺导向器引导下将穿刺针穿入肿瘤组织。进针后，再行 CT 扫描，观察是否需要继续调整进针角度及深度。使用 CT 引导时，对于较大的肿瘤可采用多针、多点同时定位穿刺。

（6）将无水乙醇与适量碘化油或非离子造影剂混合，便于 CT 扫描时清晰显示无水乙醇在肿瘤内的弥散范围。无水乙醇与碘化油或非离子造影剂通常以 10∶1 体积混合。用 1~2ml 注射器抽取无水乙醇混合液经穿刺针注入肿瘤组织内，每注射 5~10ml 行 CT 扫描一次，观察瘤内无水乙醇和造影剂混合液的充盈情况以及是否出现消融剂渗漏现象。一般认为，瘤体内药物的充盈程度与疗效呈正相关，如果肿瘤局部沉积欠密实，应补充注入适量药物，直到密实沉积。

（7）注射完成后，插好穿刺针的针芯，在肿瘤组织内停留 3~5 分钟，使无水乙醇充分凝固肿瘤组织，防止无水乙醇经针道渗漏到肝包膜或腹膜腔。将针尖退至肝包膜下，拔出针芯，确定无药液沿针道反流，肿瘤内外的压力达到平衡后，再缓慢拔出穿刺针。

（8）局部按压止血，用无菌纱布覆盖。

（五）术后处理

1. 术后嘱患者卧床休息 12 小时，24 小时禁止剧烈活动。

2. 观察患者是否有醉酒样反应，术后鼓励患者多饮水。

3. 有呕吐患者术后禁食 3~6 小时。

4. 严密监测生命体征 6 小时。

5. 及时给予输液、止痛、护肝处理。

6. 观察患者手术区是否疼痛及有无腹膜刺激征。

7. 穿刺针道经过胸腔、肺组织的患者，观察是否有气胸。

8. 术后 2~3 天复查血常规和肝肾功能。

（六）疗效及评价

无水乙醇消融治疗后，以 CT、MRI（平扫加增强扫描）为主要依据评价疗效。以超声引导的无水乙醇消融区 CT 平扫表现为低密度区，增强扫描无强化，而 MR 增强扫描无强化、MRI 的 T_2WI 表现为低信号表示肿瘤无活性。CT 引导无水乙醇消融，由于在无水乙醇中加入了高密度的碘化油或非离子造影剂，消融区表现为高密度物质覆盖区。肿瘤标志物 AFP 等可作为参考或补充。

（七）术后随访

随访内容主要包括肿瘤标志物如 AFP，肝脏影像学检查、肝脏功能等。治疗后半年内 1~2 个月 CT 或 MR 复查一次，半年以后每 3 个月 CT 或 MR 复查一次，连续 4 次复查无复发者可每半年复查 1 次。

三、适应证和禁忌证

1. 适应证

（1）直径 <3cm 小肝癌，病灶数目不超过 3 个，或直径 <4cm 的单发病灶，当肝储备功能差、心肺功能不全不能耐受手术或病灶散在分布于不同肝叶不宜手术者，或不愿手术者。

（2）肝癌术后复发，不宜或不愿再次手术者。

（3）多次 TACE 后疗效不佳或病灶残留复发，但肝动脉发生闭塞不能再行 TACE 治疗者。

（4）射频、微波、冷冻等物理消融治疗后病灶残留或复发病灶者。

（5）病灶靠近膈顶、胃肠道、胆囊、血管等部位，行射频、微波或冷冻等物理消融比较困难者，PEI 可作为首选治疗之一。

（6）位于肝段或亚段门静脉分支的癌栓病灶。

（7）合并动门脉或动静脉漏的肝癌病灶，TACE 治疗前先行 PEI 治疗，可达到灭活肿瘤和闭塞漏口的双重作用。

（8）对于 5cm 以上的大肝癌，可采取多点、多次注射技术。

（9）转移到头面部、胸壁、腹腔、盆腔等其他部位的肝癌病灶。

（10）肝癌淋巴结转移病灶。

2. 禁忌证

（1）肝功能为 Child C 级，有大量腹水者。

（2）肿瘤巨大，病灶呈浸润性生长者。

（3）弥漫性肝癌患者。

（4）无法纠正的凝血功能障碍。

（5）PLT $<30\times10^9/L$（$30\times10^9/L < PLT < 50\times10^9/L$ 为相对禁忌证）。

四、研究进展

1. 治疗效果　已有许多有关 PEA 治疗的长期随访结果发表。对于直径不超过 5cm 的单发病灶或数目不超过 3 个且每个病灶直径不超过 3cm 的多发病灶,患者的 5 年生存率在 43% ~63%。有学者报道 PAI 治疗小肝癌(直径 <3cm)灭活率为 100%,1 年、2 年、3 年、4 年、5 年生存率分别为 95%、87%、80%、63% 和 49%;而 PAI 较 PEA 治疗小肝癌疗效更好。Ohnishi 等报道无瘤生存率分别为 83%、54%、50%、37% 和 29%。影响生存率的术前因素主要有肝功能、肿瘤标志物(AFP)水平、肿瘤的大小和数量。肝功能为 Child A 级的患者主要死因是由于新生癌灶导致的肿瘤进展;而 Child C 级的患者主要死于肝功能不全,因此这类患者是否接受该治疗值得商榷。5 年内新生癌灶的发生率为 64% ~87%,与外科手术后的复发率相同。局部复发率为 4% ~17%,主要来源于主瘤附近残留的卫星灶。

欧美肝脏研究协会根据以上结果,已将 PEA 列为早期肝癌的有效治疗方法之一。常规 PEA 治疗的死亡率可忽略不计,因为接受治疗的患者中仅有极少数死亡病例报道。严重并发症少见,为 1.3% ~2.4%(包括腹腔出血、胆管炎、主要胆管损伤后引发的黄疸、肝脓肿、胆管出血、动脉 - 门静脉瘘、休克、肝段梗死和肿瘤种植),通常仅需保守治疗。应用单疗程大剂量无水乙醇消融技术,由于注射乙醇的剂量较大,死亡率和并发症发生率随之升高(可分别达 0.9% 和 4.5%),并可出现其他的严重并发症(如:门脉高压的短暂加重而导致食管曲张静脉破裂出血、肝功能失代偿和一过性乙醇中毒)。

PEA 术后的复发率相对较高,1 ~5 年的累计复发率分别为 21%、50%、61%、82%、85%。复发肿瘤中约 80% 是新病灶。原发肿瘤的大小与复发频率有关,手术切除后或 PEA 术后的复发性肿瘤如继续接受 PEA,患者 1 年、3 年、5 年的生存率仍可达到 98%、74% 和 49%。

2. 问题讨论

(1)不同化学消融剂对肝癌病灶的作用机制:目前有文献报道的肝癌化学消融剂主要有三种:无水乙醇、乙酸、稀盐酸。以无水乙醇使用最为广泛和普遍,乙酸次之,而稀盐酸用于肝癌化学消融目前还只有个别报道,但其消融效果比无水乙醇和乙酸好,是一种非常有前途的化学消融剂,值得进一步研究。上述化学消融剂有其共同消融作用机制:直接注射到肿瘤组织内的化学消融剂通过细胞脱水、蛋白质凝固坏死灭活肿瘤细胞。但它们的化学消融作用也存在一些区别:无水乙醇消融的机制主要导致肿瘤细胞脱水及微血管栓塞,灭活肿瘤组织;乙酸则有很强的溶脂作用,能同时作用于纤维分隔中的胶原蛋白,不仅能使蛋白质脱水干燥,而且能通过破坏细胞膜的膜性结构加速凝固性坏死的形成,因而在组织中扩散能力较乙醇更强大;稀盐酸是内源性蛋白凝固剂,凝固组织的形态范围近似球体,与正常组织界限清晰,对于构成纤维成分的多糖类物质几乎没有破坏作用,因此对于有包膜的肿瘤,盐酸消融剂可以破坏包膜之内的癌组织,而对包膜以外的正常组织破坏较少,可防止化学消融剂对周围组织器官的损伤,但如果将盐酸直接与肠壁接触，容易导致肠壁的穿孔。

（2）不同化学消融剂药物用量及使用方法：目前无水乙醇（乙酸、盐酸）使用剂量、次数与肿瘤大小的量化关系及乙酸和盐酸的浓度尚无统一标准。对于化学消融剂剂量的使用，有经验使用法和公式计算法。在实际使用时，一般采用经验来使用，但有一个使用的基本原则。研究表明，通过单针直接注射方法，无水乙醇在有活性肿瘤组织内的弥散范围一般在 3cm 以内，所需无水乙醇剂量为 25～30ml。因此，采用无水乙醇消融治疗肝癌，肿瘤大小与无水乙醇剂量呈正相关，即肿瘤越大，需要的无水乙醇越多，插入到肿瘤内的无水乙醇注射针也要越多。由于患者对酒精的耐受力有一定的限度，一般情况下，单次剂量最好控制在 30ml 以下，而对酒精耐受性好的患者单次使用时的最大量也应不超过 50ml，当使用大剂量无水乙醇进行肝癌化学消融时，患者心肝肾损害增加，发生并发症和死亡的风险也相应增加。小肝癌病灶通过 1～2 次无水乙醇注射可以使肿瘤组织消融彻底，而较大肿瘤则需进行多点、多次的消融注射治疗且消融的残留和复发率更高。临床上乙酸化学消融多采用 50% 的浓度，盐酸消融时采用 10%～20% 浓度。公式法化学消融剂量公式，无水乙醇消融、乙醇和盐酸可参考的量化公式分别为：①无水乙醇 $V = 4/3\pi(R + 0.5)3$；②乙酸 $V = 4/3\pi(R + 0.5)3/3$；③稀盐酸 $V = 4/3\pi(R + 0.5)3/15$（R 为瘤体半径）。故乙酸和稀盐酸使用量分别为乙醇估计量的 1/3 和 1/15。

（3）药物注射速度不宜过快，须缓慢注药并行间断 CT 扫描了解肿瘤内药物的浸润情况。注射过快或压力过大，部分化学消融剂可能会流入肝实质引起肝功能损害，流入肝包膜下引起疼痛，流入腹腔引起腹膜炎，流入血管或胆管引起肝、肾功能受损甚至威胁生命。

（4）化学消融治疗转移性肝癌：以无水乙醇为代表的化学消融治疗对原发性肝癌有好的治疗效果，但对各种转移性肝癌的疗效不如原发性肝癌好。其主要原因是：原发性肝癌多数是在肝硬化的基础上发生，肿瘤周围肝组织质地较硬，肿瘤组织本身的质地较软及有较丰富的血供，周围的肝硬化组织以"硬包软"的形式包绕肿瘤组织，同时在肿瘤外周还常常有假包膜形成，两个特点都有利于无水乙醇等化学消融剂在肿瘤组织内扩散，肿瘤组织丰富的血供也有利于乙醇在丰富的肿瘤血管网中均匀分布。但大多数的转移性肝癌是发生在质地柔软的正常肝组织中，而转移性肝癌因内部结缔组织成分较多，质地较硬，形成所谓"软包硬"的结构，同时以乏血供肿瘤为主，肿瘤外周缺乏包膜，这些均不利于化学消融剂在肿瘤组织内的弥散，行化学消融治疗时，疗效有限，需要采取缓慢注射、多次注射等方法及适当延长疗程。

第三节 肝脏肿瘤经导管肝动脉药物灌注术

一、治疗方法与机制

经动脉药物灌注术（TAI）是指在医学影像设备的引导下，利用导管、导丝等插管至目标动脉进行灌注药物治疗的方法。该方法目的在于提高病变区域的药物浓度，延长药物与病变组织的作用时间，减低全身药物浓度，减少不良反应。经导管注入化疗药物的治疗肿瘤早已广泛应用于临床，对于多数晚期 HCC 患者已失去手术治疗的机会，且伴有黄疸、腹水、肝功异常，已不适合做肝动脉栓塞治疗，而肝动脉化疗灌注的方法则是最有效的非手术疗法。

TAI 治疗肝癌的基础原理主要是对肿瘤供血的动脉的直接灌注药物。药物的疗效除主要与自身的药理作用和病变对其的敏感性外，病变区域的药物浓度和药物与病变的接触时间等因素也尤为重要。传统的经静脉全身给药是首先经过静脉回流至心房，经肺循环后再由左心室泵出至体循环到达病变区域。病变区域接受的药物浓度与外周血浆的药物浓度及血流量密切相关，而外周血浆药物浓度还与药物在肝、肾等器官代谢密切有关。这种情况下如想提高肿瘤的治疗浓度，只能通过增加注射药物剂量及注射时间，但同样增加了全身毒副反应。然而，TAI 经由供血动脉直接给药，药物首先进入了肿瘤供血血管，取得了药代动力学的优势。这个优势很重要，因为研究证明，药物浓度增加 1 倍，可杀伤癌细胞 10～100 倍，从药物动力学观点来看，经动脉直接向靶器官灌注药物可提高药物浓度数倍至数十倍；灌注能减少药物与血浆蛋白的结合；灌注药物浓度的提高与被灌注动脉的分流紧密相关，超选择插管可提高血药物浓度 25 倍，动脉用药剂量可大于全身化疗数倍。

传统的 TAI 需要多次动脉插管完成化疗全部疗程，增加了患者创伤。随着介入设备及器械的发展，植入式药盒导管系统（PCS）是在肝脏单次介入基础上发展起来的一种更为实用的介入方法，它是一种将具有组织生物相溶性的药盒连接导管，采用 Seldinger 插管技术插入肿瘤供血靶动脉后，再将导管位于血管外侧的一端与埋植于皮下的带有小空腔的盒体相接植入体内，为恶性肿瘤患者输注化疗药物、血液制品、营养支持及取血样提供长期安全可靠的血管通路的系统。PCS 的植入避免了患者反复插管的痛苦，为肝癌患者进行长期的动脉灌注化疗提供了一条较好的途径。早在 1981 年，美国《JAMA》杂志率先发布用小型埋植式药盒系统治疗转移性肝癌的消息，由此便逐渐在临床肿瘤的治疗中得到应用和发展。植入型药盒最初主要用于肝转移瘤的治疗，是由外科医生剖腹分离肝动脉，在直视下插管并连接埋植于皮下。这种植入方式的不足之处是病人需经手术剖腹插管，技术复杂，病人损伤大，且导管不能准确定位在肿瘤供血靶动脉，难以充分显示区域性化疗的优点，因而没有在临床肿瘤治疗中推广应用。随着介入放射学的发展，采用介入方法经皮动脉穿刺进行导管置管和药盒植入，使 PCS 在国内外临床治疗中得到广泛应用。药盒形状一般是圆盘状，直径约 2cm。其表面为特制的可耐受 3000 次穿刺的硅胶穿刺膜，外面有轻度凹陷以利于植入皮下后触摸定位穿刺，底部及周边质地坚硬，可防止穿刺时损坏及药物泄漏，盒体内有一空隙及一根联结盒体空腔与留置导管的空心金属杆。留置导管壁含不透 X 射线的金属丝，便于复查时使用 X 线定位。动脉药盒导管系统植入术可用于全身各部实体肿瘤的动脉化疗灌注，包括肝肿瘤、肾肿瘤、卵巢肿瘤、子宫肿瘤、膀胱肿瘤等，目前亦广泛应用于肝癌的动脉灌注药物治疗。将导管药盒系统地植入患者体内，既保留了靶动脉用药的优点，又避免了每次所必需的重复穿刺，使患者能经一次药盒植入术而建立起良好的给药途径，是长期动脉内药物灌注的一大进步，同时使肝癌的治疗范畴及给药方式得到了拓展。药盒可长期留置，也可安全取出，由于全埋入的置管方式，患者行动方便，以后的经药盒治疗可在门诊进行，明显地提高了病人的生活质量，节约了治疗经费。另外，通过药盒可做造影检查、内照射治疗、免疫导向治疗。

二、器材与操作技术

（一）器材与药物

1. 器材 DSA 机器、高压注射器、手术包、绷带或血管缝合器、动脉鞘、导管（内脏血管选择性导管，如 Yashiro 导管、RH 导管、Cobra 导管、J Curve 导管、Simmons 导管）、导丝、超选择时采用微导丝、微导管、PCS 置入系统。

2. 药物造影剂、局麻药（利多卡因）、肝素、止呕药、化疗药（多采用氟尿嘧啶 5 - Fu、多柔比星、铂类、羟基喜树碱、丝裂霉素）。

（二）操作技术

1. 术前准备

（1）影像学、实验室检查资料的准备。

（2）碘过敏试验（1 个月内未行 CT 增强检查者）。

（3）会阴部备皮（视入路而定，股动脉穿刺需要备皮）。

（4）器械及仪器准备。

（5）药物准备：化疗药物、栓塞剂、局部麻醉药物、止呕药、造影剂及急救药品。

（6）术前禁食 8 小时。

（7）签署知情同意书。

2. 操作技术

（1）患者体位：仰卧位。

（2）常规消毒铺巾。

（3）目前动脉药盒植入术最常用的入路是股动脉或锁骨下动脉，其中股动脉穿刺点为腹股沟韧带下 2cm，锁骨下动脉穿刺点为锁骨下外 1/3 下 1cm，局部麻醉，Seldinger 法穿刺动脉，置入 5F 动脉鞘管。

（4）引入猪尾巴导管置于胸 11 椎体水平造影，了解肝动脉的解剖及变异。

（5）用肝动脉导管选择性插管至肠系膜上动脉，行间接门静脉造影，显示门静脉通畅情况。

（6）选择性动脉插管，明确肿瘤范围、位置及供血动脉。

（7）选择性插管至肿瘤供血动脉分支，尽可能超选择性插管，其意义在于最大限度保护正常肝组织，有利于药物浓聚，更有效杀伤肿瘤细胞。

（8）插管后再次造影确认肿瘤动脉供血，常规的 TAI 即可经导管注入药物进行灌注治疗。若行 PCS 置入，再行 TAI 后再次作靶血管造影，将交换导丝尽可能远地插入靶血管，退出造影导管及导管鞘，沿导丝将留置导管置入靶动脉内，并调整留置导管头的位置。

（9）在穿刺点外上方 4~5cm 处自外上向内下做一 2~3cm 的切口，钝性分离其上方皮肤及皮下组织呈囊袋状，约药盒大小。

（10）将隧道针弯曲呈弧状，使用隧道针将留置导管自穿刺点皮肤下弧状隧道引至皮囊。

（11）再次注射造影剂观察并调整留置管头的位置，用蚊式钳夹住留置管近穿刺点的一端，剪去多余的导管，将药盒的连接头套入留置管并旋紧，试注肝素盐水证实导管通畅及接口无渗漏后，将药盒放入囊腔并调整位置使其顺畅。

（12）将药盒植入皮囊，缝合皮下组织与皮肤，试注造影剂最后确认留置导管头的位置正确后，插入配套皮下针，注射肝素盐水封管，固定套针并包扎伤口。

3. 术后处理

（1）术后平卧 24 小时，局部有渗血时可加用皮卷引流条，24 小时拔除。

（2）常规一级护理 1 天，二级护理 2 天。

（3）注意置入药盒侧的血液循环及呼吸、脉搏血压等生命体征。

（4）充分输液，酌情用抗生素及对症处理。

（5）复查肝肾功能、血常规。

4. 出院及随访 PCS 药盒置入后 7 天后可拆线，手术成功后每隔 10~14 天要用高浓度的肝素盐水冲洗药盒是否畅通，根据当时推药时感觉到的阻力大小即可确定。而肝癌的治疗则建议治疗后 4~6 周时复查 CT 和（或）MRI 等；至于后续复查则视患者的具体情况，可间隔 1~3 个月。治疗的频率应依随访结果而定，若术后 4~6 周时，影像学检查显示肝脏的瘤灶内的瘤组织坏死并且无增大和无新病灶，暂时不再做治疗。最初 2~3 次治疗间隔可以较短，此后，在肿瘤无进展的情况下应延长治疗间隔，以保证肝功能的恢复。在治疗间隔期，可利用 CT 和（或）MRI 动态增强扫描评价肝脏肿瘤的存活情况，以决定是否需要再次进行治疗。如经过数次治疗后，肿瘤仍继续进展，应考虑换用或联合其他治疗方法，如外科手术、局部消融和系统治疗等。

5. 操作程序要点和分类 PCS 置入术的技术要领在于术中药盒导管的定位、结束手术前经药盒造影和术后用肝素盐水冲洗药盒三个方面。术中药盒导管的定位至关重要，因为它直接关系到术后疗效，根据术前其他影像检查表现和术中数字减影血管造影 DSA 情况来决定药盒导管留置在靶动脉内的位置；在结束手术前一定要经药盒造影，只有在造影时才能发现药盒与导管连接点有无造影剂外溢，导管在皮下走行良好，导管在靶动脉内位置符合治疗要求的情况下才能结束手术，否则一定要查找原因，如加固连接点的衔接，调整导管走向及其在靶动脉内的位置；一般来说，手术成功后每隔 10～14 天要用高浓度的肝素盐水冲洗药盒，判断是否畅通，根据当时推药时感觉到的阻力大小即可确定。

目前临床上埋置药盒的点最多选择的是股动脉穿刺入路，创伤小、操作简便、置管准确、到位率高，而 PCS 可控性强，使治疗效果得以提高。经皮股动脉穿刺，既降低了穿刺难度，又可避免血胸、气胸等并发症。减少了患者多次插管的经济负担和放射科医生多次插管所受的 X 线量。操作需注意以下几点：①穿刺方式及穿刺点的选择穿刺点选择在腹股沟韧带下方处最佳，该点上方有腹股沟韧带，留置导管转折时，不容易被过分牵拉；②一般选择右下腹埋置药盒，在穿刺点外上方 4～5cm 处自外上向内下做一 2～3cm 的切口，分离其上方皮肤及皮下组织呈囊袋状，约药盒大小；右下腹药盒埋置避免了大腿内侧药盒埋置造成的患者活动受限，以及由于患者活动过度所致导管移位的不良反应。药盒埋植在髂前上棘与脐连线中点稍偏内侧的右下腹壁，既可避免留置导管在皮下行走的距离过长而容易受牵拉移位，也避免了腰带压迫药盒给患者带来的不便。

采用经皮左锁骨下动脉穿刺，尽管穿刺时较股动脉复杂困难，但考虑到这样埋植的药盒系统是顺血流性的，较能适应患者进行正常的活动而将引起留置管脱位和堵塞发生的可能降至最低，而股动脉位于活动度较大的髋关节附近，再则经股动脉插管而将药盒埋植于其上方的腹部皮下，使导管形成 180°的转折。具体操作注意以下几点：①左锁骨下动脉穿刺：左锁骨中外 1/3 下方 3cm 处为穿刺点，穿刺针斜面向上在透视下向锁骨中点内上方做 20°～45°角扇形穿刺，深度 4～5cm，有时较瘦的病人在锁骨下可扪及轻微的搏动；②留置管头端的部位：一般最好将留置管头端置于靶动脉理想位置远端 2cm，这样当患者立位时不会因内脏一定程度的下垂而造成脱出；③留置管和药盒的连接：在透视下确认留置管头端位置及其行程顺畅后，剪去多余的导管，将药盒与接头旋紧，证实留置管通畅和接口无渗漏；④药盒的植入：所作皮下囊腔应和药盒相宜，可略为宽松，但囊腔太大易使药盒移动，太小使药盒外移，延迟切口愈合甚至开裂。

三、适应证与禁忌证

1. 适应证 TAI 的主要适应证为不能手术切除以及无法行栓塞治疗的中晚期 HCC，无肝肾功能严重障碍，包括如下方面。

（1）肿块体积占全肝70%以上。

（2）多发结节型肝癌。

（3）门脉主干癌栓完全阻断门脉血流或其阻塞程度＞60%。

（4）外科手术前新辅助化疗或术后辅助化疗。

2. 禁忌证

（1）肝功能严重障碍（Child – Pugh C级）。

（2）凝血功能严重减退，且无法纠正。

（3）外周血白细胞和血小板显著减少，白细胞＜3.0×10^9/L（非绝对禁忌，如脾功能亢进者，与化疗性白细胞减少有所不同），血小板＜60×10^9/L。

（4）合并活动性感染且不能同时治疗者。

（5）肿瘤远处广泛转移，估计生存期＜3个月者。

（6）恶病质或多器官功能衰竭者。

四、并发症预防与处理

1. TAI相关并发症及处理　以全身的化疗反应及PCS植入的相关并发症为主。

（1）化疗不良反应最常见的是化疗后出现恶心、呕吐、腹泻、乏力及骨髓抑制等，以常规的止呕、止泻及营养支持处理，一般1周左右可自行恢复。

骨髓抑制则需要在严密监测的情况下升血细胞治疗。骨髓抑制是指骨髓中的血细胞前体的活性下降。血液里的红细胞和白细胞都源于骨髓中的干细胞。血流里的血细胞寿命短，常常需要不断补充。为了达到及时补充的目的，作为血细胞前体的干细胞必须快速分裂。化疗就是针对快速分裂的细胞，因而常常导致正常骨髓细胞受抑。

骨髓抑制的级别诊断：骨髓的抑制程度根据WHO分为0～Ⅳ级。

0级：白细胞＞4.0×10^9/L，血红蛋白≥110g/L，血小板≥100×10^9/L。

Ⅰ级：白细胞（3.0～3.9）$\times 10^9$/L，血红蛋白95～100g/L，血小板（75～99）$\times 10^9$/L。

Ⅱ级：白细胞（2.0～2.9）$\times 10^9$/L，血红蛋白80～94g/L，血小板（50～74）$\times 10^9$/L。

Ⅲ级：白细胞（1.0～1.9）$\times 10^9$/L，血红蛋白65～79g/L，血小板（25～49）$\times 10^9$/L。

Ⅳ级：白细胞（0～1.0）$\times 10^9$/L，血红蛋白＜65g/L，血小板＜25×10^9/L。

骨髓抑制通常发生在化疗后。因粒细胞平均生存时间最短，为6～8小时，因此骨髓抑制常最先表现为白细胞下降；血小板平均生存时间为5～7天，其下降出现较晚较轻；而红细胞平均生存时间为120天，受化疗影响较小，下降通常不明显。多数化疗药物所致的骨髓抑制，通常见于化疗后1～3周，持续2～4周逐渐恢复，并以白细胞下降为主，可伴有血小板下降，少数药如卡铂、丝裂霉素等则以血小板下降为主。所以，在化疗后可检测白细胞和血小板的数量来判断是否发生了骨髓抑制。

一般认为，粒细胞的减少通常开始于化疗停药后一周，至停药10～14日达到最低点，在低水平维持2～3天后缓慢回升，至第21～第28天恢复正常，呈"U"形。血小板降低比粒细胞降低出现稍晚，也在两周左右下降到最低值，其下降迅速，在谷底停留时间较短即迅速回升，呈"V"形。红细胞下降出现的时间更晚。化疗后贫血的处理：①输入浓缩红细胞：输入浓缩红细胞的优点是能迅速提高贫血患者的携氧能力，缺点是存在输血相关的风险。当血红蛋白达到70～80g/L时，绝大多数患者的携氧能力正常。对于化疗患者，如果有明显乏力、气短、心动过速等，有输血指征。如果患者血红蛋白为70g/L，每单位浓缩红细胞可增加10g/L的血红蛋白；②重组人促红细胞生成素（促红素，EPO）的应用：EPO是由肝脏和肾脏合成的激素，能调节红细胞的生成。很多化疗药物都不同程度地影响肾功能（尤其是铂类药物），从而引起促红素分泌减少。因此，促红素尤其适用肾功能有损害的患者，或对输血相关风险顾虑过多的患者。用法为促红素150U/kg皮下注射，每周三次。使用的同时应该补充铁剂和维生素B_{12}、叶酸等。当血红蛋白高于80g/L或血细胞比容>40%后应停药。不良反应少见。

化疗后白细胞减少的处理：重组人粒细胞集落刺激因子（G-CSF）的应用：①时机：对于3度和4度粒细胞减少，必须使用。对于1度粒细胞减少，原则上不用；对于2度粒细胞减少，是否应用基于两点：查历史，即检查患者是否有3度以上骨髓抑制的历史。如果有，则需要使用；观现状，即明确患者目前处于化疗后的时间。如果化疗后很快出现2度骨髓抑制（两周以内），尤其是患者有3度以上粒细胞减少历史，最好使用。如果患者是在化疗两周以后出现2度粒细胞减少，而此前又没有3度以上骨髓抑制的历史，则可以密切观察，暂时不用；②方法：治疗性：5～7μg/（kg·d），如果按体重平均50kg计算，一般用300μg/d；主要用于3～4度粒细胞减少；预防性：3～5μg/（kg·d），一般用150μg/d，主要用于此前有过4度骨髓抑制历史的患者，或者为了保障短疗程高密度化疗（如周疗）的进行。通常自化疗结束后48小时开始使用；"对付性"：如前所述，对于1度粒细胞减少，原则上不用。但如果患者即将化疗而又顾虑很大，为了安慰患者和规避风险，有时也使用G-CSF 150μg 1～2天。一般不提倡这种用法。对于治疗性使用，应在中性粒细胞绝对值连续两次大于10×10^9/L后停药。然而，临床上很多患者由于反复化疗，两次中性粒细胞绝对值大于上述标准比较困难，故当白细胞总数两次超过10×10^9/L亦可考虑停药。对于预防性使用，应在下次化疗前48小时停用。

化疗后血小板减少的处理：①护理：减少活动，防止受伤，必要时绝对卧床；避免增加腹压的动作，注意通便和镇咳；减少黏膜损伤的机会：进软食，禁止掏鼻挖耳等行为，禁止刷牙，用口腔护理代替。鼻出血的处理：如果是前鼻腔，可采取压迫止血。如果是后鼻腔，则需要请耳鼻喉科会诊，进行填塞；颅内出血的观察：注意患者神志、感觉和运动的变化及呼吸节律的改变；②关于单采血小板的使用：输注单采血小板能迅速提升血小板数量，从而防止在血小板最低阶段出血的发生。如果患者有3度血小板减少而且有出血倾向，则应输注单采血小板；如果患者为4度血小板减少，无论有无出血倾向，均应使用。一般而言，一单位单采血小板可提高血小板计数1万～2万。然而，外源性血小板的寿命通常仅能维持72小时左右，而且反复输入后患者体内会产生抗体。因此，近年出现了一些新型药物，如重组人促血小板生成素；③关于重组人促血小板生成素（TPO）的应用：TPO为特异性的巨核细胞生长因子，作用于血小板生成阶段的多个环节，能减少单采血小板的输入量和缩短血小板降低持续的时间。用法为300U/（kg·d）（15 000U/d）皮下注射，7天为一个疗程。当血小板计数超过50×10^9/L可停用。其不足之处是起效较慢，通常需要连续使用5天以后才有效，故在有4度血小板减少历史的患者中预防性使用，其效果可能更好。

（2）血管狭窄及闭塞：常发生于长期动脉灌注化疗的靶动脉，与留置管的长期刺激和化疗药物损害动脉内膜而致纤维增生有关。尽量避免留置管于较小的靶动脉，少用对血管内膜刺激性大的化疗药物，减少化疗药物用量为其主要预防措施。

2. PCS植入的相关并发症及处理

（1）药盒植入切口部位严重感染及延迟愈合。术中不慎伤及小血管时未及时结扎，皮下缝合不密闭致皮囊内积血，患者恶病质及白蛋白水平低，化疗后出现骨髓抑制等，均是造成患者切口部位严重感染及延迟愈合的原因。因此，术中应严格无菌操作，尽可能对皮下出血血管进行结扎止血，切口皮下缝合严实，术后提高患者免疫力，出现骨髓抑制应尽早升白细胞处理可有效防范伤口感染。若切口已出现感染，使用常规抗感染处理，感染严重者还需切开伤口清创，拔除原药盒，更换位置重新植入。

（2）穿刺部位延迟出血：大部分穿刺部位延迟出血的患者考虑药盒渗漏，留置管皮下隧道段破损过早幅度过大造成的相对裂隙等因素，部分患者因为肝功能衰竭导致出凝血时间延长，脾功能亢进及骨髓抑制所致的血小板减少引起的皮下出血。术后应尽量制动患者，配合可完全避免的剧烈活动，出血后需重新加压、包扎穿刺点，止血成功后抗感染治疗一般能痊愈。如有巨大血肿形成，需切开切口，重新止血，清除血肿。考虑药盒渗漏，留置管与药盒接头之间连接不紧密，可发生严重大出血，因此操作时保证两者之间紧密连接极为重要。

（3）药盒移位与留置管坠落：药盒转面及留置管坠落盘绕在皮囊内，与皮囊制作过大，患者皮下组织松弛，药盒有较大运动区域有关。当药盒在皮囊内顺一个方向转动时，可牵扯留置管移位并进入皮囊内。要避免这种情况，制作的皮囊需以药盒直径为宽度向大腿内侧适当纵深，以刚能放入药盒与接头部为度，可完全避免此种现象的发生。留置管全长坠落在同侧或对侧髂内动脉或下肢动脉内，在PCS技术中少有报道，分析原因与留置管管壁局部薄弱、张力改变易于折叠；留置管逆血流放置，留置管尖弯曲时受血流冲击面积增大；留置管在大血管内迂曲过长；患者大血管走行笔直，留置管全长各段缺乏几个着力支点，留置管重心不断下移；患者运动幅度过大牵拉等因素有关。当留置管同侧坠落，可对侧穿刺，通过导管技术，重新使留置管复位。留置管对侧坠落，需松开留置管与药盒的接头，利用导丝即可复位。

（4）药盒与留置管分离：表现为留置管近端与药盒接头之间失去连接，多是由于药盒与连接管的接头为拧紧、过早肢体活动有关。如留置管仍保留原位，仅与药盒分离，可切开重新连接，如留置管已脱离进入体循环，则要外科切开血管取出，并拆除药盒，重新置入。

（5）PCS 堵塞：除与留置管在皮下折叠、扭曲外，留置管尖嵌顿在细小的动脉内亦可造成堵塞。经留置管进行碘油栓塞，应将留置管内碘油乳剂冲洗干净，避免血栓形成。此外，经 PCS 化疗时，应避免血液回流形成血栓。对 PCS 定期冲洗时，在冲洗后应加压快速拔针，避免血液反流。PCS 堵塞后，应积极采用肝素＋丹参注射液反复加压冲洗开通，但开通时压力不应过大，以防将留置管内血凝条冲到主动脉内，形成体内重要器官栓塞。

（6）留置管尖移位：靶血管过短、弯曲、成角过大导致留置管留入靶血管内过短；患者体位改变时，穿刺点与靶血管之间距离的改变；肿瘤在治疗过程中体积改变时（增大或缩小），导致靶血管位置、角度改变；血流冲击时反作用力；患者过大幅度运动牵扯均可造成留置管尖的位置改变。因此，每次治疗时（特别是碘油栓塞）应了解留置管尖准确位置，再进行治疗。留置管尖位置改变，部分可利用导管技术重新调整，必要时应重新植入 PCS。

（7）药物渗漏：化疗药物外渗是一种严重并发症，可引起局部皮肤及皮下组织坏死，原因为穿刺针未进入药盒或穿刺针头太粗，窗口损坏漏液。采用特殊弯头针，穿刺时确保针头进入药盒，注射压力及速度不过大可避免此并发症发生。严重的皮肤及皮下组织坏死需切开取出药盒与留置管，清创缝合。

五、最新进展

原发性肝癌先天性高表达多药耐药基因（MDR1 基因），对化疗不敏感。全身化疗治疗肝癌的有效率多不超过 15%，且毒副反应大，一般不单独应用。TAI 提高了肝癌灶内的药物浓度，有效率高于全身化疗，且毒副反应小，目前已有研究证实可延长中晚期患者的生存期，但仍有部分资料显示其作用不大。近年有采用肝动脉泵内长期小剂量化疗、热灌注动脉化疗、生物基因动脉灌注治疗肝癌的报道，但能否延长肝癌患者的生存期尚待进一步证实。经动脉灌注化疗在肝癌的治疗中价值有限，但化疗在肝癌的综合治疗中被广泛应用，具有一定的作用与地位。

1. 化疗药物的选择　几乎每一种化疗药物的出现都曾进行过肝癌的临床试验，然而，没有一种化疗药物在临床试验中可重复的缓解率超过 20%。迄今，能够被临床医师接受的用于肝癌化疗的药物主要有 5－氟尿嘧啶（5－Fu）及其衍生物、丝裂霉素（MMC）、阿霉素及其衍生物、顺铂（DDP）及其衍生物、阿霉素（ADM）及其衍生物。近年也曾用依托泊苷（VP－16）、紫杉醇及其衍生物、吉西他滨等，特别是吉西他滨 II 期临床试验显示，部分缓解率 17.8%，稳定率 25%，有待进一步临床证实。而经动脉灌注化疗治疗肝癌的化疗方案更是层出不穷，无统一用药种类与用药时间，可重复证明有效者寥寥无几。Seno 等用 5－Fu、表阿霉素、MMC 经动脉灌注化疗，部分缓解率为 21.6%。经动脉冲注化疗药物虽可获得较高的峰浓度，但"药－时"曲线下面积不大，而采用动脉持续灌注的方法可获较大的药－时曲线下面积，从而使抗癌药物的杀伤强度增大。Okuda 等采用小剂量持续动脉灌注方法，灌注顺铂 10mg，，1 小时，第 1~5 天；5－Fu 250mg，5 小时，第 1~5 天，治疗多发性肝癌，完全缓解率 29.0%，部分缓解率 71.0%，5 年生存率 45.7%，证实效果优于动脉灌注。

（1）肝癌外科术后动脉化疗：手术切除为唯一可能根治肝癌的方法，但手术后肝癌复发率高，5 年复发率高达 50% 以上，影响了其远期疗效的提高。动脉灌注化疗时常用的降低肝癌患者术后复发率的方法。1996 年 Nakashima 等采用术后肝动脉灌注化疗 26 例肝癌，3 年总生存率及无复发生存率均明显优于单纯手术治疗组。1998 年 Takagi 等对 38 例高复发倾向者（有肝内播散，或伴门脉癌栓，或瘤灶直径 5cm 以上）进行分组研究：9 例行术后肝动脉内灌注米托蒽醌（MIT），19 例行单独手术治疗为对照。观察组的 3 年总生存率与 3 年无复发生存率分别为 54.7%、44.2%，均高于对照组的 32.8%、23.6%。杨熙章等采用 TAI 预防肝癌术后复发，观察组 104 例 1 年、3 年、5 年复发率分别为 28.9%、45.3%、70.0%，对照组 1 年、3 年、5 年复发率分别为 51.1%、65.1%、90.4%，TAI 明显降低肝癌术后复发率。Ono 等报道前瞻性随机对照研究结果：对照组 27 例仅行手术治疗，观察组 29 例行术后化疗，术后 1 个月开始予阿霉素（ADM）40mg/m^2 肝动脉内灌注，此后每 3 个月 ADM 40mg/m^2 静脉注射，另术后 1 个月开始予卡莫氟 300mg/d 口服，总疗程 2 年。两组术后复发率、总生存率、无瘤生存率均无明显差别。

（2）动脉化疗与放射治疗的联合应用：化疗与放疗的联合应用为肿瘤治疗研究中的热点之一，某些化疗药物如 5－Fu、DDP 等还具有放射增敏作用，还可能获得协同抗癌效应。1993 年 Robertson 等报道同时放化疗治疗 26 例原发性肝癌的结果，其中 6 例弥漫型肝癌患者行全肝放射 36Gy，20 例癌灶局限者予局部适形放射 48~72.6Gy，放疗期间肝动脉内持续注入 FdUrd 0.2mg/kg 以发挥放疗增敏作用。6 例行全肝放疗者仅 1 例缓解，中位生存 4 个月，11 例行局部放射者缓解率 100%，中位生存 19 个月。郭伟剑等采用肝动脉化疗结合外放射治疗 19 例不宜行手术及 TAE 治疗的中晚期肝癌患者，取得有效率 40.0%，5 年生存率 7.8%，平均生存期 13.6 个月的姑息性效果，其中部分病例因肿瘤体积过大不宜行 TAE 治疗，经 TAI 后肿瘤明显缩小，为进一步缩小放射野并提高放射剂量创造了条件。

（3）动脉化疗结合其他治疗肝癌的探索：理论上化疗结合免疫治疗有其优势，但化疗药物不可能杀灭所有的肿瘤细胞，而结合免疫治疗则有助于杀灭残癌细胞；化疗抑制病人的免疫功能，结合免疫治疗则可能减轻化疗的负面作用；免疫制剂干扰素（IFN）具生化调节作用，能增加化疗药 5－Fu 的效果；某些免疫制剂如 IFN、肿瘤坏死因子（TNF）等具抑制 MDR1 基因，逆转多药耐药性作用，能增加化疗药的敏感性。

2. 新的治疗药物

（1）细胞因子：肝癌综合治疗中常用药物仍为白介素－2（IL－2）、干扰素（IFN）和肿瘤坏死因子（TNF）。IL－2 用于治疗肝癌大多经肝动脉局部灌注，目前在临床上多与联合过继免疫治疗，或与化疗药物及其他细胞因子联合应用经肝动脉化疗栓塞同时应用大剂量 IL－2 治疗不能手术的肝癌患者，疗效明显优于单用化疗栓塞，且不良反应小。IFN 治疗肝癌多与其他治疗方法联合应用。以 IFN 联合肝动脉化疗栓塞治疗中晚期肝癌，疗效优于单用肝动脉化疗栓塞。近年报道 IFN 可有效阻断乙肝或丙肝肝硬化患者发生肝癌，提示 IFN 可有效预防 HCC 的复发，TNF 与肝动脉化疗栓塞联合治疗肝癌可提高免疫功能，延长生存期，近 2 年报道 IL－12 可显著减少肝转移的发生。

（2）免疫活性细胞：目前用于肝癌过继性免疫治疗的免疫活性细胞主要是淋巴因子激活的杀伤细胞（LAK）、肿瘤浸润淋巴细胞（TIL）和特异杀伤性 T 淋巴细胞（CTL）。IL－2/LAK 细胞治疗肝癌多经肝动脉导管输入，增加局部有效剂量，降低非靶向损耗，提高疗效，减少毒副反应。IL－2/LAK 细胞治疗对肝癌根治性切除术后预防复发有较高的价值。应用黏附性 LAK（A－LAK）细胞及抗 CD3 抗体激活的杀伤细胞（CD 3AK）体内外实验抗肿瘤活性均显著高于 LAK 细胞，且 IL－2 用量少，毒副反应低。从 HCC 患者中分离扩增的 TIL 对肝癌细胞具有明显的杀伤活性。TIL 在体外经 CD3 单抗与 IL－2 共同刺激诱导成 CD3－TIL，比单纯 IL－2 诱导的，TIL 具有更强的体外增生能力和对体内肿瘤细胞的杀伤活性。采用细胞因子体外短期刺激肝癌细胞后与 TIL 共同培养，辅以 CD28 单抗共刺激诱导肝癌特异性 CTL，对 HCC 患者初步临床应用表明其对提高机体的细胞免疫功能及预防肝癌术后复发均具有良好的作用。

（3）单克隆抗体及其交联物：肝癌单抗的制备已有大量报道，但目前实际用于肝癌的治疗尚不多。有报道[131]I 标记抗铁蛋白抗体和抗人肝癌单抗治疗不能切除的肝癌，分别有 30.2% 和 53.1% 的患者肿瘤显著缩小而获二步切除并长期存活。国内有报道以[131]I 标记人肝癌单抗治疗中晚期或复发肝癌，肿瘤部分缓解率达 69.6%。为克服单克隆抗体的不足，目前正致力于双功能抗体的研究，进一步提高对肿瘤细胞的靶向性和杀伤性。

（4）肿瘤疫苗：该疫苗在动物实验中取得了肯定疗效，但肝癌新型瘤苗目前报道不多。目前大多数疫苗的研究集中在细胞因子基因转染肝癌细胞制备疫苗。近年研究表明，应用肿瘤细胞溶解物刺激树突状细胞制备疫苗可有效抑制小鼠肝转移和裸鼠肝癌细胞移植瘤的生长，为人类抗肿瘤疫苗的应用展示了良好的应用前景。

（5）基因治疗：肝癌基因治疗的实验研究已取得进展，有望很快进入临床试验阶段在免疫基因治疗研究中，分别以细胞因子（TNF－α、IL－2 或 IFN－α）为目的基因构建重组反转录病毒或腺病毒载体转染肝癌细胞株或其他细胞（LAK 细胞、成纤维细胞），可观察到相关细胞因子的表达、肿瘤生长的抑制、肿瘤细胞的凋亡、成瘤性下降和生存期延长等。构建含 AFP 启动子的细胞因子重组载体，可在肝癌组织中特异表达，应用自杀基因治疗肝癌的实验研究目前使用的主要是单纯疱疹病毒胸苷激酶（HSV－tk）和胞嘧啶脱氨酶（CD），与特异性 AFP 和（或）白蛋白启动子/增强子序列连接，以腺病毒或反转录病毒介导转染肝癌细胞。可在 AFP 阳性的肝癌细胞中特异表达，再分别给予丙氧鸟苷 GCV 或 5－氟胞嘧啶（5－Fc）后转化为强细胞毒的药物，并通过旁观者效应杀伤肝癌细胞、抑制肿瘤的生长。应用野生型 p53 的重组反转录病毒或腺病毒载体转染 p53 基因缺失或突变的人肝癌细胞,能明显抑制肿瘤生长,其机制与细胞凋亡有关。多种癌基因及相关基因在人肝癌细胞中表达异常,应用其反义基因构建反转录病毒载体转染肝癌细胞或脂质体直接瘤内注射,可观察到肝癌细胞中反义 RNA 的高表达和肿瘤生长的抑制。

3. 热灌注化疗 未经治疗的中晚期原发性肝癌患者的自然生存期为 1~4 个月。中晚期肝癌目前仍以综合治疗为主,单纯热疗及单纯化疗对肿瘤细胞均有杀伤作用,但都有一定的局限性,在机体的耐受限度下,它们均难以彻底的杀灭肿瘤细胞,特别是对于体积较大的瘤块,故多提倡联合治疗。研究证明,原发性肝癌的血液供应主要来自肝动脉。肝动脉热灌注化疗是将热疗及化疗通过导管技术有机结合的一项新的治疗肝癌的技术,它将温热(42~43℃)的抗癌药物直接注入肿瘤的供血动脉,通过"血管池"的蓄积作用与虹吸作用使热的抗癌药物浓度长时间作用于肿瘤组织,既发挥药物毒性反应又利用热效应直接杀灭瘤细胞。该方法可减少药物用量,减轻了对消化道的刺激和对肝、肾、心脏等脏器的损害,具有局部药物浓度高,疗效好及全身不良反应低的特点。

肿瘤组织细胞具有热敏感性,与正常组织细胞具有不同的温度耐受性,肿瘤组织血流慢于正常组织,加热后肿瘤内血流量更为减少可致肿瘤组织内环境改变、缺氧、pH 下降,从而损伤肿瘤组织细胞。研究表明,肿瘤组织细胞在 43℃ 即出现不可逆损害。抗癌药与热疗具有协同作用。热能够促进化疗药物与癌靶细胞结合,并使其活性增强,可以改变癌细胞膜的通透性,有利于化疗药物渗入肿瘤细胞内、增强对癌细胞的杀伤作用,同时热还可以抑制化疗后肿瘤细胞的复活。Song 等认为,血管损伤是体内实验比体外实验时热疗杀伤更多细胞的首要因素。他们观察到加热后小鼠 SCK 瘤内血管阻塞,瘤内 pH 明显降低。热细胞损伤后线粒体、溶酶体破坏、溶解,释放较多的自溶性酶,在酸性环境下,这些酶能更有效地使细胞发生自溶。体外实验表明,当用 80cm 的导管,以 40ml/min 的速度推注 65℃ 的水时,导管口的温度约为 52.2℃,60℃ 时为 50℃,55℃ 时约为 48.2℃。临床应用时,因有肝动脉血的流动,药液的温度还会降低,估计低于 50℃ 的药液不会烫伤动脉内膜。曹玮等依据基础实验的原理和结果采用 60℃ 的药液行肝动脉热灌注化疗,药物进入肝脏时保持在 42~43℃ 使肝脏癌细胞受到不可逆损害,并促进肿瘤细胞对化疗药的敏感性,提高了治疗效果。本研究表明热灌注化疗疗效与肿瘤生长部位和病理细胞类型无明显相关,与临床分期关系密切,相同临床分期的患者,热灌注化疗可有效地延长其生存期($P < 0.05$),且其对肝功能无明显影响($P > 0.05$)。热灌注化疗组病例在治疗后,其恶心、呕吐等不良反应程度均较对照组轻。

第四节 肝脏肿瘤经导管肝动脉栓塞术

一、肝动脉化疗栓塞术的适应证和禁忌证

日本某大学医学部的 Yamada 在行选择性血管造影和动脉化疗灌注术时，意外发生栓塞，随后观察到肿瘤发生坏死、缩小，但患者并未发生任何并发症或不良反应，故在 1987 年，Yamada 提出将导管选择性地插入到肿瘤供血靶动脉后，使用适量的栓塞剂，使靶动脉闭塞，引起肿瘤组织的缺血坏死的概念，即 TACE（transcatheter arterial chemoembolization），并付诸实施。在早期的 TACE 中，栓塞肝动脉 – 肝静脉瘘导致异位栓塞，如肺栓塞、栓塞肝动脉 – 门静脉瘘后，出现严重的肝功能损害，甚至肝功能衰竭，上述并发症均可导致患者死亡，故将其列为禁忌证。随着医学的进步，介入材料的发展，特别是吸收性明胶海绵、弹簧圈的出现，可先使用吸收性明胶海绵等封堵肝动脉 – 肝静脉瘘后，再超选进入肿瘤血管栓塞，可避免肺动脉栓塞及肝功能衰竭等并发症的发生，上述情况现在已逐渐纳入适应证。

（一）肝动脉化疗栓塞的适应证

1. TACE 的主要适应证为不能手术切除的中、晚期 HCC，无肝肾功能严重障碍者，包括：

（1）巨块型肝癌：肿瘤占整个肝脏的比例 <70%。

（2）多发结节型肝癌。

（3）门静脉主干未完全阻塞或虽完全阻塞但肝动脉与门静脉间代偿性侧支血管形成。

（4）外科手术失败或术后复发者。

（5）肝功能分级（Child – Pugh）A 级或 B 级，ECOG 评分 0 ~ 2 分。

（6）肝肿瘤破裂出血及肝动脉 – 门静脉分流造成门静脉高压出血。

2. 肝肿瘤切除术前应用，可使肿瘤缩小，有利于二期切除，同时能明确病灶数目。

3. 小肝癌，但不适合或者不愿意进行手术、局部射频或微波消融治疗者。

4. 控制局部疼痛、出血及栓堵动静脉瘘。

5. 肝癌切除术后，预防复发。

（二）肝动脉化疗栓塞的禁忌证

1. 肝功能严重障碍（Child – Pugh C 级）。

2. 凝血功能严重减退，且无法纠正。

3. 门静脉主干完全被癌栓栓塞，且侧支血管形成少。

4. 合并活动性感染且不能同时治疗者。

5. 肿瘤远处广泛转移，估计生存期 < 3 个月者。

6. 恶病质或多器官功能衰竭者。

7. 肿瘤占全肝比例≥70% 癌灶，如果肝功能基本正常，可考虑采用少量碘油乳剂分次栓塞。

8. 外周血白细胞和血小板显著减少，白细胞 < $3.0 × 10^9$/L(非绝对禁忌，如脾功能亢进者，与化疗性白细胞减少有所不同)，血小板 < $60 × 10^9$/L。

二、肝动脉化疗栓塞术的治疗步骤(图 11 - 4)

与其他的手术一样，良好的术前准备是手术成功与否的基础，特别是术前良好的医患沟通和心理辅导，是顺利完成肝动脉化疗栓塞术的关键。

1. 肝动脉化疗栓塞术前准备

(1)若使用碘离子型造影剂，需要行碘过敏试验。

(2)术前皮肤准备。

(3)常规禁食、禁水 4 小时。

(4)做好术前评估：术前充分了解和熟悉患者的病情，查看动脉血管条件，选择好穿刺部位，仔细阅读现病史、用药史、手术史，翻阅既往和现在的影像学资料，特别需要认真了解肝脏的 CT 血管重建图像，做好术前设计，这样将有助于减少和缩短手术时间。

(5)充分良好的医患沟通：内容包括是否有适应证、禁忌证，术前准备情况，手术治疗方案，替代治疗方案，手术中及手术后存在的风险及应对措施等，并签署相关知情同意书。

(6)器材的准备：穿刺针、导管鞘、导管、化疗药物及栓塞剂等。

2. 肝动脉化疗栓塞术操作步骤

(1)选择穿刺部位：一般选择股动脉穿刺插管，若情况不允许，可穿刺桡动脉。常规选择右侧股动脉，若右侧血管条件无法满足手术需要，则可选择对侧股动脉。

(2)体位与消毒：患者一般取平卧位，常规消毒铺巾，铺无菌大单。取腹股沟韧带与股动脉交界处下方 1～2cm 为穿刺点，2% 利多卡因局部逐层麻醉，切 2～3mm 大小的皮肤切口。目前，临床使用新型股动脉穿刺套件，也可不切开皮肤，直接穿刺股动脉。

(3)穿刺与插管：使用 5F 或 6F 穿刺针在选定的穿刺点使用 Seldinger 穿刺法穿刺，见有血液喷出后，在电视监视下放入导引导丝，置入动脉鞘，用 1:5000 的肝素生理盐水封管。经动脉鞘置入 5F 或 6F 阻管或 Yashiro 管，阻管需要在主动脉弓塑性，即将 RH 送至主动脉弓，使其舒展成自然状态，然后旋转 RH，待其短臂位于患者左侧，长臂位于右侧，缓缓向下推拉导管；Yashiro 管在肾动脉塑性即可，在 T_{12}～L_1 水平反复试探，当发现导管尖端略有顿挫感时，使用 2.5ml 的注射器推注造影剂，即"冒烟"，待确认进入腹腔动脉后，可进行造影，观察腹腔干及肝总动脉、脾动脉走行，以确定选择性造影导管放置的位置。

（4）造影和诊断：造影剂选用碘海醇或碘普罗胺，造影剂总量为 20～40ml，高压注射器参数设置流量为 4～6ml/s，压力为 250～300Psi（145psi = 1MPa），门静脉主干显影后停止，仔细查看动脉期、实质期及静脉期，若发现某部分肝脏未显影，可能需要进一步行肠系膜上动脉甚至膈下动脉造影，以明确是否有肝癌的异位供血。造影证实在腹腔动脉后，导入导丝，引导导管超选进入所需动脉，再次造影。若 RH 或 Yashiro 管无法进入所需动脉，可选用相应型号的微导管。根据造影的表现，确定病变的大小、部位、数量及其类型，并明确是否有门静脉主干癌栓形成，是否有肝动脉－肝静脉瘘或肝动脉－门静脉瘘。

（5）治疗与评估：根据造影后病变，选择是否栓塞及栓塞剂的类型和用量，可先使用部分化疗药物灌注，然后进行选择性栓塞，有多支供血动脉时，分别予以选择性栓塞，以尽量降低或减少对非癌肝脏中的损伤。若有动静脉瘘，则需要在使用吸收性明胶海绵、生物微球、弹簧圈等封堵后才进行栓塞。栓塞完成后，再次造影，以确定是否需要进一步追加栓塞剂。栓塞完成后，将剩余化疗药物灌注。术后使用沙袋或压迫器压迫穿刺点，卧床休息，制动 8 小时，观察 24 小时，逐渐下床活动。

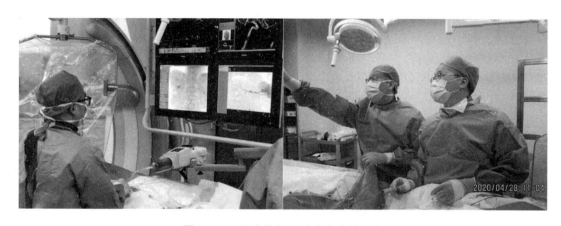

图 11－4　肝癌的经肝动脉化疗栓塞术

3. 操作要点和注意事项

（1）关于穿刺部位的选择：因为大多数人习惯使用右手，且术者多在患者的右侧，故在选择穿刺部位时，最好选用右侧肢体血管为穿刺点，如桡动脉、股动脉。对于右侧血管条件不好，或多次反复在同一部位穿刺，导致穿刺困难时，可选择对侧。若考虑要多次同一血管穿刺，可先选择远心端血管，以后逐渐向近心端靠近，以充分利用现有的血管条件。

（2）关于体位与消毒的选择：对于选择性肝动脉化疗栓塞术，常规选择平卧位即可。在保证患者舒适的同时，最好将双下肢分开达一定的距离，以利于穿刺。消毒时，若选择腹股沟血管，上界应该平脐，下界应该到膝关节，选择常规外科消毒剂即可。

（3）关于穿刺与插管：根据术前评估的结果，选择穿刺鞘管，大多数患者，多选用5F穿刺针。穿刺针斜面向上，与皮肤的夹角在30°～45°，穿刺方向与穿刺血管走行一致，利于提高穿刺成功率。在电视透视条件下，确定穿刺是否成功，这将有助于减少穿刺相关并发症的发生，如穿刺血肿及夹层动脉瘤，导引导丝置入不宜过深，置入穿刺鞘时，导引导丝尾部最好位于穿刺鞘后端的10cm左右，以防止置入穿刺鞘时将导引导丝带入体内血管，导致事故的发生。

（4）关于导管的选择：RH与Yashiro管各有所长（图11-5）。RH管需要推入主动脉弓塑性，会增加射线的暴露量；Yashiro管虽然不需要推入主动脉弓塑性，但对于某些血管，插管的成功率较RH管低。若RH和Yashiro等导管无法进入，宜早日选用微导管，具体选择哪种导管，需要根据术前CT等影像所显示血管条件来选择，特殊情况下是根据造影所显示的腹腔干和肝动脉走行来确定。判断导管是否进入肝动脉最好的方法是"冒烟"。在冒烟之前，最好将光圈缩小，这将有助于减少射线的暴露率，以达到保护患者和术者的目的。

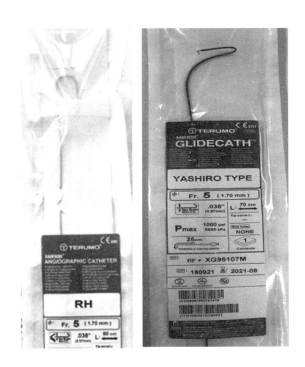

图11-5 RH与Yashiro导管

（5）关于造影和诊断：造影剂最好选用非离子型造影剂，以减少碘过敏的发生率。造影之前，目的一定要明确，控制好造影剂的用量，以减少造影剂不良反应的发生。造影时，最好待门静脉主干显影后才停止，以利于观察是否门静脉癌栓形成。在造影结束后，需要仔细阅读回放造影片段。第一，需要明确是否有肿瘤的影像；第二，要确定是否能行栓塞治疗；第三，需要排除相关的禁忌证，如门静脉癌栓完全堵塞主干，一旦栓塞肝动脉，将导致肝脏的血供完全被栓塞，将导致严重的后果，同时也注意有否肝动脉 – 门静脉瘘及肝动脉 – 肝静脉瘘。

（6）治疗和评估：根据造影诊断的结果，设计好栓塞的方案，如使用哪种栓塞剂？超选入哪支血管？使用多大的栓塞量？均要做到心中有数。栓塞过程中，需要仔细观察，根据患者的实际情况、术中的反应等情况，适当做出调整。

评估其实是贯穿整个介入术过程中的各个环节，包括术前、术中、术后的评估。此外，术后的随访也至关重要。

三、肝动脉化疗栓塞术常用化疗药物和栓塞剂

1. 肝动脉化疗栓塞常用药物　到目前为止，仅有数项关于原发性肝癌化疗的随机对照研究。1988 年，中国香港大学玛丽医院的 Lai 等进行了一项研究，将肝细胞肝癌诊断明确，且不能手术的患者随机分为两组，60 例为单药使用阿霉素（ADM）组，化疗方案为 $60 \sim 75 mg/m^2$，3 周重复 1 次；46 例为对照组，仅支持治疗。阿霉素组中 5% 的患者肿瘤体积缩小 25% ~ 50%，3.3% 的患者体重缩小超过 50%，25% 的患者死于化疗相关的并发症，最常见的是感染和心肌毒性。阿霉素组中位生存期 10.6 周，支持治疗组为 7.5 周，$P = 0.036$。学者认为，对于不能手术的肝癌患者，阿霉素不适合用于不能手术的肝癌。

日本某大学医学院的 Ishikaw 收集了 56 例不能手术切除的晚期肝癌患者，时间跨度为 1994—1999 年，28 例使用替加氟/氟尿嘧啶，其中 20 例完成研究，8 例退出。结果显示，化疗组中位生存期、1 年及 2 年生存率为 12.1 个月、55.3% 和 36.9%，对照组分别为 6.2 个月、5.5%。学者的结论是替加氟/氟尿嘧啶是一种治疗晚期肝癌的药物，但病例数量太少，且缺乏多中心数据，故证据力度不充分。

另外，Lee 报道了 37 例有效病例使用顺铂联合阿霉素治疗原发性肝癌，仅 1 例完全应答，疾病进展时间（time to progress，TTP）和总生存期（overall survival，OS）分别为 6.6 个月和 7.3 个月。Uhm 等报道了 32 例奥沙利铂联合阿霉素治疗原发性肝癌，结果 5 例部分应答，无进展生存期（progression free survival，PFS）和 OS 分别为 12 周和 31 周。

上述临床实践表明，肝癌是一种对化疗药物不敏感的肿瘤，联合使用较单药化疗效果更好，故在介入时常需联合使用的多种化疗药物。常用化疗药物如下。

（1）氟尿嘧啶（5 – Fluorouracil，5 – FU）：是抗细胞代谢药物，在细胞内转化为有效的氟尿嘧啶脱氧核苷酸后，通过阻断脱氧核糖尿苷酸转化为胸苷酸，干扰 DNA 的合成。氟尿嘧啶同样可以干扰 RNA 的合成。静脉用药后，氟尿嘧啶广泛分布于体液中，并在 4 小时内从血液中消失。它在被转换成核苷酸后，被活跃分裂的组织及肿瘤细胞所优先摄取，氟尿嘧啶容易进入脑脊液中。约 20% 以原型从尿排泄，其余大部分在肝脏中被代谢。成人常用量：动脉插管注射，每次 0.75 ~ 1.0g，老年人、肝肾功能不全，特别是骨髓抑制者应降低用量。

（2）替加氟：为氟尿嘧啶的衍生物，在体内经肝脏活化转变为氟尿嘧啶而起抗肿瘤作用，在体内干扰、阻断 DNA、RNA 及蛋白质合成，是抗嘧啶类药物，为细胞周期特异性药物，化疗指数为氟尿嘧啶的两倍，毒性仅为氟尿嘧啶的 1/7 ~ 1/4。单药成人每日剂量 800 ~ 1000mg 或按体重一次 15 ~ 20mg/kg，溶于 5% 葡萄糖注射液或 0.9% 氯化钠注射液 500ml 中静滴。

（3））顺铂：属于细胞周期非特异性药物，类似于双功能；烷化剂，有较强的广谱抗癌作用。顺铂是一种高二价铂，同两个氯原子和两个氨分子结合的重金属络合物，可干扰 DNA 复制，高浓度时抑制 RNA 及蛋白质合成，对乏氧细胞作用更加，细胞毒性强。常用剂量为 20mg/m²，大剂量：每次 80 ~ 120mg/m²，以 100mg/m² 为宜。为预防本品的肾脏毒性，需充分水化：使用当日输等渗盐水或葡萄糖液 3000 ~ 3500ml，并用氯化钾、甘露醇及呋塞米（速尿），每日尿量 2000 ~ 3000ml。

（4）奥沙利铂：具有细胞毒作用的其他抗癌药物，奥沙利铂属于新的铂类抗癌药，其中铂原子与 1，2 二氨环己烷（DACH）及一个草酸基结合，是单一对应结构体。奥沙利铂的推荐剂量为 85mg/m²，使用 5% 葡萄糖注射液 250 ~ 500ml 稀释后使用。

（5）丝裂霉素：属于细胞周期非特异性药物。由链霉菌提取，化学结构具有苯醌、乙酰亚氨基及氨甲酰 3 个活性基团，作用与烷化剂相似，与 DNA 链形成交联，抑制 DNA 复制，对 RNA 也有抑制作用。输注后迅速进入细胞内，肌肉、心、肺、肾中浓度较高。主要在肝代谢，由尿排出，24 小时尿排出约 35%，常用剂量为每次 6 ~ 8mg，以 0.9% 氯化钠注射液溶解后使用。

（6）阿霉素：属于周期非特异性药物，是一种抗肿瘤抗生素，可抑制 RNA 和 DNA 的合成，对 RNA 的抑制作用最强，抗瘤谱较广，对多种肿瘤均有作用，对各种生长周期的肿瘤细胞都有杀灭作用。表柔比星单独用药时，成人剂量为按体表面积一次 60 ~ 90mg/m²，联合化疗时，每次 50 ~ 60mg/m²。

（7）表柔比星（表阿霉素）：为细胞周期非特异性药物。为阿霉素的同分异构体，作用机制是直接嵌入 DNA 碱基对之间，干扰转录过程，阻止 mRNA 的形成，从而抑制 DNA 和 RNA 的合成。此外，表柔比星对拓扑异构酶也有抑制作用。对多种移植性肿瘤均有效。与阿霉素相比，疗效相等或略高，但对心脏的毒性较小。常规剂量，成人剂量为按体表面积一次 60 ~ 120mg/m²。

上述化疗药物，可单独和（或）联合使用，使用时应根据患者的身高、体重、一般情况、血常规、肝肾功能等情况综合评估后进行，对于老年人、肝肾功能不全者，需要根据情况调整用药，以防止严重的不良反应发生。

2. 肝动脉化疗栓塞常用栓塞剂

（1）碘化油：是目前最常用和理想的栓塞剂，同时也是可作为一种显影剂，能较长时间选择性地滞留在瘤体组织内。常与上述化疗药物按比例混合，使化疗药物在肿瘤内缓慢释放，从而延长化疗药物的作用时间。作为显影剂时，能反映肿瘤的大小和形态变化，能发现常规检查技术无法发现的小病变。

（2）无水乙醇：是一种永久性液体栓塞剂，注入血管后能引起血管内膜损伤，从而导致肿瘤凝固性坏死，永久闭塞血管，且不易产生侧支循环。随着介入技术的进步，在精确进入肿瘤血管的情况下，也可使用无水乙醇栓塞治疗。

（3）聚乙烯醇（polyvinyl alcohol，PYA）：是一种高分子聚合物，白色片状、絮状或粉末状固体，无味。溶于水。栓塞效果持久，使用前与造影剂按比例混合。

（4）吸收性明胶海绵：是一种中 - 短效栓塞剂，早期需要操作者剪成自己所需的大小，如 1 ~ 2mm，与造影剂混合后使用，用于肝动静脉瘘或肝动脉 - 门静脉瘘的患者，近来已有成品，直径在 150 ~ 2000μm，可根据需要选择使用。

（5）不锈钢弹簧圈：多用于动静脉瘘口的封堵，与其他栓塞剂联合时也可用于肿瘤大血管的栓塞。根据拟栓塞血管大小选择弹簧圈的直径。

（6）生物微球：为长效栓塞剂，多用于其他栓塞剂栓塞后的补充栓塞，直径有 100 ~ 300μm、300 ~ 500μm 等各种规格，最大有 1200μm。可根据栓塞肿瘤的血管的大小选择。

（7）其他：如携带化疗药物的缓释微球、放射性粒子、中药乳剂等。

四、肝动脉联合门静脉化疗栓塞术

单纯肝动脉化疗栓塞术（TACE）后仅有 20% ~ 30% 的肿瘤组织呈完全坏死，即使多次重复治疗仍有癌组织残存，其远期疗效仍不够理想，其主要原因是门静脉参与了肿瘤周围供血。TACE 尽管导致大部分肿瘤细胞坏死，由于肝癌的肝内动脉系统和门静脉系统之间存在吻合支，在阻断肿瘤的供血动脉后，门静脉血供代偿性增加，且门静脉血向肝动脉逆流，成为癌灶周围残留肿瘤细胞的主要供血来源。此外，TACE 术后肿瘤周围门静脉血供代偿性增加，成为新供血的主要来源。故如何完全阻断肝脏肿瘤的供血，成为近年研究的热点之一。

自 20 世纪 20 年代起，就有陆续关于门静脉栓塞术（portal vein embolization，PVE）的研究，并于 20 世纪 80 年代后期应用于临床。PVE 不但可以使非栓塞侧肝组织增生，增加余肝体积（FLR），使二期手术切除机会增多，还可以限制门静脉内癌栓的蔓延，因此方法阻断了门静脉血流，能限制肿瘤生长，已在目前肝癌介入治疗中越来越多地被应用。TACE 联合 PVE，首先完全阻断肝脏转移灶的血供，达到肿瘤完全坏死的目的。PVE 对门静脉系统的癌栓更具有直接的杀伤，对防止肿瘤复发、转移有积极意义。

1. 肝动脉联合门静脉化疗栓塞术的价值　PVE 联合 TACE 可以扩大外科手术适应证、防止肿瘤沿门静脉播散、配合动脉灌注使肿瘤完全坏死、防止门静脉瘤栓形成。

2. 肝动脉联合门静脉化疗栓塞术的方法和材料

（1）首先行肝动脉化疗栓塞术，方法同前述。

（2）门静脉化疗栓塞术方法和材料：PVE 通常有经皮经肝途径、经回结肠静脉及经皮经脾静脉 3 种途径。因经回结肠途径需在麻醉下行开腹术或腹腔镜术，将导管插入回结肠静脉。虽然在开腹术中可探查肿瘤侵及的范围，但由于需麻醉和开腹，风险较大，仅在无法经皮介入设备情况下应用，而在腹腔镜下插管操作难度较大，也不易成功。经皮穿脾途径应用相对较少，虽有不损伤肝实质、不需避开瘤体等优点，但这种方法容易损伤脾实质，引起脾出血可能。经皮经肝门静脉栓塞术简便易行，并发症少，近年来已成为 PVE 的主要途径。经皮经肝穿刺亦可分为从栓塞侧肝叶入针和从对侧肝叶入针两种。从对侧进针栓塞，方法上容易，且可避开瘤体，但因穿刺点位于非栓塞叶上，如果操作不注意，可导致胆道出血、肝动脉－门静脉瘘、门静脉血栓，影响健侧肝脏功能，故一般只在经栓塞侧无合适穿刺途径情况下使用。

门静脉栓塞术（portal vein embolization，PVE）操作方法为在行首次 TACE 术同时行 PVE 术。根据 CT 扫描特点及通过间接门静脉造影获得的门静脉系统情况确定穿刺路径，一般经栓塞侧门静脉分支进针，避免损伤健侧肝叶。具体操作步骤如下：术前半小时镇痛、镇静后，患者仰卧 DSA 台，根据术前确定的穿刺路径，确定穿刺点，局部麻醉后，采用 22G Chiba 肝穿针进入肝内，对着肝门，在 $T_{12} \sim L_1$ 锥体旁 2cm 停止进针，边退针边回抽有血后，注入少量对比剂，确定为门静脉后，送导丝并交换 PTCD 套管，送入门静脉主干，交换入导管鞘，先用猪尾巴导管在肠系膜上静脉附近行门静脉造影术，充分显示门静脉主干及各级分支。再交换导管超选择到需要栓塞的各级分支内，透视下缓慢注入适量 PYA 或 PVA ＋碘化油乳化剂进行栓塞治疗，具体剂量以靶血管血流基本停滞为标准，其后可用弹簧圈栓塞拟栓塞门静脉分支或左右干。栓塞完成后再次行门静脉造影，确定靶血管达到完全栓塞。最后交换入 PTCD 套装外套管，穿刺通道内注入 2mm×1cm 吸收性明胶海绵条数枚以防止出血，结束后腹带加压包扎。

（3）门静脉化疗栓塞术常用的栓塞剂：PVE 常用的栓塞剂有碘油、吸收性明胶海绵、氨基丙烯酸盐黏合剂（NBCA 胶）、弹簧圈、凝血酶、无水乙醇、PYA。各种栓塞剂在门静脉栓塞中作用无显著性差异，但何种为最佳材料，尚无定论。一种理想的门静脉栓塞剂应该是患者易于耐受，不容易产生再通和使用方便。有报道采用碘油＋PVA 混合对比剂的乳化剂，并根据栓塞情况酌情加用弹簧圈，其中碘油能有效地在肝脏中存留以便于以后的影像学检查；PYA 颗粒能栓塞细小门静脉分支，且作用持久、便宜、安全、很少引发门静脉炎；弹簧圈阻塞大的门静脉分支，并有防止 PYA 反流的功能。不同栓塞材料的协同，可彻底栓塞门静脉。

近年来，许多学者在 PVE 的方法、材料、适应证等一系列方面做了大量工作，使得其临床应用越来越得到重视，因 PVE 术能有效诱导预计残余肝（future remnant liver，FRL）的体积增大和功能增强，扩大手术适应证，并减少术后肝功能衰竭、感染、出血的发生及降低术后死亡。进一步采用 PVE 联合 TACE 的介入治疗方法为晚期肝癌，尤其是伴门静脉癌栓形成的肝癌治疗带来了新的希望。

五、肝动脉化疗栓塞术的并发症及其防治

肝动脉化疗栓塞术（TACE）在 HCC 治疗中被广泛采用，总的来说，TACE 是一种安全的手术，常见的如穿刺部位出血、形成血肿，栓塞术后综合征等，TACE 并发症的问题日渐引起大家的重视。TACE 术后并发症是这病者长期住院治疗的主要原因之一，在一定程度上影响了后续治疗方案的实施，而且严重的并发症会影响患者的预后。采取相应的预防措施则能有效减少栓塞相关并发症的发生。

（一）术中可能出现的并发症及其防治措施

1. 动脉夹层　多为粗暴或者强行操作，导丝导管对血管的强伤，若有动脉硬化和血管走向扭曲，则更易出现。推注造影剂有滞留或逆流现象，即说明有动脉夹层的发生。应将导管退至发生夹层动脉的远心端，重新用导丝软头避开夹层进入动脉的目的部位。

预防措施：全程在透视下插管；动作要熟练而轻柔，避免粗暴；当感觉插管有阻力时，应及时停止并推注造影剂以明确是否发生动脉夹层；若一旦发现动脉夹层，立即停止手术，退出导丝导管，压迫动脉壁，避免动脉夹层扩大，可选择对侧血管继续手术。

2. 肝动脉痉挛　导管、导丝、化疗药物、碘油等可刺激肝动脉引起痉挛并伴较剧烈疼痛，应暂停操作，导管内缓慢注入稀释的利多卡因（2% 利多卡因 4ml 稀释成 20～40ml）多可缓解。如未能缓解，可使用硝酸甘油和（或）盐酸哌替啶等缓解痉挛、减轻疼痛。如仍未缓解，则应放弃操作，以免造成严重后果；避免导管长时间置入血管内，可减少动脉痉挛的发生。

3. 心动过缓　少数患者可出现，可能和疼痛刺激引起迷走神经兴奋有关，立即停止手术，多数患者心动过缓可恢复，必要时可给予阿托品 0.5mg，肌内注射。

4. 导管导丝打结或折断　操作不熟练或导管导丝质量不佳，可致导管导丝打结甚至折断。选用质量优良的导管，做到一次性使用；在术中，应避免过度扭曲导管；一旦发生打结，立即停止；若出现导丝、导管折断，可使用抓取工具捕获导丝导管，必要时可请血管外科协助取出。

5. 血管造影　发现肿瘤内有动静脉瘘特别是肝动脉－肝静脉瘘时，应高度重视，如栓塞剂经瘘口进入肝静脉，而后进入肺动脉，则会出现肺栓塞，可导致严重后果。在 20 世纪 80～90 年代，动静脉瘘为介入栓塞治疗的绝对禁忌，随着技术的发展，已非绝对禁忌。现在可先使用棉胶海绵、弹簧圈等堵瘘，然后行栓塞治疗。原则上瘘口较大、瘘口不能有效封堵及门静脉主干有癌栓时，仅行动脉灌注而不栓塞；反之可在瘘口有效封堵后可行动脉栓塞治疗。

（二）术后的常见并发症及其防治措施

1. TACE 栓塞后综合征和误栓栓塞后综合征　表现为肝区疼痛、恶心、呕吐、发热、肝功能异常等，一般持续 2～7 日，多呈自限性，需要积极予以止痛、止吐、退热、保肝降酶等药物治疗。肝区疼痛的原因是：①癌及癌旁组织在栓塞后缺血坏死，肝脏包膜反应性炎性渗出；②栓塞区域前列腺素 E、激肽类炎症递质造成局部水肿，刺激包膜；③少数因胆囊动脉异位栓塞，但较少发生胆囊坏死及穿孔。若不积极处理 TACE 栓塞综合征，将增加患者痛苦，影响患者对后续治疗的合作意愿。

当肿瘤 >9cm 且使用吸收性明胶海绵栓塞时，TACE 栓塞后综合征的发生率明显增加。误栓是指栓塞了目标血管意外的血管而导致的并发症。常见误栓部位有胃十二指肠动脉，误栓后可出现剧烈上腹部疼痛、消化道出血；误栓胆囊动脉后，则可出现胆囊缺血、坏死、穿孔，需要外科手术治疗。另外，需要警惕肝癌化疗药物本身的并发症，如严重的造血系统抑制、肝肾功能及心肌的损伤等。

2. 肝脏损伤

（1）肝功能减退：定义为 TACE 后 Child-Pugh 计分增高（≥2 分），血胆红素升高（≥34.2μmol/L），以及出现腹腔积液和肝性脑病。损害多为一过性，常于两周内自行恢复，亦有发生不可逆性肝功能损害，甚至表现为急性肝功能衰竭。首次 TACE、高总胆红素水平、累及多肝段、瘤体较大、门脉主干癌栓、肝储备功能不良（Child-Pugh B、C）、胆管堵塞、有胆管手术史、碘油用量 >20ml 是 TACE 后肝功能损伤的高危因素。

（2）肝内胆管损伤：胆管由肝动脉供血，而 PRC 多有肝硬化基础，胆管血供明显减少，TACE 后可发生胆管损伤。有报道称，肝转移性肿瘤组 TACE 后胆管损伤的发生率为8.8%，PRC 组为 0.5%。

（3）肝脓肿：TACE 术后可发生肝脓肿，且多在术后两周左右。肝脓肿发生的可能因素有：①围术期感染控制失败；②栓塞坏死继发细菌感染。如患者术后有高热且持续两周以上不退，不论是否有白细胞升高都应考虑到肝脓肿，并及时作 B 超和（或）CT 检查。必要时作诊断性穿刺，怀疑有脓毒血症者行血培养检查，并尽早使用敏感的抗生素，以免造成严重的后果。

3. 肿瘤破裂出血　TACE 可作为肝癌自发破裂的急诊治疗措施之一。TACE 止血确切，适应广泛、创伤小，是安全、可靠、简便的抢救手段。而 TACE 术后肝癌自发性破裂罕见。

4. 胃十二指肠溃疡病出血　TACE 后胃十二指肠溃疡的发生与术者的技术熟练程度、TACE 次数和化疗药物有关，也可能为应激所致。出血原因为：化疗后胃肠道反应剧烈，频繁恶心、呕吐导致食管-贲门黏膜血管破裂；TACE 导致肝功能进一步受损，凝血功能异常。

TACE 后门脉压增高，加重原有肝硬化形成的食管胃底静脉曲张、出血；化疗药经胃十二指肠动脉进入胃肠道引起溃疡而出血。此外，大量碘油进入肝血窦引起肝脏微循环改变，碘油逆流入门静脉引起门脉高压和（或）加重原有门静脉高压也可引起出血。故在进行 TACE 时，一方面要尽量超选到病变所在的肝动脉分支；另一方面可在术后使用胃黏膜保护剂及质子泵抑制剂，可预防或减轻并发症的发生。

TACE 是 PRC 保守治疗的首选方法，在操作方法上采取肝动-门脉联合栓塞、肝亚段栓塞、亚亚段栓塞，栓塞物质上从原有碘化油、吸收性明胶海绵颗粒扩展到各种微球、中药乳剂等在内的多种方案，使得肝癌患者的生存期得到延长，生活质量得以改善。操作动作均轻柔，避免粗暴。在灌注栓塞化疗前，可适当予以止吐、止痛药物；推注碘化油时，尽量在电视监视下进行，并缓慢推注，防止误栓；术后严密观察，若出现消化道出血，立即予以抑酸、止血等治疗；动态观察肝肾功能、造血系统及心肌损伤标志物等检查，必要时可予相应的处理。重视上述注意事项和建议，将有助于最大限度地减小 TACE 毒副反应，降低并发症的发生率，同时尽可能提高 TACE 对 PRC 治疗的效果。

六、影响肝动脉化疗栓塞术疗效的因素

影响中晚期肝癌的预后有诸多原因，这是肿瘤与机体的多因素共存、互相影响的结果。分析影响肝癌患者 TACE 疗效的因素，可以更全面地估计患者的情况及判断预后，为临床合理地选择病例提供参考。影响疗效的因素如下。

1. 患者因素

（1）肿瘤大小和数量：肿瘤越小，数量越少，预后较好，若瘤体 >5cm，且肝内多处病变，效果较差。瘤体包膜完整预后较好。

（2）肝功能：Child – Pugh A 级预后较 C 级好。

（3）是否合并肝硬化：合并肝硬化者预后较差。

（4）治疗次数和间隔：治疗时间、治疗次数多较单次治疗效果好；频繁的过短间隔时间治疗，可能使肝功能恶化，反之则可能延误病情，故选择合适的间隔时间治疗，有利于控制病情、延长生存时间。临床上，一般 TACE 术后 2～3 周后再行化疗栓塞术，总次数根据患者情况确定，多为 3～5 次。

（5）患者依从性：依从性好的患者优于依从性差的患者。

2. 医疗因素

（1）操作者的技术高水平、高质量、熟练的操作者不但能快速、优质的完成介入手术，还能精确超选到所需要的位置，最大限度地杀死肿瘤细胞，同时减少对正常肝细胞的影响。

（2）良好的技术设备不但能减少辐射量，同时利于原发性肝癌的诊断和精确的治疗。

（3）熟练的技术配合、训练有素的技术人员是手术成功的关键。

3. 药物和材料因素　根据不同的病理分型选择不同的药物和不同的栓塞材料，可能会取得不同的效果。

七、肝动脉化疗栓塞术的疗效评价

原发性肝癌（PRC）是全球第六大恶性肿瘤和第三大癌性死亡病因。PRC 起病隐匿，大部分患者就诊时已是中、晚期，能够外科手术切除的患者不足 20%。而且 PRC 恶性程度高，患者常常合并慢性肝炎和肝硬化，早期易于播散及转移，切除率低和复发率高是制约肝癌手术治疗的关键。近 30 年来的研究表明，TACE 治疗可以使 PRC 患者获得 15%～55% 的部分缓解率，并明显延缓肿瘤进展和血管侵袭，为不可切除的中、晚期肝癌最常用的治疗方法。2005 年美国肝癌诊治规范已将 TACE 列为不能手术切除肝癌非根治治疗中的一线治疗方案。

1. TACE 的优势 经典的 TACE 利用碘油栓塞肿瘤的供血动脉和新生血管，阻断其血供，达到使肿瘤缺血缺氧坏死的目的，同时将化疗药物带至肿瘤局部，高浓度持久释放，有效杀伤肿瘤细胞。TACE 的作用：①减少肿瘤血供，使瘤体缩小，有助于手术切除；②提高局部化疗药物浓度，增强抗肿瘤效应；③预防肝癌切除术后复发；④控制肿瘤所致的出血；⑤缓解肿瘤导致的顽固性疼痛；⑥刺激机体的抗肿瘤免疫效应；⑦减少肿瘤产生的异常激素等。由于患者全身状况、肝功能的差异及对不可手术切除的判断的不同，各研究对 TACE 治疗后生存率的报道不尽一致。Varela 等报道采用 TACE 治疗的患者，其 1 年、2 年的生存率分别为 92.5%、88.9%；Takayasu 等报道了 8510 例患者经 TACE 治疗后 1 年、3 年、5 年、7 年的生存率为 82%、47%、26%、16%，平均为 34 个月。国内学者采用联合微球和碘化油化疗栓塞治疗巨块型肝癌的结果显示，由于微球栓塞要求超选择性高，容易出现周边小病灶的疏漏；而肿瘤内新生血管的虹吸作用使碘化油选择性流向瘤区，且肿瘤细胞分泌的渗透增强因子有利于碘化油渗出毛细血管而滞留于肿瘤内，所以碘化油与微球可互为补充，取得更好疗效。在微球栓塞前先行碘化油栓塞，可以显示瘤体大致轮廓及周围一些较小的卫星灶，为微球栓塞范围提供参考，以便尽可能彻底栓塞。碘化油可渗出毛细血管而滞留于肿瘤内，补充微球栓塞的不足。因此，联合治疗较单独使用碘化油或微球栓塞更有效且不良反应更低。其资料显示，联合组总有效率为 55.8%，获益率为 88.5%，术后发热、恶心呕吐、肝区疼痛等不良反应的发生率分别为 69.2%、76.9%、73.1%。

2. TACE 的局限性

（1）不适用于严重肝功能障碍患者，仅对肝功能 Child – Pugh 评分为 A 或 B 的患者可以实施。

（2）由于 PRC 存在多支血供、术后肝外侧支循环形成等因素，使碘油乳剂在病灶局部沉积不佳，导致肿瘤坏死不完全，须反复治疗，而多次治疗可加重肝脏功能损害。

（3）由于瘤组织存在双重供血，中心部分以动脉供血为主，周边部分主要由门静脉供血，且动脉与门脉系统存在交通支，肝动脉栓塞后瘤组织仍然可以从门脉系统得到血供，即 TACE 术后，在肿瘤内部仍有 5% ~10% 门脉供血部分有残留肿瘤细胞活性。

（4）TACE 术后可能诱发血管内皮生长因子等促血管生长因子高表达，刺激血管生成，为残存的肿瘤细胞生长、复发及浸润转移提供了途径。

3. TACE 治疗疗效评估及常见不良反应观察 TACE 治疗 PRC 的疗效评价可参照实体瘤疗效评价标准 rnRECIST 标准进行：①完全缓解（complete response，CR）：全部肿瘤完全坏死或消失，并维持 4 周以上；②部分缓解（partial response，PR）：肿瘤坏死≥50% 或病灶最大径及与其垂直径线乘积缩小≥50%，并维持 4 周以上；③进展（progressive disease，PD）：肿瘤增大≥25% 或出现新病灶；④稳定（stable disease，SD）：变化在 PR 与 PD 之间。有效为 CR + PR，获益为 CR + PR + SD。

临床上对肝癌 TACE 术后疗效评价主要使用螺旋 CT 和 DSA，随着 MRI 的普及，其在 TACE 治疗原发性肝癌的随访中也得到运用。TACE 虽然能控制肿瘤生长,使原发病灶变小、坏死,但很难彻底灭活肿瘤。进一步的治疗选择有赖于对肿瘤存活与坏死的准确判断。螺旋 CT 能够在注射对比剂后的各期进行多次肝脏薄层扫描,可显示肿瘤营养血管和动静脉瘘等。对肝内碘油沉积很容易观察,能了解碘油沉积的多少、分布是否均匀、包膜有无外漏、周围有无卫星灶,是肝癌 TACE 治疗后最常用的疗效评价手段。但是由于 TACE 产生碘油沉积情况,容易产生干扰部分具有活性的肿瘤组织未能显示。MRI 具有良好的组织分辨率,受碘油沉积影响非常轻微。T_2 等信号、低信号代表凝固性坏死;高信号为肿瘤残存、出血及液化坏死。残留活性肿瘤在早期呈明显强化,坏死、出血表现为无强化。MRI 显示原发肿瘤的敏感度为 93.5%,准确率为 95.7%,特异度为 100%,诊断率较螺旋 CT 高。

TACE 术后不良反应的观察可参照美国国立癌症研究会(National Cancer Institute,NCI)的毒性标准进行。常见的不良反应有恶心、呕吐等消化道症状;发热;肝区疼痛;肝功能异常等。肝区疼痛可使用行为评分法(BRS - 6)分为 6 级:①1 级:无疼痛;②2 级:有疼痛但可被轻易忽视;③3 级:有疼痛,无法忽视,但不干扰正常生活;④4 级:有疼痛,无法忽视且干扰注意力;⑤5 级:有疼痛,无法忽视,所有日常活动都受影响,但能完成基本生理需求,如进食和排便等;⑥6 级:存在剧烈疼痛,无法忽视,需休息或卧床休息。

4. 基于 TACE 的联合治疗疗效评价　由于 TACE 的局限性,单纯的 TACE 治疗中晚期肝癌无法达到令人满意的效果,近年来 TACE 的主要进展在于和其他手段的组合及序贯应用。研究较多的是 TACE 与热消融治疗的联合及分子靶向治疗的联合。

(1)TACE 联合射频消融(RFA):碘油栓塞可通过阻断血流减少"热流失效应",扩大消融范围,同时部分肿瘤体积缩小,减少了消融的次数。此外,TACE 还能控制可能存在的微小病灶,提高 RFA 的局部控制率并降低复发率。

(2)TACE 联合微波消融(MCT):TACE 联合 MCT 治疗可以使其各自的优势互补、协同作用,体现在 TACE 能有效降低肿瘤组织耐氧能力,高温进一步增强药物对肿瘤的灭活能力。两者联合对大肝癌及伴门静脉癌栓的晚期肝癌有良好效果;TACE 可以有效杀灭肿瘤组织和阻断癌灶血液供应,缩小肿瘤,减少 MCT 布针次数;TACE 治疗后再行 MCT 治疗,有利于肿瘤组织彻底灭活范围。一项对 TACE 联合 MCT 治疗中晚期肝癌的荟萃分析显示,联合治疗组的近期与远期疗效均较 TACE 单独治疗组高,0.5 年生存率:OR = 7.21,95% CI(1.92、27.08),1 年生存率:OR = 4.47,95% CI(3.4、6.36),2 年生存率:OR = 3.36,95% CI(2.45、4.84)。

(3)TACE 联合索拉非尼:通常肿瘤的生长代谢、浸润转移和复发均与肿瘤的血液供应密切相关。TACE 术后病灶内肿瘤坏死程度不一,尤其是在没有包膜或体积较大的肿瘤,往往在 TACE 术后残存较多的未完全坏死"肿瘤岛",这是 TACE 术复发的原因之一。索拉非尼是一种口服多激酶抑制剂,有阻断肿瘤细胞增生和抗血管生成双重效应。TACE

与索拉非尼联合应用，可在阻断瘤体供血动脉的基础上，抑制病灶内残存肿瘤细胞增生，抑制血管生成因子受体 VEGFR 等阻断肿瘤新血管的形成，使瘤体坏死更加彻底，可降低肿瘤复发的概率或延长复发时间。服用索拉非尼后延长 TACE 治疗间隔，可减少 TACE 治疗次数，避免了短期内重复 TACE 治疗对肝功能的损伤，对患者生存质量的提高也有明显的帮助。来自亚洲的多中心 START 研究显示，对于进展期肝癌 TACE 联合索拉非尼治疗安全、有效且不良反应少，其疾病总控制率为 91.2%，而肿瘤总反应率达 52.4%。

5. 展望　随着微导管的发展，为肝亚段、亚亚段的 TACE 精确栓塞提供了可能。超选择的精确栓塞技术，减少了对正常肝组织的损伤，进一步扩大了 TACE 治疗时肝功能状态的适应证，为严重肝功能不全患者的介入栓塞治疗提供了可能。随着新的材料、影像技术、生物技术、治疗理念的改变，特别是综合介入治疗观念的深入，PRC 治疗的整体疗效得到进一步的提高。

八、肝动脉化疗栓塞术中皮下药盒和弹性药物给药系统的应用

皮下药盒和弹性药物是肿瘤治疗中作为一种成熟的技术，常在外科手术下安置使用，将导管置于门静脉或者其他血管实施化疗术。随着介入技术的发展，在 DSA 下安置药盒成为可能，即经皮血管内导管药盒给药系统（percutaneous portcatheter system），且存在创伤小、恢复快、可重复等优点。

1. 皮下药盒和弹性药物给药系统的方法与步骤

（1）选择穿刺部位：一般选择锁骨下动脉或者股动脉，因在股动脉旁安置药盒后影响患者的行动，故左锁骨下动脉旁安置成为最常用的方式。

（2）体位与消毒：患者取平卧位，常规消毒铺巾、铺单。取左锁骨下隐窝用 Seldinger 穿刺法穿刺左锁骨下动脉。

（3）穿刺与插管：使用 5F 或 6F 穿刺针在选定的穿刺点进行穿刺，见有血液喷出后，在电视监视下放入导引导丝，置入动脉鞘，用 1:5000 的肝素生理盐水封管。经动脉鞘置入导管，插入腹腔动脉或肝动脉，造影证实后保留导管。

（4）放置药盒：在穿刺点下 2cm 局麻做 1 个长 3~5cm 的纵向切口，用纹式钳向内侧分离皮下组织，做一囊腔，以能容纳药盒为准。将导管套入药盒的金属小管，接头旋紧，使用生理盐水 20ml 加肝素钠 3750U（肝素盐水）实验性注入药盒，确认无渗漏将药盒放入囊腔，缝合皮肤，术后 1 周拆线。

（5）使用与维护：使用时首先患者取平卧位，暴露药盒位置，以药盒为中心，消毒直径在 Bern 以上，严格消毒。用左手固定药盒部位，选择穿刺点，右手将吸有 20ml 的肝素盐水 20ml 注射器垂直推至药盒底部，确定准确无误后静推，成功后连接输注泵应用化疗药。化疗药物使用完成后需使用肝素生理盐水冲洗。至少每 15 日需要使用肝素生理盐水冲洗 1 次，防止堵塞。

2. 皮下药盒和弹性药物给药系统的并发症及相关处理　术中常见的并发症有气胸，

术后常见的并发症有皮囊出血、伤口感染、延迟愈合、药盒翻转、药盒堵塞、导管的移位与滑脱。

（1）术者的技术熟练与否，是决定手术是否成功及减少相关并发症，如气胸的关键。

（2）术中密切观察，动作轻柔，防止导管移位与滑脱。

（3）术后密切观察切口，定时更换敷料，及时应用抗生素，预防切口感染。

（4）若发现药盒翻转，可手法复位，必要时可切开皮囊，手术复位。

（5）定期使用肝素生理盐水冲洗，防止药盒堵塞。

第五节　肝脏肿瘤微波消融术

一、概述

微波技术在医学领域里的应用可以追溯到 20 世纪的 50 年代，随着现代高科技和生物医学工程的迅猛发展，微波医疗设备不断改善，产品质量不断提升，因其独特的优势，在医学研究和临床方面得到了广泛应用。

微波热疗技术，从早期体表肿瘤的辐射，深入到管腔内肿瘤的辐射；微波工作频率从早期的 2450MHz，拓展到了 915MHz 和 433MHz。目前，微波热疗设备已被广泛应用于临床治疗的各个领域，在妇科、神经科、肿瘤科及消化科等领域的治疗中发挥着积极的作用。尤其是在肝肿瘤的治疗中发挥着重要的作用。

肿瘤微波消融治疗是采用针状的辐射器，或称微波针，亦称之为微波消融天线，是直接插入到肿瘤组织的内部，微波能量作用于肿瘤组织，使之发生凝固性坏死，以达到治疗肿瘤的目的。

1. 微波消融生物热效应的机制　人体主要是由水、碳水化合物、蛋白质和大量细胞内外液中的带电粒子等成分组成。碳水化合物分子、蛋白质分子都是极性分子，钾、钠、氯离子等为带电粒子，极性分子和带电粒子是在微波场作用下产生热效应的物质基础：①极性分子的转动可产生位移电流，同时递质的黏性引起能量消耗；②带电粒子振动可产生传导电流，同时递质电阻引起能量消耗。这两种能量消耗转化为热能，这种效应就叫作微波在生物体组织中的热效应。极性分子和带电粒子在微波场的状态、运动形式和产热方式有一定的不同。

（1）极性分子在微波场作用下热效应机制：组织中的水分子、蛋白质分子等极性分子在无外电场作用时，极性分子的正、负电荷"重心"不重合，每个极性分子具有固有电矩，形成一个电偶极子，处于不规则随机运动状态。在外电场的作用下，每个极性分子电矩都受到力矩的作用，使原来不规则随机运动的极性分子转向外电场的方向，产生取向极化，只要外电场足够强，极性分子的偶极子便沿外电场方向整齐排列。若改变外电场的方向，极性分子也要随外电场的变化而改变方向。如果外电场是高频交变电场，极性分子也随之作高频反复的转向运动，比如外加微波频率为915MHz或2450MHz时，则极性分子将以915×10^6/秒或2450×10^6/秒速度急速转动。极性分子激烈的振动，造成分子之间的相互碰撞、相互摩擦，将一部分动能转化为热能，使组织温度升高，此称为生物的偶极子加热。

（2）带电粒子在微波场作用下产生热效应的机制：细胞内外液中的钾、钠、氯离子等带电粒子，它们在外电场作用下会受电磁力的作用而产生位移，带电粒子受到微波交变电场作用后，随微波频率而产生振动，在振动过程中与周围其他离子或分子相互碰撞而产热，称为生物体的离子加热。

2. 微波产生热效应的特点

（1）选择性加热：物质吸收微波的能力，主要由其递质损耗因数来决定。物质不同，产生的热效果也不同。水分子属极性分子，介电常数较大，其递质损耗因数也很大，对微波具有强吸收能力。而蛋白质、碳水化合物等的介电常数相对较小，其对微波的吸收能力比水小得多。因此，对于人体组织来说，组织含水量的多少对微波加热效果影响很大，如肝脏组织含水量（80%左右）比骨骼组织含水量（50%左右）要高，肝脏组织比骨骼组织对微波的吸收能力要强；再如肝脏肿瘤组织比正常肝脏组织的含水量要高，肝脏肿瘤组织比正常肝脏组织对微波的吸收能力就强。可以将人体组织按含水量的不同分为三类：①含水量大的组织，如脑脊液、血液和其他体液；②含水量中等的组织，如肌肉、脑组织和大部分内脏组织；③含水量少的组织，如骨骼和脂肪等。还有一种情况也是选择性加热的体现：当组织内温度过高时，可以出现对微波吸收过强的现象，使局部温度急剧上升$> 150℃$（尤其是近消融天线0.5cm内）造成"组织碳化"的情况。

（2）加热迅速：常规加热如火焰、热风、电热、蒸汽等，都是利用热传导的原理将热量从被加热物外部传入内部，逐步使物体中心温度升高，称之为外部加热。微波加热是使被加热物本身成为发热体，称之为内部加热，不需要热传导的过程，内外同时加热，因此能在短时间内达到加热效果。

（3）加热均匀和热效率高：微波加热时，其穿透性比其他用于辐射加热的电磁波，如红外线、远红外线等波长更长，因此，具有更好的穿透性；另外，微波加热通常不受被加热物体电阻的影响，各部位能均匀渗透电磁波并产生热量，因此，加热均匀。在微波加热中，微波能只能被加热物体吸收而生热，而周围的物质不吸收和不消耗微波能，所以热效率极高。

（4）安全无辐射：微波加热无废水、废气、废物产生，不存在"余热"现象，也无辐射遗留物存在。微波的传输是控制在金属屏蔽状态下工作，微波泄漏极少。因此，微波加热安全无辐射。

近年来，微波消融治疗技术在肝肿瘤的临床应用中得到了长足发展，特别是微波消融天线在设计与制造工艺方面取得了突破性进步，微波功率源的性能有了大幅度的提高，使肝肿瘤微波消融技术在临床应用上获得了令人瞩目的治疗效果，加之微波消融治疗技术与射频治疗技术相比具有升温快、瘤内温度高、用时短、受炭化血流影响小等优势，有文献报道，微波消融治疗肝肿瘤可与外科手术相媲美。相信微波消融治疗技术在临床治疗方面将得到更加广泛的应用和迅猛的发展。

二、器材与操作技术

微波消融治疗设备作为临床应用的硬件手段，其目的就是将微波能量直接作用于病灶组织，使之快速升温致其凝固、坏死，从而达到肿瘤的原位灭活。因此，不断地研究、开发和实践微波消融治疗技术，就是力求在最短的时间内，最大限度地利用微波能量加快病灶组织的升温速率，增大微波辐射的热效应范围，达到更好地对肿瘤原位灭活的目的。

（一）微波消融治疗设备的性能要求

1. 技术特性　微波消融治疗设备必须具有基本的技术特性，才能满足临床使用要求。

（1）设备工作条件应满足 GB 9706.1—2007 的要求。

（2）微波工作频率其误差不超过 ±10%。

（3）主机微波输出功率建议不低于 100W，误差不超过 ±30%。

（4）定时设备必须具有可调定时器，当到达预定工作时间后，主机停止输出微波功率，精度不超过 ±3% 或 ±2 秒。

（5）功率调节设备必须具有输出功率设定与控制装置，一般为 5~100W 范围。

（6）测温设备必须具有测温装置，监测热区温，精度不超过 ±0.5℃。

（7）控温设备必须具有控温装置，在达到设定温度时，停止输出微波功率。

（8）微波天线与正常组织接触部分的杆温不超过 45℃。

2. 安全要求　医用电气设备的安全要求如下。

（1）GB 9706.1—2007 医用电气设备第一部分：安全通用要求。

（2）GB 9706.6—2007 医用电气设备第二部分：微波治疗设备安全专用要求。

2010 年，国家《微波热凝设备》的医药行业标准开始拟定。这一标准将作为国内微波热凝设备，包括微波消融治疗设备的开发、设计、生产及其产品质量控制的依据，以保证它的安全性和有效性。

（二）微波消融治疗设备的基本组成

随着微波消融治疗技术的逐步推广和临床治疗的需求，目前已有各式各样的同类设备出现在医院的手术室里，而组成微波消融治疗设备的组成要素是相同的，其主要组成部分有微波功率源（主机）、微波能传输线、水冷微波消融天线、水冷循环系统和微波热场的测温装置与系统等。

为适应肿瘤临床治疗手术的需要，对较大的肿瘤已有采用多源微波消融治疗系统的设备，即多台微波功率源和配套多根微波消融天线。

（三）微波消融治疗操作技术

经皮穿刺术的影像引导方法有 X – ray 透视、超声（US）、CT 和 MRI 等，目前微波消融术最常用的影像引导设备是 CT 和 US。

1. 穿刺原则

（1）整体观：任何穿刺都是临床诊治过程中的一个中间环节，穿刺前要有对病人全面系统的了解，包括患者疾病的基本信息，以确定穿刺目的、选择适应证、制订穿刺计划。穿刺后要正确处理并发症、制订随访计划等。

（2）立体观：实施穿刺时术者头脑中要明确引导设备、患病器官、病灶位置、病灶周围结构、穿刺器具的相互位置关系，要求对以上所有有关的内容"心中有数"，能"看见"病灶和穿刺器具的空间关系，预见到各种可能出现的偏差，包括深浅关系、前后关系、左右关系、上下关系。为防止歧义，通常统一描述为"偏头侧、偏足侧、偏左侧、偏右侧、偏腹侧、偏背侧"。

（3）时间观：实施穿刺的时间长短与成功率密切相关。手术操作尽量流畅、把穿刺时间缩至最短。这样能提高成功率，减少诸如气胸、出血等并发症。

（4）无菌观：穿刺过程要求无菌操作，影像引导下的穿刺尤其要求无菌操作。由于大多数穿刺过程是在外科手术室以外的环境进行，麻醉条件、空气消毒、充足的光源等均受到限制，加之影像引导下的穿刺增加了穿刺的烦琐性、人员的走动频率等，这些均增加了手术污染的机会。

（5）角度的调整：一次穿刺到位的情况可遇不可求，大多数情况需要调整穿刺针的方向，这是穿刺的基本功。

（6）影像学的精通：影像引导下经皮穿刺术，影像是"眼睛"，精通影像就是擦亮眼睛。通过一幅或者一组影像资料，正确分辨伪影和假象，准确判断入针路径、针尖的位置至关重要，能指导术者在术中正确调整针的方向和角度。

（7）入路的选择：合理选择进针入路非常重要，一般来说，要遵循几个原则：①安全：穿刺入路应尽可能避开大血管、气管、胃肠道、胆管、胰管、骨骼，尽可能减少穿过脏层胸膜的次数；②舒适：穿刺入路最好能令病人仰卧或俯卧，尽量少让病人侧卧，因为侧卧位病人坚持时间较短，病人体位的变动不利于穿刺的准确性；③方便：穿刺入路尽量选择最短的路径，在特殊情况下为了安全的原因选择相对较长的入路。此外，入路的选择还应方便术者的操作与方向（角度）的控制，通常情况下入路尽可能选择近垂直位，尽量不要选择水平位，以利于针的固定。

2. CT 引导穿刺操作步骤和方法

（1）审阅患者病历资料和影像资料，全面了解患者基本情况和病情，排除穿刺禁忌证。CT 引导下的经皮穿刺术扩大穿刺部位、突破以前部分穿刺禁区是近年来经皮介入手术新进展之一。

（2）术前准备必要的检查，如凝血检查、心电图检查。术前用药如基础止痛药、镇静药、镇咳药、解痉药等。对输液量较多患者根据手术时间决定是否导尿，其他如：①纠正及预防其他系统疾病；②术前行血常规、肝肾功、血糖、电解质检查，必要时行术前 CT 增强扫描；③签订手术协议；④准备相关穿刺用品及抢救设备。

（3）和患者沟通，告知手术过程和注意事项，争取患者术中配合，消除患者紧张情绪。

（4）摆体位：摆放一个合适的体位，要求有利于患者长时间固定不动、有利于穿刺操作、有利于避开重要的器官。

（5）影像扫描：一般范围要包含病灶整体，合适的扫描条件，如尽量低电压、低毫安，扫描间隔和层厚要适当。①病变区 CT 扫描，必要时强化扫描；②确定进针点及进针方向角度，对进针点进行标记。

（6）设计穿刺路线，记录穿刺参数：穿刺进针的层面位置、进针点、进针方向、深度等。

（7）实施穿刺：①按照设定方向角度进针；②CT 扫描确定针尖位置。

（8）实施消融：根据肿瘤的大小、形态、是否邻近危险脏器（膈肌、胆囊、胃肠道、大血管、胆管等）以及病人的身体状况，设定合理的消融功率和消融时间，原则上：<3cm 的肿瘤一次性单位点完全消融；>3cm、<5cm 的肿瘤一次多位点完全消融；>5cm 的肿瘤分次多位点完全消融，避免一次过度消融引起肿瘤崩解综合征以及肝功能严重受损。在力求达到肿瘤完全消融坏死的同时，最大限度保护正常组织，最大限度降低并发症的发生。

肝癌行微波消融术前后对比图像如图 11-6 所示。

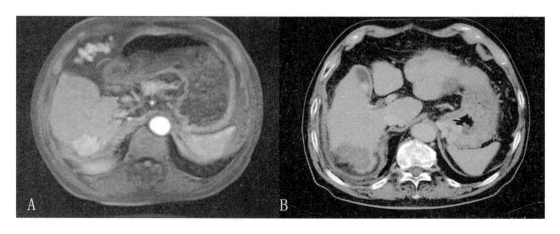

图 11-6　肝癌行微波消融术前后对比图像

（9）术后处理清理并敷盖穿刺点。保存有关影像资料。告知患者注意事项、随访时间（一个月内复查 CT 或 MRI）等。术后严密观察患者生命体征，及时处理并发症，如发热、疼痛、肝功能受损等。术后根据情况使用适当的止血、保肝、抗感染等药物。

三、适应证和禁忌证

我国于 2009 年形成了"原发性肝癌规范化诊疗专家共识"，初步提出射频消融和微波消融治疗肝癌的适应证和禁忌证，另外结合国内外文献，总结适应证和禁忌证如下。

1. 适应证

（1）对于直径≤5cm 的单发肿瘤或最大直径≤3cm 的多发结节（3 个以内），无血管、胆管侵犯或远处转移，肝功能 Child - Pugh A 或 B 级的早期肝癌患者，微波或射频消融是外科手术以外的最好选择。

（2）对于单发肿瘤直径，<3cm 的小肝癌，消融多可获得根治性消融。

（3）对于无严重肝肾心脑等器官功能障碍、凝血功能正常或接近正常的肝癌，不愿接受手术治疗的小肝癌以及深部或中心型小肝癌，手术切除后复发或中晚期癌等各种原因不能手术切除的肝癌，肝脏转移性肿瘤化疗后、等待肝移植前控制肿瘤生长及移植后复发转移等患者均可采取消融治疗。

（4）肿瘤距肝门部肝总管、左右肝管的距离应至少为 5mm。

（5）对于多个病灶或较大的肿瘤（直径 >5cm），根据患者肝功能状况，可采取肝动脉化疗栓塞（TACE 或 TAE）联合微波消融治疗。

（6）对位于肝表面、邻近心隔、胃肠管区域的肿瘤，可选择开腹或腹腔镜下治疗，也可以微波结合无水酒精注射。

转移性肝癌微波消融的适应证与原发性肝癌基本一致，但有几点不同，主要包括：①转移性肝癌大都不伴有肝硬化，肝功能状况佳，微波消融对于肿瘤大小和数目的要求较原发性肝癌为宽，但仍然不可随意扩大指征。如果肿瘤较大或数目较多，建议采取分次消融方案，以免影响疗效或增加治疗风险；②转移性肝癌患者大都有原发灶切除史，更有甚者，绝大多数在接受微波消融前已经反复多次全身化疗或放疗，全身免疫功能、营养状况等受到不同程度抑制或损伤，治疗风险实际增大，必须根据患者全身状况确定合理治疗范围；③转移性肝癌必须建立在原发灶已经得到治愈（如根治性切除、通过放疗或化疗原发肿瘤消失）的基础上。如果原发灶无法有效控制或已广泛转移到除肝脏以外的其他重要脏器，预计患者生命不超过 6 个月，便失去了针对肝脏转移灶实施微波消融治疗的价值。

2. 禁忌证

（1）位于肝脏脏面，其中 1/3 以上外裸的肿瘤。

（2）肝功能 Child - Pugh C 级，TNM Ⅳ期或肿瘤呈浸润状。

（3）肝脏显著萎缩，肿瘤过大，需消融范围达 1/3 肝脏体积者。

（4）近期有食管（胃底）静脉曲张破裂出血。

（5）弥漫性肝癌，合并门脉主干至二级分支或肝静脉癌栓。

（6）主要脏器严重的功能衰竭。

（7）活动性感染尤其是胆系炎症等。

（8）不可纠正的凝血功能障碍及血象严重异常血液病。

（9）顽固性大量腹水；意识障碍或恶病质。

（10）转移性肝癌微波消融的禁忌证也与原发性肝癌大同小异，需要特别提出的是：①原发灶无法得到根治性治疗且呈进展状态；②除肝脏以外，其他重要脏器也已发生广泛转移，预计生存期<6个月，且肝脏局部无明显症状者。

以上共识给出了我们在临床工作中开展微波消融治疗的适应证和禁忌证的指导意见，笔者认为除此之外尚有几点需要注意：①直径>8cm的肝癌，微波消融治疗不能够起到根治性治疗的目的，但可作为姑息性治疗的手段，缓解患者病情。因为微波消融的双针或三针并列治疗可将消融的有效范围扩大至7~8cm，同时还可利用微波的凝血特性进行肿瘤近端的血流消融阻断治疗；②对于>5cm，<8cm的肝癌，可以采用先行TACE控制肿瘤生长，再结合微波消融治疗的方法，或针对TACE疗效不佳的病例采用分段凝固的方法进行消融。对于直径5cm以上大肝癌的微波消融目前尚有争议。事实上，如果采用多天线穿刺、多位点消融方法，一次性安全、彻底消融7cm之内大肿瘤无论有效性还是安全性均值得期待，但这对医生的操作技术和治疗经验要求较高。如果肿瘤更大，可采取有计划分次消融方案，使安全性和有效性得到更大保障；③多发性肝癌微波消融适应证也存在较大争议，究竟何等数目的肿瘤能够采纳微波消融依然缺乏统一标准。事实上，建立多发性肝癌微波消融的统一标准也非常困难。之所以目前国内还将肿瘤数目规定在3个以内，主要担心一次性消融肿瘤过多会造成严重并发症。其实，由于多发性肿瘤大小并不一致，单纯考虑肿瘤数目并不科学，必须结合个体肿瘤的直径大小、肝硬化程度、一般身体状况等多因素进行综合评估。适当扩大一次性消融的肿瘤数目是安全可行的；④合并门脉癌栓的原发性肝癌可考虑行血管内肿块的消融治疗。

值得特别强调的是，上述原发性肝癌及肝转移瘤的微波消融的适应证和禁忌证标准主要来源于国外20世纪90年代到21世纪初始几年的肝癌及肝转移瘤热消融临床资料，已经无法反映近年的发展现状。有些治疗数量较大、治疗经验丰富的大型医疗单位已将此适应证做了合理扩展，并未拘泥于上述标准，但对于初期开展微波消融治疗的医疗单位和个人，从治疗的安全性和有效性出发，该标准应该成为基本规范。

总之，关于微波消融适用的肿瘤大小及数目有赖更多循证医学证据，切忌随意定夺，各行其是。

四、研究进展

微波消融技术的快速发展源于近年对微波仪和天线不断地改进创新。1996年董宝玮等在国内首先报道了超声引导下经皮微波凝固治疗肝癌的使用研究及临床应用结果，他们应用的自行研制的UMC-1型微波消融治疗仪，通过改变辐射天线芯线的材料和裸露，不仅使消融体积显著增大，消融形态接近球形，而且还大大提高了天线的组织匹配性等技术指标。21世纪初，随着水循环内冷却式天线的研制成功，微波天线杆温过高的难题得以解决，使大功率长时间的高能量级消融也不会造成天线的毁损，且消融的形态更趋于球形。因此，局部微波消融技术作为一种微创的肝肿瘤治疗方法，近年来在国内外发展迅速，已逐渐成为肝癌非手术治疗中的一种常用且日趋成熟的手段。

相比外科切除，对于部位良好的小肝癌，微波消融完全可获得与肝切除相媲美的肿瘤完全清除率，但对患者全身及肝脏局部造成的损伤远小于外科切除，即使针对 5～10cm 大肝癌，配合其他微创治疗手段，微波消融也可获得令人满意的有效性和安全性。

与放射治疗相比，微波消融等治疗疗效确切，后续肝损害轻，容易恢复。而放疗疗效不确定性较大，肝脏损伤程度也重于血管介入和微波消融，尤其滞后性肝脏放射性损伤。

2005 年解放军总医院微波研究团队总结了 288 例肝癌患者 477 个肿瘤经皮微波消融的临床资料，肿瘤大小为 1.2～8.0cm，患者随访 5～106 个月，1 年、2 年、3 年、4 年、5 年累积生存率分别为 93.0%、82.0%、72.0%、63.0% 和 51.0%。这项研究结果发现微波消融治疗肝癌影响生存率的重要因素是肿瘤的大小、数目及肝功能 Child 分级，对于直径≤4.0cm 的单发肿瘤且肝功能 Child A 级具有良好的远期疗效。梁萍等对 288 个患者中 477 个肝癌结节微波消融治疗，随访后发现 1～5 年的生存率分别为 93%、82%、72%、63% 和 51%，这组患者中，直径<4cm 和 Child - Pugh A 级肝硬化的患者存活期要比直径>4cm 及 Child - Pugh B、C 级肝硬化患者存活期延长。2007 年 Kuang 等报道了 90 例肝癌应用水循环内冷却微波天线经皮微波消融，肿瘤大小分组为（3.0cm，3.1～5.0cm，5.1～8.0cm，完全消融的成功率分别为 94.0%、91.0%、92.0%，只有 5.0% 的患者出现消融后近期的局部进展。这项研究结果也证明了微波消融对较大肿瘤消融的可行性，但由于随访时间较短，远期疗效尚待评价。当然，对于靠近肝表面特别是突向胃肠道的肝肿瘤、靠近肝门区的肝肿瘤及位于超声盲区的肝肿瘤，腹腔镜下或开腹的消融治疗也是可行的。2005 年 Kawamoto 等报道对 69 例直径≤4cm 的单发小肝癌在腹腔镜下行微波消融，5 年生存率为 63.9%，与 216 例直径≤5cm 的小肝癌经皮微波消融 5 年生存率为 68.6% 的结果相似。金仲田等对 53 个原发性肝癌患者 88 个结节行 PMCT 治疗，研究结果显示：完全消融率为 88.6%，随访 6 个月、1、2 及 3 年的累积生存率分别为 86.4%、64.9%、45.3% 和 17.6%，平均生存期 21.2 个月，中位生存期 22.0 个月，可见局部灭瘤效果满意，能够改善远期疗效。也有学者对中晚期大肝癌的疗效进行了研究：何文等采用不同功率、长时间、多点多部位分段凝固的方法治疗大肝癌获得了较好效果，对 60 例无法手术中晚期肝癌患者进行了微波消融治疗，肿瘤最大直径为 5～15cm，治疗功率为 30～60W，作用时间为 200～1800 秒，采用多点多部位分段凝固。治疗后肿块均有不同程度的缩小，肿块内血流减少或消失，患者全身状况明显改善。

第六节　肝脏肿瘤激光消融术

一、概述

高热治疗恶性肝肿瘤是近年来国际上迅速发展的一种治疗肿瘤新方法,目前被认为是继手术、放疗、化疗之后的第四种治疗肿瘤的方法。高热治疗一般分为全身热疗和局部热疗,而激光热疗属于局部热疗的一种。其原理是将光能转变为热能而被组织吸收。激光治疗肿瘤的突出特征是通过对肿瘤区域加热,选择性地杀伤癌细胞,而正常组织不受损伤。在局部加热过程中,其新陈代谢过程加快,增加了氧的摄取,使细胞通透性提高,增加了巨噬细胞的吞噬能力,可以杀灭在新陈代谢情况下的异常人体细胞如癌细胞。其机制是 $42 \sim 45$℃ 高温可影响异常细胞生物膜的功能和状态,激活溶酶体活性,抑制 DNA、RNA 及蛋白质合成,从而起到杀死癌细胞的作用。研究证明,肿瘤局部热疗后可提高免疫功能,促进机体杀灭肿瘤细胞,并且通过对肿瘤的热效应,减少了肿瘤细胞向周围小血管的转移。癌细胞比正常细胞对热更敏感,且激光导致的热凝固在超声和组织上有较好的相关性。

CT 或 B 超引导下半导体激光治疗肝肿瘤,作为局部非血管介入治疗肝肿瘤,具有操作简单,肝组织损害小,安全可靠等特点。目前,对组织内激光治疗肝肿瘤的适应证缺乏统一的标准,均认为瘤体较小,数目较少治疗效果好。研究结果表明,激光功率、照射剂量与肿瘤坏死范围关系密切,因而利用上述关系获得临床需要的坏死区是组织内激光治疗肝肿瘤的关键所在。临床上肝癌的手术切除率不足 20%,大多数癌患者被发现时已失去手术机会,C 或 B 超引导下半导体激光治疗肝肿瘤,无疑使肝癌的临床治疗向前迈进了一步。

二、适应证

1. 原发性肝癌　对于小肝癌(直径 <2.0cm)可达到完全坏死的程度。

2. 转移性肝癌　任何来源的转移性肝病。

3. 无严重的心肾功能不良,无出凝血时间异常,非恶病质状态。

三、操作方法

1. 检查激光设备,安装好光导纤维并测试其正常。

2. CT 或 B 超定位在 C 或 B 超下确定穿刺点,用甲紫在穿刺点体表部位标记,测量穿刺的深度及角度,确定穿刺针的数目(根据肿块的大小)。

3. 皮肤消毒,铺无菌巾。

4. 穿刺针固定后,拔出针芯,导入光导纤维,用 Y 形接头固定。

5. 按肿瘤的大小设置激光的功率及能量,采用连续脉冲,肿瘤范围与激光功率能量关系参照实验部分。若肿块较大,除采用耦合器外,还可采用多点治疗,如把穿刺针先插到病灶远点,一次治疗结束后,退出穿刺针 1.0cm,再行治疗。

6. 激光烧灼完毕,穿刺针连同光导纤维一同拔出,穿刺点压迫止血后包扎即可。

7. 术后采用抗菌、消炎、保肝治疗 5 天,注意观察穿刺点出血情况及生命体征。

四、并发症及处理原则

一般无严重并发症,可能出现的并发症有:①反应性胸膜炎;②疼痛;③发热;④肝包膜下血肿;⑤轻度暂时肝功能异常;⑥气体栓塞。

处理原则:①反应性胸膜炎表现为胸膜渗出,通过抗感染治疗可逐步缓解;②疼痛与患者耐受性有关,发热与肝癌组织坏死后坏死物吸收有关,对症处理即可;③穿刺过程中禁止粗暴可预防肝包膜下血肿。一旦出现此种情况,可用止血药、镇痛药逐步解决;④轻度的肝功能异常与患者的应激反应有关,保肝治疗或保守治疗后逐渐消失;⑤气体栓塞是严重并发症,情况危急者可有生命危险,在穿刺拔出针芯和交换导丝的过程中,避免气体进入即可。

五、激光治疗后的影像学表现

B 超引导下穿刺术后复查,相对于 CT 操作方便、容易,术后即刻复查治疗靶区呈现明显的强回声,治疗后 3 天,显示靶区呈 3 层回声,中心为无回声,中间为强回声,周围为低回声晕环。CT 引导下定位穿刺治疗后即刻扫描,肝癌、肝转移癌治疗靶区密度无明显的差异性变化,激光热疗后引起的坏死效果需增强后才能反映出来,具体表现为术前增强的部位,术后不发生强化;对术前治疗靶区已发生坏死的肝癌及肝转移癌,术后平扫及增强扫描,均不能显示治疗效果的范围及程度,需经过一段时间,治疗区域坏死液化后,通过测量治疗靶区中心层面的径线,进行术前、术后比较才能显示。

第七节 肝脏肿瘤氩氦刀冷冻消融术

一、概述

氩氦刀并不是真正意义上的手术刀,而是一种新型的、超低温治疗肿瘤的仪器。它形如穿刺针,可细至 2mm,氩氦刀中空,可循环高压常温氩气(冷媒)和高压常温氦气(热媒)。手术时多数用局麻为主,在 CT 或 B 超定位引导下将氩气刀准确穿刺进入肿瘤体内,然后首先启动氩气,可借氩气在刀尖急速膨胀产生制冷作用,在 15 秒内将病变组织冷冻至零下 140~170℃。持续 15~20 分后,关闭氩气,再启动氦气,又可借氦气在刀尖急速膨胀,急速加热处于超低温状态的病变组织,可使病变组织温度从零下 140℃上升至零上 20～40℃ 从而施行快速热疗。持续 3～5 分钟之后，再重复一次以上治疗。此种冷热逆转疗法，对病变组织的摧毁尤为彻底。坏死的细胞碎片一般情况下会在 3 周左右被吸收。吸收后的灭活肿瘤组织，具有调控肿瘤抗原，激活肿瘤免疫反应的作用。

二、适应证

患原发及继发性肝癌并可手术切除的患者，一般也都可以进行冷冻摧毁术。某些患者特别适宜冷冻术：①患者肝癌病灶不多于 4 个，且分布于多个部分；②患者肝癌病灶接近主要脉管系统，标准手术边界不可取得；③肝功能有限，无法忍受切除大量肝组织的患者。

三、治疗技术

当肝脏已暴露及用术中 B 超已探明病灶的方位，可将一个或多个超导刀插入病灶，或插入病灶周围。超导刀的放置的原则为形成一个可包覆整个病灶及环绕病灶形成 1cm 边界的冰球。插入超导刀的理想路径是经过一些正常肝组织，以便在冷冻完成及超导刀拔出后，帮助止血。插入超导刀路径也应避免主要血管及胆管。

超导刀由一种同轴引导系统（Onik 经皮穿刺导管鞘）导引穿刺入病灶。一支 18G 聚四氟乙烯涂层的六角形穿刺针和鞘，在术中 B 超的引导下，插入病灶远端 1cm 外。针的位置应用 B 超在两个正交的方向进行位置校正。然后将管心针拔出，再将一个有"J"形弯头的引线（0.875mm 直径），插入导管针里。韧性的"J"形线可使引线能牢固地抓住肝组织。应用术中 B 超来定位，并确保"J"形线完全伸出导管针，进入肝实质。这使得扩张器、导管鞘和超冷刀可稳定的固定于定位针设定的路径中。穿刺针管然后可从"J"形线处拔出，再将扩张器和导管路沿"J"形线插到位。因鞘的尖比扩张器的尖短 1cm，一定要注意当扩张器到位后，应将鞘向前移动 1cm。最后，将"J"形线和扩张器顺序拔出，再用 B 超引导将超冷刀沿鞘插入。为了冷冻需要，应将鞘稍向后拉出少许，以便暴露超冷刀冷冻区。

当超冷刀到位后，应急速将超冷刀致冷至 -100℃，以使超冷刀定位于病灶中。在 B 超的监测下，通过控制各个超冷刀气体流量，目标组织将被冷冻。当理想的冰球大小取得后，可将气体流量减低至 50%，以免冰球尺寸扩张及节省冷媒。

大多数治疗中心进行两次冷冻 - 解冻的循环。试验及临床证据都显示冷冻 - 解冻的双循环可增加肝细胞损伤，它可导致血小板减少症、肌红蛋白尿及多器官衰竭。由于这个并发症，现在许多治疗中心使用一种改进的双循环方法。改进的双循环在第一次冷冻后，只用部分解冻，故对患者伤害较小。

在术后第一天血清天冬氨酸转氨酶水平，与血小板减少症的发生正相关。血小板减少症在术后第三天达最大。由于冷冻较大体积肝肿瘤或进行冷冻 - 解冻的双循环，因而术后血小板减少症发生机会较大的患者，应进行血清天冬氨酸转氨酶水平的连续监测。

如所预期，进行冷冻 - 解冻的双循环的患者的血清天冬氨酸转氨酶水平，比只进行一次冷冻的患者为高。

四、研究进展

肝冷冻术已被证明是对抗肝转移性疾病的有力的工具。迄今为止，用冷冻术所治疗的患者的生存率与用传统的肝切除的患者是相当的，但却有较低的综合死亡率。此外，这种技术的应用提高了可以手术患者的数量，从而扩大了可治疗疾病的范围。如果使用术中B超监测，冷冻术可对特定的肿瘤组织进行靶向摧毁而对正常的肝组织的损伤减低到最小。这些优点已使得肝冷冻术成为许多医学中心中治疗恶性肝病的标准的治疗方法。腹腔镜手术方法，超冷刀设计，多种成像引导方法（如CT和核磁共振）的不断技术进步将使这项技术在不久的将来更加有效和更加微创。

氩氦刀冷冻治疗的肝癌患者生存期与肿瘤大小及分期有关。Xu等报道结直肠癌肝转移的经皮穿刺冷冻治疗，病人中位生存时间为29个月，1年、3年和5年生存率分别为78%、41%和23%。经皮穿刺不可切除的肝细胞肝癌1年和3年生存率分别为67.6%和20.80%。Shimizu T等报道MR引导下经皮穿刺治疗小细胞肝癌1年和3年生存率分别为93.8%和79.3%。Chen HW等报道经皮冷冻治疗不可切除性肝癌和复发性肝癌1年和3年生存率分别为81.4%、60.3%和70.2%、28.8%；1年和3年无疾病进展率分别为67.6%、20.8%和53.8%、7.7%。Pathak S等报道冷冻治疗不可切除性的结直肠癌肝转移局部复发率为12%～39%。Ng KM等报道冷冻治疗结直肠癌肝转移，病人中位生存时间为29个月，1年、3年、5年和10年生存率分别为87%、41.8%、24.2%和13.3%；其中肝内复发者：冷冻区域为23%，冷冻边缘区域14%，冷冻外部78%。患者中位无病生存时间为9个月、1年、3年、5年和10年的无病生存率为37.9%、17.2%、13.4%和10.8%。Yang Y等报道B超引导下冷冻治疗肝细胞肝癌，患者局部复发率为31%，患者早、中、晚期的平均生存时间分别为（45.7 ± 3.8）个月、（28.4 ± 1.2）个月和（17.7 ± 0.6）个月。MU等报道2个月内的及时冷冻治疗比超过3个月后的延迟冷冻治疗能获得更长的生存时间，分别为38.5个月和21个月。Zhou等报告冷冻后血清AFP下降率达82.6%。同时，肝脏冷冻前后血清淀粉样蛋白A、CRP、IL - 6、IL - 10、TNF - α等血清细胞因子有改变。氩氦刀冷冻治疗前中晚期肝肿瘤患者普遍存在T淋巴细胞 Ag-NORs表达降低，提示中晚期肝肿瘤患者存在T淋巴细胞免疫缺陷。治疗后T淋巴细胞AgNORs表达较前明显升高。同时，冷冻治疗引发肿瘤转移概率较小，冷冻也不会促进肝内肿瘤生长。此外，为提高肝癌治疗疗效，冷冻治疗通常和其他治疗手段联合进行。如冷冻与肝动脉化学栓塞联合治疗。冷冻与酒精注射联合治疗。冷冻联合^{125}I粒子植入治疗，都能进一步提高疗效。此外，冷冻联合物理疗法、化学疗法，血管阻断剂及免疫调节剂等手段也能够最大限度地杀灭肿瘤。

当然，肝癌目前公认的首选治疗是手术。从目前报道的资料来看，冷冻后患者的存活期与手术切除后并无明显差异。但必须指出的是，多数接受冷冻治疗后的患者经过评价，为"不能手术切除"，或失去手术治疗机会，病情显然较"能手术"者为重，而冷冻治疗仍然能取得与手术相近的存活率，这是值得欣慰的。冷冻治疗，尤其是经皮冷冻的微创性也是手术所无法比拟的。其创伤小，具有免疫促进作用的优势使得其不仅可以作为不能手术切除性转移性肝癌的二线治疗，而且在一些合适的患者，也可以考虑作为首选的治疗手段。

氩氦刀治疗肝癌具有多项特点，可经皮、术中或经腔镜治疗，对附近有大血管的肿瘤可以消融，可监控冰球形成过程，肿瘤消融明确，并发症发生率较低。同时，可激活抗肿瘤免疫，有利于激活持续的自身抗肿瘤免疫，在一定程度上预防肿瘤的转移和复发等。

此外，氩氦刀冷冻可单独施行，也可与放疗、化疗或手术疗法结合，特别适用于其他疗法无法治疗或治疗失败的患者。虽然在临床应用的时间不长，冷冻治疗原发性或者转移性肝癌已经成为肝癌治疗的一种治疗选择。氩氦刀冷冻治疗肝癌研究还处于初步阶段，还需要进行大量研究，以指导临床。

第八节　转移性肝脏肿瘤的介入治疗

一、肝动脉灌注化疗

虽然手术切除是转移性肝癌的首选治疗方法，但可切除病例仅占10%～25%，大多数患者则因病灶广泛而失去手术机会，此时肝动脉灌注化疗（HAI）便成为这类患者的主要治疗方法。转移性肝癌的血供来源基本同原发性肝癌，即主要由肝动脉供血，肿瘤周边部分有门静脉参与供血。与全身化疗相比，HAI可提高肿瘤局部的化疗药物浓度，同时降低全身循环中的药物浓度，因而与全身化疗相比，可提高疗效而降低药物毒性作用，已有多组前瞻性对照研究证明，HAI对转移性肝癌的有效率显著高于全身化疗。HAI一般经全置入性DDS实施，后者可于术中置入；也可采用放射介入的方法置入，化疗药物多选择氟尿嘧啶（5-Fu）或氟尿嘧啶脱氧核苷（FudR），后者的肝脏清除率高于前者。文献报道HAI治疗转移性肝癌的有效率为40%～60%，部分病例可因肿瘤缩小而获得二期切除，对肿瘤血供较为丰富者加用碘油栓塞可使有效率进一步提高。但转移性肝癌多为相对低血供，这与原发性肝癌有所不同，为了增加化疗药物进入肿瘤的选择性，临床上有在HAI给药前给予血管收缩药（如血管紧张素Ⅱ等）或可降解性淀粉微球暂时使肝内血流重新分布，以达到相对增加肿瘤血流量、提高化疗药物分布的癌/肝值之目的，从而进一步提高HAI的有效率。

前瞻性对照研究表明，与全身化疗相比，HAI虽然显著提高了治疗的有效率，但未能显著提高患者的生存率，究其原因主要是由于HAI未能有效控制肝外转移的发生，使得原来死于肝内转移的患者死于肝外转移。因此，对转移性肝癌行 HAI 应联合全身化疗（5 - Fu + 四氢叶酸），或加大化疗药物的肝动脉灌注剂量，以使部分化疗药物因超过肝脏的清除率而"溢出"肝脏进入全身循环，联合使用肝脏清除率低的化疗药物，如丝裂霉素（MMC）亦可达到相同作用。

转移性肝癌 TACE 术造影及栓塞后图像如图 11 - 7 所示。

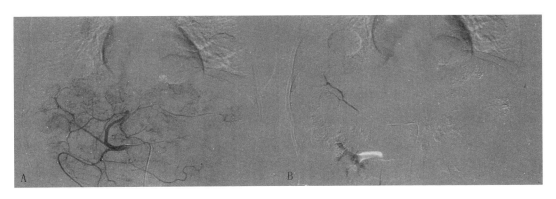

图 11 - 7　转移性肝癌 TACE 术造影及栓塞后图像

二、其他治疗

转移性肝癌的方法还有许多，如射频、微波、局部放疗、肝动脉化疗栓塞、瘤体无水乙醇注射、氩氦刀等，原则上治疗原发性肝癌的方法基本都可用于治疗转移性肝癌，这里不再赘述。

第九节　肝脏肿瘤放射性粒子组织间近距离治疗

一、肝动脉介入放疗

经肝动脉介入放疗又称为肝动脉灌注同位素内放射治疗，通过手术或 Seldinger 插管技术，行肝动脉插管，通过导管将放射性同位素或耦联了化疗药物的放射性同位素注入肝脏肿瘤的主要供血动脉，放射性同位素滞留于肿瘤局部，对肿瘤组织进行照射，而正常肝组织受照较少，同时由于肿瘤供血血管被栓塞，肿瘤细胞缺氧，增加了对放射线的敏感性，肿瘤细胞的 DNA 链更容易受到放射线损伤并且难以恢复，如果放射性药物耦联化疗药物，会进一步增加肿瘤细胞对放射线的敏感性。目前常用的介入放射性核素制剂有 ^{131}I - 碘化油、^{90}Y（钇）- 玻璃微球、^{32}P - 玻璃微球等，详述如下。

1. ^{131}I - 碘化油　1979 年 Nakakuma 等发现，经肝动脉注入的碘化油可选择性聚集于有血供的肝脏肿瘤，肝脏肿瘤细胞对于碘化油有选择性摄取现象，而正常肝组织只摄取少量的碘化油，并且可很快清除。Park 等报道[131]I - 碘化油注射后在体内性质稳定，注射剂量的 5% ~15% 聚集在肿瘤组织，肿瘤/非瘤组织值为 5 ~20/L，有效半衰期为 4 ~6天，无骨髓摄取，治疗 60 例，肿瘤均有不同程度缩小，临床症状改善，肿瘤直径小者治疗效果更为明显。Kobayashi 报道[131]I - 碘化油经肝动脉注入后主要分布在肝脏、肺、肿瘤，其中 80% ~90% 分布于肿瘤及肿瘤周围肝组织，10% ~20% 分布于肺脏，肿瘤/非瘤组织比值为 8 ~12/1，并且随时间推移比值逐渐增大，循环系统、脾脏、骨髓摄取的[131]I - 碘化油不超过 0.8%。[131]I - 碘化油发射 γ 射线和 β 射线，半衰期为 8.04 天，实际应用中应该遵循个体化原则，不同患者[131]I - 碘化油的半衰期及生物利用度不同，应随时用伽玛相机进行监测，[131]I - 碘化油的排除路线依次为：肝脏—肝静脉—下腔静脉—肺—主动脉—肾动脉—经尿液排出，30% ~50% 的 I - 碘化油于第 8 天从尿中排出，3% 于第 5 天从大便排出，2% 于第 4 天从胆汁排出。进行治疗前两周，患者口服卢戈氏液以保护甲状腺。由于[131]I - 碘化油半衰期较短并且射线能量较低，故适合治疗较小肿瘤，临床多用于治疗直径 5cm 以下的肿瘤，对于较大肿瘤可采取分次给药或利用目前常用的超选择性插管技术，有文献报道经肝动脉注入 1mCi 的[131]I - 碘化油，可使肿瘤获得 239cGy 的吸收剂量，同时正常肝组织获得 31cGy 的吸收剂量；如果注入 30 ~40mCi 的[131]I - 碘化油，可使肿瘤获得 6000 ~10000cGy 的吸收剂量，同时正常肝组织获得的吸收剂量仍在安全范围（3000cGy）内。总的原则应遵循在肿瘤获得最大吸收剂量的同时，保护正常肝组织。国外文献报道经肝动脉灌注[131]I - 碘化油，一次治疗有效率可达 35%，可有效预防术后复发。国内报道使用[131]I - 脂质内放射治疗治疗失去手术机会的原发性肝癌有效率可达 40% ~45%。

2. [90]Y（钇）- 微球 [90]Y（钇）是纯 β 射线发射体，物理半衰期为 64h，β 射线能量高（平均 936.7Kev，最大 2270Kev），平均组织穿透力为 2.5mm，最大组织穿透力为 10mm，可制成树脂或玻璃微球，经肝动脉插管，注入肿瘤的供血血管，滞留于肿瘤内的末梢血管中，局部照射肿瘤组织达到治疗目的。由于 β 射线能量高，且放射性微球无法被肝组织吸收，属于一次性内照射治疗，可用于治疗直径 >5cm 的肿瘤。需要特别提出，在使用[90]Y（钇）- 玻璃微球治疗前，应进行[99m]Tc - MAA（[99m]锝 - 巨凝蛋白）显像检查，因部分患者存在肝 - 肺分流（我国原发性肝癌患者多有肝硬化背景，肝硬化门脉高压症有 5% ~9% 合并肝肺综合征，存在肝肺分流），如果分流量较大，可引起放射性肺炎，有学者认为，肝 - 肺分流量超过 13%，不宜行[90]Y（钇）- 玻璃微球治疗，目前普遍使用的超选择性插管技术可减少该不良反应的发生。还有学者认为经皮穿刺直接将放射源注入肝肿瘤内，其生物学分布优于动脉途径给药，临床应用要结合每个患者，具体情况具体分析。

3. [32]P 玻璃微球 [32]P 玻璃微球发射高能 β 射线（1709Kev），直接杀伤肿瘤细胞，治疗前应进行[99m]Tc - MAA（[99m]锝 - 巨凝蛋白）显像检查，了解肿瘤血供及肝外分流情况，防止肝外脏器过多摄取放射性微球，造成副损伤。胡平等利用[32]P 玻璃微球，对 21 例晚期无法行手术治疗的肝癌患者，采用皮下埋藏式化疗泵进行肝动脉灌注，灌注后 SPECT 显像，放射性集中于肿瘤部位，肿瘤/正常肝组织值为(1.5~6.4)/1，肿瘤体积平均缩小37.5%，AFP 于治疗后 2 个月下降，治疗后 12 例死亡，9 例存活，中位生存期 11 个月。

4. 其他用于内放射治疗的同位素目前文献报道较多的有[188]Re(铼)-碘化油，166Holmium(钬)等。Garin E 等报道采用[188]Re(铼)-碘化油、[131]I 碘化油、[188]Re(铼)-[131]I 混合物碘化油分别治疗肝癌荷瘤鼠，结果显示应用[188]Re(铼)-[131]I 混合物碘化油治疗60 天内明显提高生存率，60 天后生存率无明显变化，单独应用[188]Re(铼)-生存率无明显变化，单独应用[131]I 碘化油生存率有显著变化，但由于肝癌荷瘤鼠肿瘤病灶小，无法有效推断三者在临床较大肿瘤的应用效果比较，还需进一步进行临床试验。而 Kumar A 等报道应用经肝动脉[188]Re-HDD 内放射治疗术后复发肝癌效果较好，其中一例患者无症状生存 14 个月，其临床经验有待推广。Byoung Chul Cho 等使用[166]Holmium-Chitosan Complex(钬-脱乙酰壳多糖聚合物)治疗直径 <3cm、单发的小肝癌 12 例，平均治疗时间 26 个月，83% 患者明显改善，17% 患者部分改善，AFP 平均值在治疗后 2 个月内由83.8ng/ml 降至 8.3ng/ml，无严重并发症发生。

二、组织间植入放疗

组织间植入放疗可采用肿瘤组织内植入或注入的方式将放射源导入肿瘤组织内进行内照射治疗，在充分照射肿瘤细胞同时，保护正常组织。根据植入放射源的放射能量及半衰期，可分为永久性植入和非永久性植入。永久性植入将放射源一次性植入肿瘤组织间，不再取出；非永久性植入是利用后装技术将放射源植入肿瘤组织后照射一段时间取出，并且可反复使用。目前临床常用于永久性植入的放射源为[125]I(碘)、[198]Au(金)、[103]Pd(钯)、[32]P(磷)、[90]Y(钇)等。[125]I 半衰期为 59.6 天，能量为 27.4~31.5Kev X 射线，35.5Kev γ 射线，半衰期长，能量较低，不容易产生过热点损伤重要脏器和组织，从放射生物学角度讲，低能量、长时间照射利于杀伤新生肿瘤细胞，适合临床使用。罗开元等报道采用[125]I 粒子永久性植入组织间放射治疗肝癌患者 84 例，对照组三年局部复发率59.5%，三年生存率 47.6%，13 例行姑息治疗有效率为 46.2%；治疗组三年局部复发率11.9%，三年生存率 68.7%，20 例行姑息治疗有效率为 70.0%，较对照组有显著性差异。张安忠等报道 B 超引导下经皮穿刺采用聚合白蛋白(MMA)和[32]P 胶体治疗中晚期肝癌 30 例，治疗后患者临床症状减轻，AFP 水平明显下降，肿瘤直径平均缩小 53.25%，组织学检查可见治疗区内肿瘤组织完全或部分坏死、纤维化，6 个月、1 年、2 年、3 年生存率分别为 100%、90%、76.67%、43.33%，平均生存期 19.5 个月。[32]P 胶体直径 1~2μm，最大能量 1.71mev，最大射程 8mm，组织内射程 2~4mm，半衰期 14.3 天，适合肝癌的局部内照射治疗，但肝癌组织血运丰富，单纯注入[32]P 胶体可穿过血管壁进入血流，扩散至全身各器官，影响治疗效果并可引发一系列不良反应，聚合白蛋白(MMA)是一种直径 10~90μm 的蛋白聚体，略大于毛细血管直径，现在肿瘤内注入 MMA，可阻止[32]P 胶体在全身扩散，滞留于肿瘤组织内，更加充分地发挥治疗作用。国内董宝玮等较早开展经 B 超引导经皮局部注射^{90}Y 治疗肝癌 8 例，肿瘤缩小率为 90.6%，同时患者 AFP 水平下降，治疗后活检，7 例患者肿瘤细胞消失。

非永久性植入放疗目前主要为后装放疗，后装放疗是指采用手术或经皮穿刺的方法将施源管精确植入肿瘤内，高剂量率近距离照射肿瘤，主要优点是以放射源为中心的有限靶区内聚集高剂量射线，肿瘤病灶得到充分照射而靶区外剂量锐减，肿瘤周围正常组织放射性损伤轻微。后装放疗在国外主要用于大肠癌肝转移的治疗，目前国内开始应用于肝癌切除术后预防复发及治疗卫星灶，也可用于无法切除肝癌行姑息性治疗。周旭宇等报道原发性肝癌 20 例行肝切除术，术中放置施源管，术后近期行后装放疗，单次剂量 5 ~ 10Gy，平均 8Gy；总剂量 10 ~ 40Gy，平均 30Gy。与同期单纯行手术切除的 20 例原发性肝癌对照，后装放疗组治疗后 AFP 转阴率 100%，显著高于对照组 71%，6 个月复发率 0，显著低于对照组的 25%，6 个月生存率 100% 与对照组的 95% 无显著性差异。后装放疗主要用于肝癌切除术后与预防复发及对于不能切除的肿瘤进行姑息性治疗，对于全身情况差，重度黄疸，大量腹水，及恶病质的患者不适合应用。后装放疗的总剂量控制在 40Gy 以下，一般单剂量 5 ~ 10Gy，分 4 ~ 5 次照射，术后 1 周左右开始治疗为宜。

三、门静脉介入治疗

肝癌的血供 90% 来源于肝动脉供血，肝动脉结扎后肝癌血流减少 90% ~ 92%，正常肝组织仅减少 36%，但肝脏肿瘤仍有部分门静脉供血，这是造成经动脉采用栓塞化疗或内放射治疗后肿瘤复发的重要因素，特别是经过反复介入治疗的肝癌，门静脉的供血量逐渐增加，造成病灶周边残余肿瘤细胞死灰复燃，因此目前临床应用中逐渐开始重视经门静脉内放射治疗，可通过经皮穿刺、术中穿刺等途径行门静脉插管注药，如结合肝动脉介入治疗，效果更好，但应注意并发症发生率会增高，须严格掌握适应证。

四、不良反应及预防

经典的外放射治疗由于对正常肝组织及肝外临近脏器有不同程度的照射，所以放射相关全身并发症较常见，常见如：恶心、呕吐、厌食、腹痛、腹泻、骨髓抑制、肾功能损害等，而肝癌的内照射治疗是通过不同途径使放射源在局部照射肿瘤本身，对肿瘤外正常肝组织照射程度低，引起的放射相关性全身并发症少见，较常见的有放射性同位素由于肝 - 肺分流引起放射性肺损伤，肝 - 胃肠道分流引起的胃肠道溃疡、出血、穿孔等损伤，以及放射性肝炎等。内照射治疗前行^{99m}Tc - MAA(^{99m}锝 - 巨凝蛋白）显像检查，有助于明确肝外异常分流，对于分流量超过 15% 者不宜性内放射治疗，另外还要应用超选择性插管及精确定位技术，防止放射性同位素进入正常组织。放射性肝炎是肝癌放射治疗最为严重的并发症，其发生并非像病毒性肝炎一样有明确的肝组织炎症病理改变，肝脏穿刺组织学检查可见：肝小叶中央静脉内皮细胞肿胀，甚至坏死脱落，严重者出现血管闭塞，肝小叶结构破坏，小叶中央充血、出血，肝细胞脂肪变性或坏死。由此笔者个人认为："放射性肝损伤"的表述较"放射性肝炎"更为确切。放射性肝炎的危险因素包括：照射剂量较大；同时合用肝动脉栓塞化疗等使肝组织对放疗增敏的措施；处于生长发育期的肝脏(青少年患者或肝切除术后的残肝)；合并严重肝硬化肝脏对放疗耐受性降低；患者全身情况差等。放射性肝炎一般发生放疗后6~8周，Wharton根据放疗后发病时间不同分为急性放射性肝炎(放疗后1~6个月)，亚急性放射性肝炎(放疗后2~7个月)，慢性放射性肝炎(放疗后6~10个月)。轻度放射性肝炎的患者无明显的临床表现，仅有化验检查酶学改变，重症患者出现厌食、乏力、肝区不适、黄疸、肝脏进行性肿大、肝区疼痛、腹水等症状，化验显示ALT、AST、AKP、TBIL等升高，其中AKP(碱性磷酸酶)升高明显且发生较早，具有一定的诊断价值。诊断为放射型肝炎后应立即停用一切对肝脏功能造成损害的治疗及药物，患者避免劳累，饮食宜清淡、易消化、高热量、低脂肪、高纤维素饮食为佳，应用保肝利胆药物，不能进食者给予静脉高营养，对于大量腹水者，限制钠盐摄入，应用白蛋白、血浆、利尿剂，提高胶体渗透压，必要时适量放腹水。通过上述治疗，大多患者可恢复，但仍有少数患者因肝功能衰竭而死亡。

五、疗效评价及发展方向

肝癌的内放射治疗在肝癌的综合治疗中占有重要的一席之地，目前主要配合手术、化疗、中医治疗等手段进行综合治疗，对于肝癌术前照射以争取手术机会，肝癌切除术后预防复发，无法手术切除肝癌姑息治疗，肝癌骨转移姑息治疗等方面都发挥了重要作用。今后主要的发展方向是精确定位的内照射治疗和放射免疫治疗，特别是放射免疫治疗，作为肿瘤导向治疗的一部分，有着广阔的发展的发展前景。

第十节　肝细胞癌的放射免疫治疗

一、概述

放射免疫治疗(RIT)(放射性核素导向治疗)属于肿瘤导向治疗的范畴，利用与肿瘤细胞有特异亲和力的物质作为载体，标记放射性同位素，载有放射性同位素的载体进入人体后，与肿瘤细胞特异性结合，并滞留于肿瘤组织内，局部照射杀伤肿瘤细胞，也有同时装载化疗药物进行治疗的。其主要优点在于高度的亲肿瘤特异性，在治疗肿瘤的同时对正常组织损伤小，另外除了可治疗原发灶，还可治疗远处转移灶。给药途径以动脉介入常用，也可直接瘤组织内注入。

RIT在肿瘤治疗方面的研究从20世纪50年代开展，1975年Kohler和Milstein创立的杂交瘤技术使单克隆抗体的制备得以实现，从而使应用放射性核素标记的单抗在动物模型及人体进行肿瘤治疗的研究大规模展开。1997年B细胞非霍奇金淋巴瘤特异性抗体——利妥昔单抗成为被美国食品药品监督管理局(FDA)认证的第一个单克隆抗体，

2002 及 2003 年 [90]Y - 替伊莫单抗及 [131]I - 托西莫单抗被美国 FDA 批准上市,用于治疗复发或难治性低级别 B 细胞非霍奇金淋巴瘤,RIT 首先在血液系统疾病尤其是淋巴瘤的治疗领域取得了较大的进展。近年来,随着基因工程、化学螯合等技术的发展完善,核素标记单抗药物的种类越来越多,RIT 已不单局限于淋巴瘤的治疗,一些针对实体瘤的放射免疫治疗药物正处于广泛研究阶段,其中一些已进入 Ⅱ 期甚至 Ⅲ 期临床试验阶段。RIT 作为肿瘤治疗领域临床研究的前沿,也有望为肝癌的治疗提供了一种新的选择。

二、作用机制

放射免疫治疗的药物是肿瘤特异或相关的单克隆抗体与放射性核素相结合而形成放射免疫耦联物,其中肿瘤特异或相关的单克隆抗体作为载体,与肿瘤细胞相关抗原特异性结合,然后通过两方面作用杀伤或抑制肿瘤细胞:①抗原抗体反应介导的细胞毒作用;②放射性核素衰变释放的 α 或 β 射线的电离辐射作用。

三、药物研究进展

1. 肝细胞癌 RIT 的单抗 理想单抗应具备的条件包括:①选择性高能减少对其他组织的损伤;②亲和力强,能与抗原紧密结合;③性质稳定;④异源性小,能减少人抗鼠抗体反应(HAMA 反应)。目前用于肝细胞癌 RIT 的单抗有肝癌单抗片段 HAb[18]F(ab)$_2$、甲胎蛋白(AFP)抗体、抗铁蛋白抗体、肝癌单抗 Hepama - 1 及抗乙型肝炎表面病毒抗体等。

(1)肝癌单抗片段 HAb[18]F(ab)$_2$:HAb18G/CD147 是 HCC 相关抗原之一,能刺激基质金属蛋白酶(MMP)表达,其在 HCC 的侵犯与远处转移中发挥着重要的作用。HAb18 是针对 HAb18G/CD147 的单抗,HAb[18]F(ab)$_2$ 是 HAb18 单抗片段,其结合到肝癌细胞表面 HAb18G/CD147 抗原,封闭 HAb18G/CD147 抗原引发的信号转导途径,从而抑制肝癌细胞的转移和侵袭,最终降低肝癌的转移和复发。而碘美妥昔单抗,即 [131]I 标记的 HAb[18]F(ab)$_2$ 已用于临床 Ⅰ/Ⅱ 期研究,Ⅰ 期临床研究未见明显细胞毒性,安全剂量为 27.5MBq/kg,最大耐受剂量 37MBq/kg,药代动力学符合动力学二室模型,且能特异性结合肝癌组织,清除半衰期($T_{1/2}$)为 63.93 ~ 90.56 小时;而 Ⅱ 期多中心临床研究,采用开放性单药治疗前后比较的临床研究方法,103 例受试者完成一个周期治疗,临床缓解率(CR + PR)为 4.85%,临床有效率为(CR + PR + MR)15.53%,临床反应率为(CR + PR + MR + SD)79.61%;73 例患者完成了两个周期的治疗,临床缓解率(CR + PR)为 8.22%,临床有效率(CR + PR + MR)为 27.40%,临床反应率(CR + PR + MR + SD)为 86.30%;截至 2003 年 12 月 31 日,103 例肝癌患者 6 月生存率为 82.63%,1 年生存率为 58.68%,18 个月生存率为 51.98%,21 个月的生存率为 44.54%,中位生存时间 19 个月。并显示了减轻患者痛苦,提高患者生活质量的综合治疗效果。

(2)甲胎蛋白(AEP)抗体:AFP 是 HCC 重要的肿瘤标志物,在绝大多数的 HCC 病人中为阳性,是可以反映病情和疗效的敏感指标。放射性核素标记的抗 AFP 单抗能与肝癌细胞细胞膜分泌的 AFP 抗原特异性结合，发挥内照射和免疫治疗双重作用。早在 20 世纪 90 年代，吴等就开始采用经肝动脉灌注[131]I – AFP 单抗和丝裂霉素治疗不可切除肝癌病人，抑瘤率、AFP 下降率和平均生存期均高于同期 TACE 治疗组。有学者用[131]I – AFP 单抗联合低频超声辐射微泡剂治疗小鼠 Heps 肝癌，研究证实肿瘤体积缩小率明显高于单用超声微泡组及单纯[131]I – AFP 单抗组。

（3）抗铁蛋白抗体：酸性（癌胚）同工铁蛋白（HIF）多为肝细胞癌产生，原发性肝癌或转移性肝癌都能够高表达转铁蛋白受体（TfR）。Fan 等对不可手术切除的 HCC 病人应用[131]I 标记抗肝癌铁蛋白抗体行放射核素显像及放射免疫治疗，42 例病人经肝动脉注入，结果显示治疗组 AFP 下降率明显高于对照组（65.7%∶33.9%），抑瘤率也明显高于治疗组（68.3%∶33.9%）。黄等对肝细胞癌裸鼠经尾静脉注射 131 碘 – 抗转铁蛋白抗体（[131]I – D2C5），行核素显像及靶向治疗，结果显示肿瘤组织比肺肿瘤组织（T/NT）放射性浓聚高，能显著抑制肝癌生长，促进肝癌组织坏死。

（4）肝癌单抗 Hepama – 1：是一种特异性较高的肝癌单抗，其相应的抗原为肝癌细胞细胞膜上的一种糖蛋白，Hepama – 1 肝癌单抗对肝癌细胞具有较高的亲和力。在[131]I Hepama – 1 单抗（DGDK – 1）的临床 Ⅰ 期试验中，32 例不可切除肝癌病人接受 DGDK – 1 外周静脉注射，15 例无远处转移的肝癌病人中位生存期为 10 个月，1 年生存期为 60%，75% AFP 阳性的病人 AFP 至少下降一半或转为正常，84% 的病人美国东部肿瘤协作组（ECOG）评分有所提高。尚等经外周静脉注射[131]I – Hepama – 1 单抗治疗 28 例不可切除肝癌病人，有效率（CR + PR + MR）达 46.4%（13/28），1 年生存率达 21.4%（6/28）。且对人体肝肾功能及甲状腺功能无明显影响。

（5）抗乙型肝炎表面病毒抗体：在世界范围内约 20% 的人类肿瘤与病毒感染有关，其中最突出的为乙型肝炎病毒（HBV）和丙型肝炎病毒（HCV）相关的 HCC 及人乳头状病毒（HPV）相关的宫颈癌。我国的 HCC 病人中绝大多数乙肝表面抗原（HBsAg）阳性，乙肝病毒的持续复制对肝细胞损伤 HCC 形成均有重要作用。Dadachova 等提出对于病毒相关性肿瘤可利用其病毒自身编码的蛋白或抗原为导向行放射免疫治疗，这与传统的 RIT 有着明显的不同。其具有 2 个明显优点：①利用病毒自身的抗原，其特异性更高，从而对人体自身组织损伤更小；②对慢性感染的病毒有一定的杀伤作用，杀灭病毒从而可能阻止宿主细胞的癌变，预防肿瘤的形成。杜等用[131]I – 抗乙肝表面抗原 Fab 片段（[131]I – 抗 HBsAg Fab）联合[131]I – 抗细胞核单克隆抗体（[131]I – ch – TNT）瘤内注射治疗荷肝癌裸鼠，发现肿瘤抑制率为 73%，明显高于两者单独应用组。

2. 肝细胞癌 RIT 的放射性核素　　RIT 中放射性核素的选择是肿瘤内照射治疗的主要因素。RAIT 的抗肿瘤能量来源于标记抗体的放射性核素活度，其是持续性地发射、以指数方式减少、剂量小均匀性分布的低剂量率辐射。也包括肿瘤细胞被抗体或放射性核素破坏后释放的抗原 – 宿主免疫反应。

RIT 理想的放射性核素应具备的条件包括：①核素半衰期适当；②衰变释放的能量

适中, 既能达到杀伤肿瘤的目的, 又不会严重损伤正常组织; ③组织射程适中, 便于检测; ④稳定性好, 标记方法简单易行; ⑤标记后不影响单抗的免疫活性, 且单位单抗携带核素的量足够大; ⑥价格便宜。

按发射射线种类不同可将放射性核素分为: ①发射 β 射线的核素; ②发射 α 射线的核素; ③发射俄歇电子(EC)的核素。其中用于 RIT 的核素主要为发射 β 射线的核素, 如碘(^{131}I)、铼(^{188}Re)、钇(^{90}Y)、钐(^{153}Sm)等。

^{131}I 是临床上广泛使用的核素之一, 来源方便, 价格便宜, 容易标记。物理半衰期为 193.7 小时, 释放的最大 β 射线能量为 0.61MeV, 平均为 0.18MeV, 在软组织中的最大射程为 2.3mm, 平均射程 0.36mm。其释放的高能量 β 射线不仅能直接杀伤肿瘤细胞, 而且可以通过交叉效应扩大杀伤范围。然而高能 β 射线在组织中的最大射程较短, 传统的碘标记方法易引起抗体的脱落, 从而影响其在肿瘤内的剂量。碘标记单抗和游离碘主要通过肾脏排泄, 一部分也会被甲状腺吸收, 因此在临床上要预防^{131}I 对这些器官损伤。多种^{131}I 标记单抗用于临床的试验均有一定的疗效, 未见明显的不良反应。

^{188}Re 是当前 RIT 放射性核素研究的热点。其物理半衰期为 16.7 小时, 释放的最大 β 射线能量为 2.12MeV, 释放 γ 射线能量为 15MeV, 在软组织内的最大射程可达 10.4mm, 半衰期短, 射线能量高, 从而具有更高的生物学效应, 对正常组织损伤更小。而且能释放高能 γ 射线, 便于检测其剂量动力学。但是^{188}Re 价格昂贵、难于获得、标记技术要求高等的缺点一定程度上影响了其在临床上的推广应用。

^{90}Y 近年来受到了广泛的关注, 物理半衰期 64.2 小时, 纯 β 衰变, 能释放出最大能量 2.27MeV, 最大射程 11mm, 平均射程 3.78mm, 由于其释放的高能射线具有极强的穿透力, 因此比较适于实体瘤的治疗。有研究报道在行经动脉放射栓塞治疗(TARET)时, 经肝动脉注入^{90}Y 等放射性核素标记的微球颗粒或碘油, 不但可以栓塞肿瘤血管, 还可以利用放射性核素释放的射线杀伤肿瘤细胞。但因^{90}Y 为纯 β 衰变, 不能释放 γ 射线, 故具有不易于被监测的缺点。

^{153}Sm 是近年广泛研究应用的放射性核素之一, 特别是在缓解骨转移癌伴顽固性疼痛方面的应用。其物理半衰期为 46.3 小时, 衰变过程中释放 γ 射线的平均能量为 0.224MeV, 在软组织中平均穿透距离约 3mm, 在骨组织中约 1.7mm, 释放 γ 射线能量为 0.104MeV, 可用于示踪显像。有实验表明 153 钐 - 乙二胺四亚甲基磷酸(^{153}Sm - EDT-MP)对缓解乳腺癌骨转移伴顽固性疼痛病人是一种安全有效的放射性治疗药物, 其在肝癌方面的应用正在进一步的开展中。

四、给药途径

肝癌 RIT 的给药途径主要包括静脉给药、瘤内注射及经肝动脉灌注等。

静脉给药方便简单, 但存在问题较多: ①标记抗体通过外周静脉进入, 在血液循环中浓度减低, 活度有所损失; ②易与机体内其他组织非特异性结合; ③难通过血管屏障进入到肿瘤组织内。

瘤内注射，标记抗体不需要通过血液循环，直接进入肿瘤组织，在肿瘤组织内局部扩散浓聚，增加肿瘤组织受照射的剂量，从而使更多的肿瘤细胞被杀伤、提高疗效。但瘤内注射后部分标记抗体分布不均，使标记抗体分布少的区域肿瘤细胞杀死不完全，导致肿瘤复发或进展。经肝动脉灌注方式能直接通过肝癌供血动脉进入到肿瘤组织内，增加肿瘤区域聚集浓度，保证瘤体内标记抗体均匀分布，可对肿瘤组织持续内照射。经肝动脉灌注后，大部分标记抗体随血流分布在靶器官，其药物浓度达全身药物浓度的数百倍，对其他器官的损伤较少。

五、研究进展

1. 靶向性　为了达到肿瘤内照射治疗的靶向性。可以将放射性药物直接注入肿瘤内，或经供血动脉和外周静脉等血液循环途径实现。由于肝脏肿瘤几乎全部来自肝动脉供血，肝脏正常组织血供的80%来自门静脉和仅有20%来自肝动脉的特点。因此，经肝动脉途径放射性药物可直接到达靶组织。可得到较高的肿瘤与非肿瘤组织放射性比值（T/NT值）。目前经肝动脉注入放射性核素标记的碘化油、微球和单抗已经用于HCC靶向放射性核素的治疗。碘化油有选择性和长期滞留于HCC内的特性，如^{131}I-碘化油在肝脏肿瘤中的半衰期为5.7天，平均T/NT值为4.3。可获得17%~92%的临床有效率。术后应用可明显减少肿瘤复发。直径为20~50μm的微球经肝动脉注入后。可选择性滞留于HCC血管床的特点，如^{90}Y玻璃微球和^{90}Y树脂微球，肝脏肿瘤因此可获得50~150Gy的较高辐射剂量。获得27%~38%的临床有效率，生存期相对延长。对于RAIT，由于放射性核素标记的单抗IgG和单抗片段F(ab')2的分子质量较大（50~150kU），以肝脏代谢清除为主，因此经肝动脉注入增加了肝脏的抗体数量，减少了滞留在外周血液循环中的抗体数量，从而增加了肝脏肿瘤的T/NT值且减少了骨髓毒性的发生率，有利于RAIT多次治疗。如^{131}I-hepama-1单抗经动脉注入联合肝动脉结扎法，术后第5天T/NT值为2.1，得到52%的AFP下降和78%的肿瘤缩小。^{131}I-HAb^{18}F(ab)$_2$的Ⅱ期临床试验，T/NT>1。临床反应率为86.3%，中位生存时间为19个月，1年生存率为58.68%，21个月生存率为44.54%。此外，不同于抗体直接放射性核素标记的预先靶向性技术。仅在大多数非标记的抗体从正常组织清除后才注入耦联的放射性核素。这样既增加了T/NT值，又使得血循环中的辐射剂量减少。如双功能抗体pentaeea靶向作用于表达CEA的转移性肿瘤。第5天每克肿瘤摄取率>0.01%，T/NT值为63.2。显示了良好的靶向性。

2. 内照射治疗的剂量-疗效　医学内照射辐射剂量（MIRD）法是内照射治疗中估算肿瘤和器官辐射剂量的常用方法，虽然以外照射剂量学为参照目前仍未获得较准确的剂量-疗效关系，但是通常认为肝癌内照射治疗中抗肿瘤辐射剂量水平需>120Gy。临床研究发现，^{131}I-碘油（74~6220MBq）在肝癌姑息性治疗中肿瘤的累积辐射剂量范围为10~260Gy，中位生存期仅6~9个月，肿瘤获得了较高的辐射剂量却并没有显示长期生存的优势。^{90}Y微球虽可使肿瘤获得较高的辐射剂量，但病人可出现严重的不良反应，包括肝功能衰竭、放射性肺炎和胃肠道出血。相反，有报道两例 HCC 术后复发病灶经[131]I – 碘油(475MBq)治疗后切除，病理显示肿瘤结节完全坏死，而肿瘤的辐射剂量为 100Gy 低于通常认为的抗肿瘤剂量水平 171。Lau 等应用[131]I – 碘油对 HCC 术后辅助治疗，中位无瘤生存期 57 个月，35 个月复发率为 28.5%，3 年生存率为 86%。这些表明了对于小病灶和有微小转移灶的 HCC，以持续性低 LET 辐射为特点的内照射治疗的有效性。另外，[90]Y 微球单次剂量 150Gy 和重复剂量 268Gy 治疗，低危病人均可很好地耐受。有报道[131]I – 碘油经肝动脉治疗肝癌分流至肺脏的比率达 67%，但是没有放射性肺炎发生，并且给予病人较高的放射性活度后，临床并没有发生明显骨髓毒性。这是由于放射性活度在器官中的非均匀性分布，使得正常器官可更好地耐受低剂量 LET 辐射，如肝脏可耐受的最小剂量接近 60Gy。耐受限度达到 80Gy，肺脏的单次治疗剂量超过 30Gy 或累积剂量超过 50Gy 才有发生放射性肺炎的可能。

目前 RIT 仍以具有低剂量 LET 辐射的放射性核素标记为主，对于小肿瘤和有微小转移灶的肿瘤剂量 – 疗效关系明确，如对于结肠癌微小转移灶 RIT 的有效性，肝癌术后 RAIT 有效减少了复发率，表明 BAIT 获得疗效的剂量要低于外照射的剂量，而较高剂量则易致继发性器官放射性损害。由于 RIT 使用的抗体多是完整的 IgG 在血液中清除较慢小分子结构的抗体片段的使用滞留于肾脏和可重吸收的放射，因此骨髓是 RAIT 的主要剂量限制器官，其耐受剂量为 1.5 ~ 2Gy。另外，由于分子质量 <50kU 主要通过肾脏清除，从而增加了肾脏毒性，尤其是可滞留于肾脏和可重吸收的放射性金属核素等。虽然有报道负离子氨基酸可减少肾毒性，仍有迟发性的肾毒性发生可能。所以肾脏的限制剂量不能超过 25Gy。

3. RIT 的联合治疗　　目前肝癌的内照射治疗仍需以联合治疗为主，并已经显示了在小病灶中的治疗作用，这样一方面可以防止和减轻剂量限制性器官的不良反应，如放射性肺炎和骨髓抑制等，另外也能更安全地给肿瘤以更高的辐射剂量，如[32]P 玻璃微球联合 TACE 治疗非手术 HCC 的对照研究表明，联合治疗疗效明显好于单纯 TACE，有 4 例切除标本示肿瘤细胞大部分坏死伴纤维组织增生。RIT 联合治疗是必要的，这是由于实体瘤较低的放射反应敏感性，通过联合治疗可改善肿瘤的辐射剂量，同时不增加正常器官的累积辐射剂量。这样一方面可增加肿瘤放射性标记抗体的摄取和分布，如干扰素可上调肿瘤抗原表达，外照射和血管活性药物可增加肿瘤血管的通透性和血流，基因治疗可使肿瘤表达特异性抗原等；另一方面可以提高疗效和保护正常组织免除辐射不良反应。如造血细胞因子和自体外周于细胞移植联合 RIT 治疗可以克服骨髓抑制。如与化疗相结合，化疗药物既有抗肿瘤细胞毒性作用又是放射增敏剂，但因此也具有骨髓毒性，所以对 RIT 的血液毒性多因素分析表明，除了红骨髓的辐射剂量外，基线血小板或白细胞计数、骨转移和前期化疗等因素的影响不能忽略。

4. 问题与展望　　近 60 年来，RIT 在肿瘤治疗方面取得了显著的进展，科学技术的不断发展使得 RIT 不再局限于血液系统肿瘤的治疗，为包括肝细胞癌在内的实体瘤患者带来了新的希望。但目前 RIT 也存在诸如单抗的敏感性与特异性低、产生人抗鼠抗体反应及远期疗效不佳等问题，限制了其推广应用。相信科学技术的不断发展会进一步提高 RIT 的疗效并降低毒副反应，从而促进 RIT 进入更广泛的临床应用，也为广大肝癌患者带来福音。

第十一节　肝脏肿瘤纳米刀消融术

纳米刀消融技术是基于不可逆电穿孔的原理发展起来的新型非温度物理消融技术。其基本原理为穿刺到病灶的电极产生高压直流电脉冲，在细胞膜上打上纳米级不可逆的孔隙，使肿瘤细胞凋亡，从而达到肿瘤细胞消融的目的。该技术不依靠传统温度进行消融，不会造成血管和神经的严重伤害。但纳米刀消融难以彻底消融 4cm 以上病灶，手术需要在全麻下进行，对于心肺功能不良、心律失常及心脏起搏器植入的患者无法实施消融。

一、概述

纳米刀消融术是一种新的消融技术，其原理是应用电场强度高于 500~600V/cm 高幅电脉冲作用于细胞膜，引起高穿膜性电压，使膜孔从可逆性开放发展到不可逆性开放，细胞膜通透性增加，细胞内水溶性物质和离子能穿膜运行，破坏细胞内环境稳定，引起细胞死亡。

二、器材与操作技术

1. 概述　NanoKnife 陡脉冲系统通过将非热能的能量，从陡脉冲发生器中输送到放置在靶点区域的电极中，从而发挥作用。该电极以双刀操作模式进行工作，最多可以连接 6 个电极，并两两以固定的距离插入在软组织中以达到几个双刀电极配置的效果。

2. 组成部件　Nanoknife 陡脉冲系统包括多个部件：①第一个系统组件是发生器。这个发生器可在无菌环境外运行；②陡脉冲系统的第二个组件是发生器的脚踏开关。这个脚踏开关连接到发生器，也可在无菌环境外运行；③陡脉冲系统的最后一个组件是一次性使用电极。这些电极的使用、包装和运输都要求在无菌环境中进行。该陡脉冲系统有 6 个探针输出端口，可以同时连接 6 个电极，一次只能使用一对。

三、操作技术

消融手术过程概述如下所示。

1. 根据手术指南准备手术。

2. 使用发生器软件输入病人信息和病变靶点尺寸。

3. 通过电极连接器把探针连接到发生器上。

4. 探针的选择/配置。

5. 确定消融区域。

6. 将探针布置在消融位点。

7. 确定手术脉冲设置。

8. 检查控制台上的输送测试脉冲按钮。

9. 用双触发脚踏开关启动程序。

三、适应证和禁忌证

目前对 IRE 消融肝癌的适应证和禁忌证未有详尽研究，初步总结如下。

1. 适应证　对不能手术切除的肝癌，消融治疗是可选择的治疗手段。其中，射频和冷冻是最常用的消融方法，但射频不适用于大肝癌和邻近大血管的肝癌。冷冻也难以避免破坏胆管及大血管等重要结构，且有冰球破裂从而导致一系列并发症的风险。然而纳米刀却可适用于更多复杂病情。

（1）胆囊胆管附近肿瘤。

（2）肝门附近肿瘤。

（3）胰头附近肿瘤。

（4）输尿管附近肿瘤。

（5）前列腺肿瘤。

由于纳米刀具有以上特点，在使用上可以完成其他消融方法无法完成的工作。

2. 禁忌证　然而纵使纳米刀有其他消融技术不可替代的优势，它的不足之处仍需重视。纳米刀的不足之处。

（1）强电流将产生肌肉收缩，故目前术中要求全麻肌松。

（2）可能引起心律失常——心电监护仪控制同步激发。

四、并发症预防与处理

根据现有的临床报道，IRE 治疗肝癌主要有以下并发症：心律失常、门静脉血栓、胆管扩张、气胸、胸膜积液、血胸、术后疼痛和腹部出血。

Thomson 团队在 2011 年发表报道称使用 IRE 技术治疗肿瘤患者 38 人，其中包括肝、肾或肺肿瘤合计 69 个独立瘤。在治疗初期时，8 个患者中发生 4 例室性心律失常，而在使用心电同步技术后，其余患者仅出现室上性心动过速和心房颤动各一例。另外，1 个患者在一次使用 15cm 探针对右肝叶肿瘤进行大范围 IRE 消融后出现右上腹部和肩部严重疼痛，而 1 位患者进行第Ⅷ肝段消融时由于戳破胸膜引起了气胸。同时他们指出：IRE 治疗肝癌不会引起全血细胞计数和基数值的改变，但会引起谷丙转氨酶和部分患者胆红素的短暂升高。

Kingham 等在 2012 年用 IRE 技术治疗 28 例肝肿瘤患者的 65 个肿瘤。25 个肿瘤距

离主肝静脉 <1cm，16 个肿瘤距离肝门蒂 <1cm。并发症包括 1 例术中心律失常以及 1 例术后门静脉血栓。

Silk MT 等在 2011 年 1 月至 2012 年 9 月用 CT 对 11 位肝转移患者（22 个肝转移瘤）进行 IRE 术前术后的胆管扩张、狭窄或泄漏进行检查，并使用血清胆红素、碱性磷酸酶含量作为分析胆道损伤的参考因素。这些患者至少有一个距离左、右肝胆管 <1cm 肿瘤。平均肿瘤大小为 3.0cm［（2.8±1.2）cm，范围 1.0~4.7cm］。术后平均 CT 检查时间为（43±6）天。平均随访（9±6）个月，结果发现：随访 CT 发现 3 例胆管增宽或胆管扩张，1 例术前胆管扩张的患者术后胆管扩张增加。3 个患者经治疗 4 次后实验室检查异常（胆红素 2.6~17.6mg/dl，碱性磷酸酶 130~1035U/L），这些异常值在两次治疗中是一过性升高。两例水平值持续升高，一例需要放置支架，但似乎是继发于肿瘤进展而非胆管损伤。

Narayanan G 的 28 次肝癌 IRE 治疗（平均 2.2cm）的术后疼痛评估的报道中，发生 3 例（占 10.7%）并发症，分别为气胸、胸膜积液和血胸各 1 例。平均疼痛评分为 1.96，与 RFA 2.25 相比，无统计学意义（P=0.7）。

Eller A 报道称其 14 例病例中，出现 4 例并发症，占 29%，其中 2 例血胸，2 例腹部出血，未见胆管相关并发症。他们认为，IRE 对肝血管周围肿瘤消融有效，但与其他热消融技术相比，并发症发生率更高。

Cannon R 在 2013 年报道使用 IRE 技术治疗 44 例肝肿瘤患者，包括结直肠癌肝转移瘤 20 例（45%）、肝细胞癌 14 例（32%）和其他肝转移瘤 10 例（23%）。肝肿瘤治疗部位距离主血管或胆管结构均 <5mm。在五次治疗过程（占 10%）中出现 9 例不良反应，其中 4 例被归类为与 IRE 消融间接相关（脱水、胆囊支架阻塞、由胆囊支架阻塞引起的胆囊炎和急性肾衰竭），3 例可能与消融术有关（神经性膀胱炎、腹部疼痛和腰痛）。

其他报道则未见发生严重并发症。如 Niessen 等发表 2 篇个案报道，1 例肿瘤邻近横膈和心肌、1 例肿瘤邻近 TINS 血管内支架。Kasivisvanathan V 报道的一例肝转移瘤邻近肝门。还有 Cheung 等治疗的 11 位肝癌患者中虽然有 7 例邻近重要结构或器官，除 4 例有短暂尿滞留和 7 例短时术后局部疼痛外，均未发现有严重并发症的发生。

由上可见，严重并发症如术后胆管狭窄、泄漏或引起术中死亡未见报道。因此，IRE 治疗肝癌虽然会引起一定程度的并发症，但与可能引起胆囊漏和肝门血管损伤等严重并发症的射频消融、微波消融或冷冻消融术相比，该技术具有特殊优势。

五、研究进展

IRE 通过反复的电脉冲引起去稳定性穿膜电势，在不产生热的情况下，引起细胞膜脂质双分子层纳米级穿孔，导致细胞内离子泄漏，细胞内环境破坏，最终可使细胞死亡。体外实验显示应用 1500V/cm 10 个 300 微秒脉冲即可使肝肿瘤细胞完全性消融。

在肝癌 IRE 消融动物实验，学者们重点验证了 IRE 消融是否会破坏消融区内的血管和胆管等结构，以及对大血管周围的肝脏组织是否完全，大量的研究显示，IRE 消融区内的血管和胆管等结构保存完整，并且大血管周围的肝脏组织消融完整，IRE 技术理论上的优势在动物实验中得到了初步验证。临床研究中，有了动物实验中令人鼓舞的结果，学者们大胆尝试对靠近肝门、血管及胆管的肝癌进行消融，其安全性和有效性再次得到了验证，且对于早期肝癌，有望达到完全治愈。当然，IRE 能否完全取代手术仍需要更多的前瞻性临床研究。

总之，对于肝癌来说，IRE 消融与热消融相比优势颇多。热消融的应用有一系列限制：①其只限于≤3cm 肿瘤，对于大的肝癌，完全反应率仅 10% ~25%；②热消融需要在靶组织内达到 60℃ 才能引起细胞死亡，但在邻近大血管的肿瘤，由于热沉效应，难以达到此温度，以致不能达到完全消融，术后复发率高；③热消融易损伤邻近消融区正常结构，危险性较大。而 IRE 为非热能消融，因此不受血流热沉效应影响，能完全消融邻近大血管的肿瘤组织且不损害血管的正常结构。

当然，IRE 相关机制、理论、最佳的参数及其治疗的安全性和疗效还需要进一步研究及更多的循证医学证据。IRE 治疗肝癌，因其无热沉降效应，可完全消融邻近下腔静脉、大肝动脉或门静脉结构的肿瘤，且不损伤这些重要结构。但目前对 IRE 消融肝癌的适应证、禁忌证及治疗参数未有详尽研究，这将是未来将 IRE 进行临床推广应用的必经之路。

第十二章　肝脏肿瘤微创介入治疗技术的选择及评价

一、介入治疗的优势

介入治疗特点是创伤小、简便、安全、有效、并发症少和明显缩短住院时间。对于需内科治疗类疾病，介入治疗相对于内科治疗优点在于：药物可直接作用于病变部位，不仅可大大提高病变部位药物浓度，还可大大减少药物用量，减少药物不良反应。对于需外科治疗类疾病，在一定程度上，介入治疗相当于不用开刀的手术。介入治疗相对于传统外科治疗优点在于：它无须开刀暴露病灶，一般只需几毫米的皮肤切口，就可完成治疗，表皮损伤小、外表美观。大部分患者只需局部麻醉而非全身麻醉，从而降低了麻醉的危险性。损伤小、恢复快、效果满意，对身体正常器官的影响小。对于目前治疗难度大的恶性肿瘤，介入治疗能够尽量把药物局限在病变的部位，而减少对身体和其他器官的不良反应。部分肿瘤在介入治疗后相当于外科切除。综合优点在于：它无须开刀，术后恢复快，介入治疗采用微创治疗方式，仅有一个 2~3mm 的穿刺创口。介入治疗只需要局部麻醉，不良反应小，更加适合年老体弱的患者。手术成功率高，死亡率低，根据相关统计，目前介入治疗的成功率高达 90% 而死亡率几乎为零。基于以上诸多优点，许多介入治疗方法成为某些疾病（如肝癌、肺癌、腰椎间盘突出症、动脉瘤、血管畸形、子宫肌瘤等）最主要的治疗方法之一，甚至取代或淘汰了原来的外科手术。

二、介入治疗的缺点

介入治疗是一项肿瘤局部治疗技术，对于肿瘤广泛转移的患者无法替代全身治疗，但疗效是否有介绍中的那么好还需要长时间的临床验证。另外，介入治疗收取的治疗费用相当高，一般没有医疗保险或公费医疗的家庭很难承受。

第十三章　肝脏肿瘤合并症的微创介入治疗技术

一、肝癌伴梗阻性黄疸的介入治疗

（一）概述

HCC 约有 40% 患者的临床表现主要为黄疸，其中肝硬化或肝癌侵犯肝实质所致的属于肝细胞性黄疸，当肿瘤侵犯肝内外胆管或肝门部淋巴结肿大压迫胆管时即可出现梗阻性黄疸。Lin 等于 1975 年首先报道了 8 例肝癌侵犯胆道，出现黄疸，称为"黄疸型肝癌"，其进展迅速、预后差。后在国内外均陆续有多次报道，国内有人认为癌肿侵入胆道发生梗阻性黄疸在 HCC 患者中的发生率为 0.83% ~ 4.2%，国外报道发生率为 0.7% ~ 3.0%。随着 HCC 侵入胆道的病例日益多见，出现梗阻性黄疸为主的 HCC 已成为临床医生的一个棘手问题。

Afroudakis 等认为 HCC 肿瘤侵入胆道导致梗阻性黄疸有三种方式：①癌肿直接穿破邻近胆管并堵塞胆管；②穿入胆管的癌肿组织发生坏死，脱落形成瘤栓下降至肝外胆管阻塞胆道；③穿入胆管的癌肿组织坏死伴出血，形成含癌细胞的血栓块，阻塞胆道。另一种可能存在的机制是门静脉内癌栓向邻近胆管侵入，阻塞胆道。

肝癌合并胆管癌栓或肝门部淋巴结理想的治疗方法是外科手术切除病变组织，但大部分患者发病时已失去手术机会或由于各种原因放弃外科手术。采用以经皮肝穿刺胆管造影（percutaneous transhepatic cholangiography，PTC）为基础的介入引流是目前公认的姑息治疗梗阻性黄疸的重要方法，临床上应用广泛。

一般认为并发黄疸的 HCC 患者预后极差，患者常在短期内死亡，肝癌合并梗阻性黄疸可导致肝脏功能迅速衰竭，行姑息性介入栓塞治疗和局部灌注化疗，其疗效很差，且加重肝功能的损害，导致迅速出现肝功能失代偿。因此，此类 HCC 患者合并梗阻性黄疸，应尽快采用介入技术有效地减黄，为治疗肿瘤创造条件。术后可以辅助经导管动脉灌注化疗、经引流管灌注化疗、粒子植入、射频消融、立体定向放疗等。

介入治疗梗阻性黄疸的技术主要包括：①PTC，在 X 线或 B 超引导下，利用特制穿刺针经皮穿入肝内胆管，再将造影剂直接注入胆道而使肝内外胆管迅速显影，了解胆管内病变部位，程度和范围；②经皮穿肝胆道引流术（PTCD）是在 PTC 的同时通过置放引流管行胆道引流至体外或体内，临床上按引流方式通常分为外引流和内引流，后者习惯性成为内外联合引流；③胆道支架置入术，在 PTC 的同时引入导管支架，置入梗阻段，通过支架支撑作用恢复胆管引流。

（二）适应证与禁忌证

1. 适应证

（1）晚期 HCC 引起的恶性胆道梗阻，行姑息性胆道引流。

（2）深度黄疸病人的术前准备（包括良性和恶性病变）。

（3）急性胆道感染，如急性梗阻性化脓性胆管炎，行急症胆道减压引流，使急症手术转为择期手术。

（4）通过引流管行化疗、放疗、溶石、细胞学检查及经皮行纤维胆道镜取石等。

2. 禁忌证

（1）对碘过敏，有严重凝血功能障碍，严重心、肝、肾衰竭和大量腹水者。

（2）肝内胆管被肿瘤分隔成多腔，无法引流整个胆管系统者。

（3）毛细胆管阻塞引起的梗阻性黄疸，仅验血提示直接胆红素升高为主，但影像学检查无胆管扩张。

（4）大量腹水为相对禁忌证，可术前腹腔抽液或采取剑突下入路仍可操作。

（三）器材与药物

1. 器材　DSA 机器、心电监护仪、手术包、绷带或血管缝合器、穿刺系统：一步法 PTCD 套盒和分步法穿刺用 Chiba 穿刺针、PTCD 套管针、各种规格鞘管和胆管造影管、普通和加强超滑导丝、超硬导丝、球囊、自膨式金属支架、胆汁引流管：7F、8.5F、10F、12F，5、6 孔胆汁外引流、内外联合引流管。

2. 药物　造影剂、局麻药（利多卡因）、肝素、止呕药及相关抢救药物。

（四）操作技术

1. 术前准备

（1）影像学、实验室检查资料的准备。

（2）碘过敏试验（一个月内未行 CT 增强检查者）。

（3）会阴部备皮。

（4）器械及仪器准备。

（5）药物准备：局部麻醉药物、止呕药、造影剂及急救药品。

（6）术前禁食 8 小时。

（7）签署知情同意书。

2. 操作技术

（1）患者体位：仰卧位。

（2）参考 CT 或 MRCP 等影像学资料，根据肝内胆管扩张情况和肝内肿瘤部位确定穿刺进针点和穿刺方向。

（3）常规消毒铺巾。

（4）所有患者均先行 PTC，了解胆道梗阻部位、程序和范围。在 X 线透视下经肝右叶或肝左叶穿刺肝内扩张胆管，使用超滑导丝与 5F 造影，尝试通过胆管狭窄段，并造影明确显示梗阻段全貌。

（5）通过交换超硬导丝，引入胆汁外引流管。

（6）固定引流管，外接引流袋。

（7）部分病人 1 周后在透视下用支架输送器沿交换导丝通过狭窄段并释放支架。支架置放后仍需保留引流管，待 1 周后再次造影确认支架引流通常再拔除引流管。

（8）如导丝通过梗阻段有困难可暂时行胆汁外引流。左右肝管不相通者需行左右肝管分别穿刺。

3. 术后处理

（1）常规一级护理 1 天，二级护理 2 天。

（2）外引流需注意引流量、引流液颜色，单纯外引流量 400～2500ml，黄色透明，严密观察呼吸、脉搏、血压等生命体征。胆汁偏少或颜色偏绿需每天生理盐水冲管，方法为用 20ml 注射器抽取生理盐水或抗生素（庆大霉素 8 万～12 万单位或甲硝唑 100ml）稀释液，与引流管对接，脉冲式注入胆道。

（3）充分输液，酌情用抗生素及对症处理。

（4）复查肝肾功能、血常规、电解质。

（5）内外引流管可适当关闭外引流，维持胆汁尽量向十二指肠内引流。外引流作用在于观察胆汁性质或冲洗引流管，一般只在患者黄疸不退、胆汁较黏稠或合并感染时再考虑开放。

4. 出院及随访　带管出院患者应每周冲管 1～2 次，每 3 天更换一次引流袋，引流过程禁用负压引流瓶，每隔 1 周对表面皮肤消毒，必要时更换固定器，一般情况下 2～3 个月更换引流管。如出现胆汁引流明显减少、黄疸减退不明显或发热等情况，需立即对引流管冲洗，必要时行胆道造影，甚至更换引流管。定期复查肝功能，黄疸情况减退至正常后，针对肿瘤行经导管动脉灌注化疗、经引流管灌注化疗、粒子植入、射频消融、立体定向放疗等。

5. 操作程序要点和分类。

（1）入路选择

1）腋中线入路：患者仰卧，穿刺针放于体表，透视下将穿刺针指向第 10～第 11 肋间，穿刺针与人体横轴成向足侧 15°～25°针尾与腋中线相交为穿刺点，透视下进针，按原针尖方向进针。适用于右肝管扩张穿刺。

2）剑突下入路：剑突下 2～4cm，靠左侧肋弓缘，但根据透视下观察是否已避开心影、胃泡和肠气，进行稍微调整。适用于左肝管扩张、大量腹水及腋中线入路不能完成操作者。

（2）穿刺方法

1）一步穿刺法：先用细针穿刺胆管成功，插入微导丝至胆总管，退出穿刺针，再沿微导丝引入导管鞘，撤出套管，经鞘管进行置管操作。优点是损伤小，操作简单快速。缺点为若穿刺胆管部位不满意，有时难以完成后续胆道造影插管等操作，仍需二次穿刺。

2）二步穿刺法：先用微穿刺针性胆管穿刺造影，然后用套管针穿刺靶扩张胆管。优点是可以根据显示的胆管图选择穿刺靶点和皮肤穿刺点，缺点为套管针穿刺难以一次性成功，对肝脏损伤相对较大。

（3）胆道插管及引流：根据不同情况选择不同直径的引流管。一般成人患者，胆汁清亮者单纯外引流可采用7～8F引流管，内外引流则需要8F以上的引流管；儿童应根据胆道发育情况选择5～7F胆汁感染、胆道出血、胆汁黏稠或伴有泥沙样结石、肝吸虫病患者宜采用10～12F引流管；如有需要，可进行性更换为14F。虽然PTC显示胆道梗阻，但有时导丝仍可通过梗阻端进入十二指肠，如导管不能通过梗阻时，可先行近端引流5～7日，使胆道内感染引起的炎性水肿消退后再插入导丝和导管到梗阻远端。单纯外引流远端引流置于梗阻近端，内外引流远端则需位于十二指肠内，近端位于扩张胆管内。若梗阻水平较高，左右肝管不相通，应分别进行穿刺，双导丝、双导管行内外引流。若狭窄段无法通过，可用外引流管分别置于左右肝管较大的分支或单用外引流管跨于左右肝管之间。高位胆管梗阻相对复杂，常累及多支胆管，需要做两支或更多支的引流。减黄效果较低位效果差，而且住院时间延长，高于同期梗阻性黄疸病人的平均住院日。部分病例一般情况较差时，引流可分次进行。

（4）胆道支架处理

1）胆道支架的选择：选择支架，应考虑三个方面的因素：支架的长度、支架的直径、支架的类型。支架长度和直径视病变范围、狭窄程度和支架类型等而定，特殊情况还可以定制。Tesdal等用不同的金属支架植入良性狭窄胆道。发现支架长度和类型影响支架的长远开放率，而梗阻的病因和部位对不同支架的开放率的影响无明显差异。支架应尽可能少覆盖狭窄两端的正常胆管组织。在恶性胆道梗阻，支架两端应至少超出肿瘤1cm。就支架直径而言，庞利群等认为，胆总管支架直径选择10～12mm，肝管选取8～10mm，肝内胆管选取6～8mm。胆道支架的类型主要有两类：塑料支架和金属支架。Lammer等比较了经皮肝穿植入两种支架在胆总管恶性梗阻中的应用情况，认为金属支架在多方面优于塑料支架。金属支架还解决了塑料支架易移位的问题。Katsinelos等对恶性胆总管末端狭窄经内镜植入Tannenbaum和金属裸支架进行了比较发现，金属支架的开放时间（初始的）明显长于塑料支架，而病人的生存时间无明显差异，但塑料支架的相关费用明显低于金属支架，尤其是有肝内转移的病人。这表明对预期生存时间较短的病人，塑料支架的效价比比金属支架高。戴放等对塑料和金属两种支架进行比较，得出相似的结论，并指出，估计生存时间长于3个月应选择金属支架，如生存时间估计短于3个月则选择塑料支架。金属支架根据金属材料不同有镍钛合金丝的、不锈钢丝的、钽丝的等。有研究认为良性狭窄中Palmaz支架优于其他支架。张成武等认为可扩张金属内支架不应用于治疗良性胆道狭窄。根据有无覆膜，金属支架还可分为无覆膜的裸支架和覆膜支架。Isayama等研究表明，在恶性胆道狭窄的支架植入中，覆膜支架比裸支架能更好地防止肿瘤长入支架内造成闭塞,且与覆膜的厚度相关,累积开放时间覆膜支架明显高于裸支架。Park 等比较了恶性肝外胆道梗阻应用覆膜和不覆膜的 WALLSTENT 支架的结果认为,有覆膜和无覆膜的支架的平均开放时间和累积开放时间无明显差异,急性胆囊炎和中度的胰腺炎发病率也无明显差异,覆膜支架的移位率则显著高于无覆膜支架。在覆膜材料的实验研究中,Yasulnorl 等发现聚氨酯和硅胶覆膜摩擦系数低,而且耐久。

2)支架置放的时机:胆管内癌栓造成胆管堵塞方式主要是癌栓本身的脱离,下行至肝外胆管造成阻塞,或癌细胞侵犯胆管壁导致出血,含癌细胞的凝血块(癌性血栓)阻塞胆道,亦可两种方式同时存在。而癌栓极易出血这一特性给介入治疗带来难题,也是引流管常常阻塞而致引流不畅的原因。因此,穿刺成功后先放置一条引流管是十分必要的,有利于充分引流、判断病情的变化。待出血及感染情况改善,胆汁引流通常再考虑置放支架。放置支架后一般保留外引流管观察支架通畅和有无胆管出血等情况,保留引流管 3~4天。过早地放置支架可能由于胆管黏膜和肿瘤组织水肿,水肿组织经支架网格突入管腔内,闭塞支架管腔,造成支架植入后短期内再狭窄,一次支架植入后,应保留为引流管,可以提高排出胆汁的效率,观察胆管内有无出血,支架是否通畅,同时引流管经穿刺道保留,可以有效地压迫穿刺道,防止穿刺道内出血损伤后出血。经皮穿刺引流胆汁或胆管支架植入后,黄疸消退的速度很不一样。一般来讲,引流前黄疸出现的时间越长,血清胆红素水平越高,黄疸下降的速度越慢。肝内胆管多发性阻塞,常继发于原发性肝癌或肝内转移瘤。尽管采用多支引流也很难保证引流彻底,黄疸较难彻底消退。死亡原因在于穿刺引流导致肝功能损害加重,肝功能失代偿,引起肝性脑病、肝性肾病。

肝癌胆道狭窄行支架植入术如图 13-1 所示。

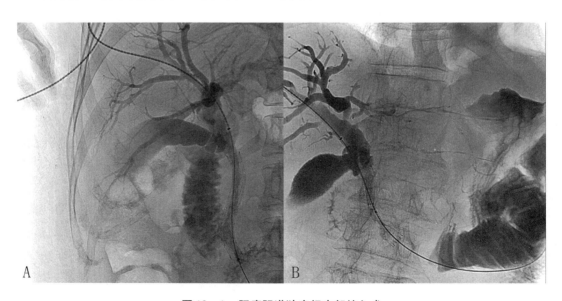

图 13-1　肝癌胆道狭窄行支架植入术

3）注意事项：①支架的直径应比胆道扩张管扩张后的狭窄段胆道直径粗 1~2mm，既防止支架的脱落，又能使胆道黏膜更好的覆盖于支架管腔，恢复胆管腔的光滑内衬；支架长度必须超过病变两端各 10~20mm，防止新生物短期内生长堵塞两端而失去作用；恶性狭窄宜选择密螺矩形支架、双套管支架或带膜支架；②置入支架前应用胆道扩张导管充分扩张狭窄段胆道，避免圆支架自身回复力不足以撑开狭窄胆道而致支架扩张不全。同时要注意顺应正常胆道解剖走向逐步扩张，切忌粗暴，以免造成假道或穿孔的危险；③支架肝内段不要完全遮挡对侧的一级胆管分支。以免主胆管引流不畅；十二指肠端最好不要跨过 Oddi 括约肌，避免肠液向胆道反流，而用于治疗胰头癌所致的梗阻性黄疸时，支架远端应留置在十二指肠乳头外至少 5mm；④对于左右肝管同时梗阻或病变梗阻范围较长的病例，可以置入双支架进行充分引流；⑤对于恶性狭窄，胆管切口不应位于肿瘤性狭窄部位，以免在置入支架后因局部胆管太窄而使切口缝合困难，并易发生胆瘘。

（五）并发症预防与处理

1. 胆道出血　发生率约为 6.8%。胆道出血的主要原因是穿刺时损伤肝内血管，同时，肝脏在穿刺点处裂伤所致。此外，还与病人长期阻塞性黄疸后肝功能受损致凝血功能障碍有关。预防及处理：B 型超声引导经皮肝胆道穿刺同时结合 X 线监视下放置引流管，比单纯 X 线下经皮肝穿胆道置管更具有针对性，可以减少肝内血管的损伤，降低出血的发生率。对于出血较少者，一般无须特殊处理可自行停止，仅少数需要给予酚磺乙胺（止血敏）、氨甲苯酸（止血芳酸）处理。对于较大量出血，则应用常规止血药物基础上，使用肾上腺素冰盐水冲洗胆管（冲洗时注意少量、缓慢推入，防止胆汁反流逆行感染）。此外，术前使用维生素 K_1 可预防和纠正凝血功能障碍，减少胆道出血并发症的发生。上述措施若无效，行引流管造影，更换大一号引流管以压迫止血，甚至可行肝动脉造影及栓塞止血，若通过造影提示侧孔位于肝实质或肝血管内，则送入引流管使其侧孔完全位于胆道内。

2. 胆管感染　常表现为反复寒战、发热、血白细胞及中性粒细胞升高，可发生于 FTCD 之前或之后。造成感染的主要原因为胆汁淤积、引流不畅及十二指肠胆管逆行感染。有研究报道，梗阻性黄疸胆汁细菌培养阳性率达 40% 以上。文献报道 85% 患者术后 24 小时发现细菌。分析其原因有以下几点：①胆道高压造成的感染。梗阻性黄疸患者胆汁排泄受阻，胆道压力增高，淤积的胆汁本身就存在感染。造影时注射造影剂使胆道压力进一步升高，感染的胆汁渗入血液可加重感染，严重的患者可产生菌血症、败血症。预防方法是穿刺成功后抽吸淤积的胆汁，抽吸的量与注射造影剂的量相同，这样就会避免医源性加重胆道高压。造影剂与水 1:1 稀释，避免高浓度造影剂进入胆管，同时稀释的造影剂内加入庆大霉素或阿米卡星等抗生素来预防胆道感染；②不严格的无菌操作或术后冲洗引流管时未严格坚持无菌原则或人为造成胆汁反流。对于这种原因造成胆道感染的处理方法为医生必须严格进行的无菌操作，术后冲洗引流管时对引流管头用碘伏或酒精严格消毒，冲洗引流管时要少量、缓慢。尽量避免胆汁反流；③肠腔内容物或食物逆行进入胆管。这种情况发生于胆道内外引流术的患者，往往部分患者引流管袋内可以看见米粥、菜叶等食物。预防及处理方法为严格控制引流管开关的时间，胆道内外引流术的患者，淤积的胆汁可以从胆道引流管近段的侧孔引流至梗阻远端的肠道，此时外引流就显得无关紧要，另外过多的外引流可造成胆汁的流失。所以对于胆道内外引流术的患者，要尽可能增加闭管时间。方法为术后 1 周嘱患者在餐前 1 小时打开引流管三通行外引流，进餐时立即关闭三通，避免食物反流胆道，晚餐后 4~6 小时食物排空后打开三通行外引流，至早餐时关闭。1 周后，患者黄疸症状消退，可 24 小时关闭引流管，完全行内引流。事实证明这种方法明显降低因肠腔内容物反流造成的胆道感染。另外，术后定期用抗生素冲洗引流管，常规给予抗生素治疗，加强营养，增强患者免疫力，寒战患者可给予地塞米松静脉推注，必要时重复使用。

3. 胆瘘　其发生率为 5%~15%。发生原因为：同一部位反复穿刺导致胆管穿刺孔增多，扩张管粗于内置引流管，引流管放置不当，部分侧孔位于肝实质或肝外，或者引流管下段不通畅，胆管压力增高导致胆汁漏出。预防及处理：穿刺时操作熟练，可选择超声结合 X 线监视下引导经皮肝胆道穿刺，尽量减少对胆管的损伤。放置引流管时，注意引流管直径与扩张管直径相匹配。造影发现 PTCD 管部分滑脱时，可在 X 线监视下，经导引钢丝重新置管，使侧孔完全位于胆道内。术后出现引流管不通畅时，可用含庆大霉素的生理盐水反复冲洗引流管或在 DSA 下用导丝疏通引流管。对于少量胆汁漏入腹腔，一般不需要特殊处理，可密切观察。对于大量胆汁漏入腹腔，腹膜炎症状较为明显者，积极寻找并处理病因后，腹腔积液可以给予放置导管以充分引流，同时加强抗感染、营养支持等治疗。

4. 胸膜损伤　多见于肋隔角较深的患者或因穿刺位置偏高而引起，主要表现为术后出现右侧胸痛、气短，X 线胸片常提示右侧胸腔积液。如 PTCD 术后出现上述症状，应考虑胸膜损伤可能。对于此类患者，如放置了外引流管，应在建立有效内引流的前提下尽快拔出外引流管。

5. 导管堵塞和脱位　是造成引流失败和继发胆道感染的重要原因。堵塞的原因：长期引流致胆汁盐沉积或胆道出血致血凝块阻塞引流管；肠内食物反流阻塞引流管；引流管体内位置固定不确切或外力致引流管外移。脱管有四种情况：①术后因膈肌和肝脏随呼吸上下移动，使引流管不能完全留于胆管腔内，表现为通而不畅；②管脱入肝实质；③管脱入腹腔；④固定不牢，或被病人误拔。处理方法：对导管阻塞者，可使用含庆大霉素的生理盐水冲洗导管或在 X 线监视下通过导丝疏通，亦可更换引流管。对于脱位的防治：在术中使引流管前端打圈确切，外固定要确切；在外固定时，可使用蝶形贴膜加以固定。

6. 胰腺炎　出现胰腺炎的主要原因在于胆道内的高压力状态，当注入造影剂时压力进一步增高，导致一部分患者逆流入胰管内，处理上可先抽出一部分胆汁，然后注入等量造影剂，注射时注意压力不可过大。术后常规复查血淀粉酶、脂肪酶，如提示胰腺炎，可尽快使用乌司他汀、生长抑素抑制胰酶分泌，控制炎症发展。必要时可再行胆道造影，调整引流管位置。

7. 胆心反射　是胆管系统受到牵拉刺激时迷走神经兴奋所致的冠状动脉痉挛、心肌缺血，从而引起盗汗、心率减慢、血压下降甚至心搏骤停等现象。所有胆道操作相关的介入手术都需要术中心电监护，一旦出现胆心反射，立即停止手术，面罩吸氧，静脉给予阿托品 0.5～1mg，多可缓解。此外，穿刺时应尽量操作轻柔，避免对胆管过度刺激。对于高危人群：胆道感染、代谢性酸中毒、低钾、低钠、恶病质、冠心病史的患者，应警惕胆心反射的发生，胆道穿刺前就肌内注射或术中静脉滴注阿托品进行预防。

8. 胆道支架相关并发症

（1）支架堵塞：取得预期的效果必须维持支架管腔的通畅。但由于植入后管腔内胆泥的形成、肿瘤的生长、胆管壁组织的过度增生及支架折断等原因，可造成支架管腔的堵塞而失去效果。此类并发症发病率达 30%。①支架内胆泥形成。塑料支架植入 3 个月后部分病例可再度出现黄疸、胆管炎等梗阻症状。取出支架，可见其上有胆泥附着并堵塞管腔。扫描电镜检查，见胆泥由细菌及其产物、胆红素钙盐结晶和源自十二指肠反流的植物纤维所组成。体内外实验研究表明，抑制细菌可有效阻断细菌在支架表面形成生物膜，延长支架植入后的通畅时间。植入支架，尤其是支架通过 Oddi 括约肌时，胆总管内压力降低，肠腔的细菌和食物纤维即可能逆行进入胆管内，促进胆泥的形成。有研究证实，采用设计有抗反流结构的塑料支架维持通畅时间为 145 天，而无抗反流者为 101 天。临床上已有学者尝试预防性应用抗生素和采用抗反流的支架以延长支架通畅时间。采用直径较大的塑料支架是取得较长时间支架通畅的一个方法。支架内胆泥的形成尚与制备支架应用的材料有关。采用金属支架，其通畅维持时间可达 10～12 个月，明显长于塑料支架。故塑料支架一般在 3～6 个月时要重新置换；②肿瘤生长造成的支架堵塞。恶性胆道梗阻或狭窄病例在支架植入后仅部分病例采用了效果有限或可疑的辅助治疗。采用不带膜覆盖的金属支架植入。恶性肿瘤将从金属丝的网眼长入支架腔内造成阻塞。为此，现设计有带膜覆盖的金属支架。Isayama 等将 112 例恶性胆道梗阻患者随机分成植入带膜（n = 57）和不带膜覆盖的金属支架（n = 55）2 组，结果显示前者平均 304 天时有 8 例（14%）发生支架阻塞，未见肿瘤向腔内生长，而后者 166 天时有 21 例（38%）发生阻塞，15 例为肿瘤向腔内生长。肿瘤沿胆管方向的纵向生长亦可能造成支架两端的阻塞，故应对植入的支架长度选择予以关注。如 Wallstent 金属支架植入后张开的直径达 30F，而长度则缩短30%，植入时要注意预留好回缩的长度，使植入后两端超出肿瘤一定的范围。

（2）支架移位：支架植入后，如支架过短和直径过小、病变部位发展而支架的一端置于肿瘤范围内或在辅助治疗后缩小，以及支架未做防滑脱处理，加上肠管的蠕动，支架可能在胆管内向近或向远端移位，甚至旋转移位。为预防此类情况的发生，目前有的支架两端设计带有锚钉。移位的方向以向远端最为常见，其占所有支架植入病例的5.8%～6%。支架向远端移位后多数情况下进入肠道随粪便排出。少数情况下向下移位的支架远端突出到十二指肠腔内，压迫肠管壁，加上肠管的蠕动，可造成十二指肠壁向腹膜腔或腹膜后的穿孔，前者导致腹膜炎，后者发生腹膜后腔的感染和脓肿形成，亦可能与邻近的血管形成内瘘，导致出血。支架移位导致的肠道穿孔并发症多发生在十二指肠，但当有远端肠管有憩室、粘连、造口旁疝、腹壁疝等情况时，已排至远端肠腔内的支架亦可能在这些部位发生嵌顿、穿孔，进而形成腹壁脓肿或与其他脏器形成内瘘。当脱落的支架排至回盲部时，尚可能堵塞阑尾开口，导致阑尾炎。支架向近端移位，则可能移向肝内，导致肝脏穿孔、出血，并在局部形成感染后向上穿破膈肌形成胆管气管瘘，但近端移位仅见个案报道。基于支架植入的优点，肝移植后胆道狭窄的病例采用支架植入处理者较多，由于同时服用抗排斥药物，此类患者发生穿孔后症状不典型，不易及时确诊。故对支架植入后出现腹痛、便血、发热、上腹不适的病例应予高度重视，及时查明原因并做出相应处理。

（六）研究进展

1. 研究　对于失去了外科手术机会的中晚期肝癌合并胆道梗阻患者经皮肝穿刺胆汁引流或胆管内支架植入术是一种安全、有效的姑息治疗方法，有利于提高患者生存质量和延长生命。但由于部分病人病情凶险，进展较快，及时进行减黄治疗至关重要。

经皮肝穿胆道支架置入治疗 HCC 并梗阻性黄疸的疗效是比较肯定的。Brountzos 等经研究认为胆道狭窄支架植入后血清胆红素低于 4mg/dl 是病人存活的最重要的独立的预测指标，而增长的年龄和 Bismuth Ⅳ 型狭窄则是不利的预后因素。JH chen 等的研究表明自膨式金属支架用于近肝门部肿瘤引起的狭窄比用于末梢肿瘤引起的狭窄临床效果更好。Hu 等报道的与单纯行胆道"T"管引流平均生存 135 天相比，胆道支架植入的生存期延长，其中覆膜支架的应用可能起到了一些积极作用。覆膜支架植入后可以拔除引流管，能够最大限度地减少体液流失及离子紊乱的发生；覆膜支架相对光滑的表面同裸支架相比对瘤体的摩擦作用较小，因此相对不易导致胆道瘤栓出血、胆道穿孔等严重并发症；同时覆膜支架与裸支架不同的是，后者无法有效阻止肿瘤经支架网眼向内生长，从而导致支架再狭窄，因此，应用覆膜支架能够保证支架开通期相对延长。

当然，经皮介入引流治疗只是姑息治疗的第一步，如何积极控制肿瘤生长成为提高远期疗效的关键问题。有学者认为，胆道内支架置入后，行与不行肿瘤治疗其中位生存期相同。但多数学者认为：内支架置入后，配合局部放射、消融治疗和动脉灌注栓塞化疗，在一定程度上能抑制局部肿瘤的生长，延长支架通畅时间。

当原发性肝癌合并梗阻性黄疸时，患者的病情加重，通常肝功能会严重受损，有时会合并胆道感染，无法对肿瘤本身进行有效的治疗。通过介入途径先进行胆道引流解除梗阻，待黄疸消退后才有机会使肿瘤获得介入治疗选择性动脉灌注和栓塞术是使肝动脉内局部灌注肿瘤组织局部浓度增高，由于药物浓度与杀伤癌细胞的数目呈正相关。因而被杀伤的癌细胞数目增多，加上动脉栓塞后使肿瘤组织血供明显减少或缺乏，癌组织坏死，对引起胆道梗阻的原发性或继发性肿瘤可起到一定的治疗作用。而如肝内病灶能得到有效控制，则胆道保持通畅的时间较长，梗阻复发的机会较小，患者的生存期亦较长。

也有部分学者,在维持 PTCD 引流的情况下进行氩氦刀冷冻消融治疗。氩氦靶向消融联合 PTCD,标本兼治,效果肯定,术后并发症少,是提高梗阻型肝癌治疗效果的有效手段。

2. 基础研究　引起支架堵塞的原因主要是细菌(需氧和厌氧菌)和黏性似蛋白质物质形成的细菌生物膜在支架表面沉积。细菌及其产物和胆红素钙、棕榈酸钙聚集形成胆泥,也与胆汁的黏性和支架的设计及支架的材料有关。另外,肿瘤生长、组织反应增生和胆泥形成等因素同样可以造成支架堵塞。因此在塑料支架的改进方面,梁霄等人利用可降解弹性体涂层材料,采用浸泡的方式来进行双涂层设计,成功制成紫杉醇生物可降解胆肠支架。可降解胆道支架的初步研究结果令人鼓舞,具有较好的应用前景,但是放置支架的远期效果,支架应用中的胆泥沉积、堵塞,支架的移位及支架在胆管内的降解产物对胆管的影响等仍需要进一步研究。Van Berkel 等利用扫描电镜检查不同形态的支架,包括聚乙烯、聚氨酯和聚四氟乙烯等材料的支架,发现高分子支架阻塞时胆泥主要淤积在支架的侧孔附近,并认为侧孔的弊端更甚于材料本身,由此出现了无侧孔支架。日本学者研究证实无侧孔高分子支架和可膨胀支架的通畅性显著高于有侧孔高分子支架,但无侧孔的聚四氟乙烯支架并不比标准的聚乙烯支架好。而在动物实验中有侧孔和无侧孔支架在通畅时间和沉积物质量上无明显差别,并且无侧孔支架的倒刺比较薄弱,支架容易移位、脱出,导致早期引流失败。

金属支架也在覆膜上做出了一些改进,有学者报道在金属支架表面覆盖一种聚碳酸酯材料,不仅不破坏支架的扩张力,柔韧性和硬度,而且在胆道内支撑 6 个月后,组织学检查显示胆管上皮没有增生和纤维化反应,支架的结构和覆盖材料均没有变化,未见肿瘤组织长入支架内,还有人报道体外实验结果显示含硅覆盖物的带膜支架表面没有细菌生物膜沉积,可以阻止因细菌生物膜沉积而导致的支架堵塞,但尚需要进一步的研究和改进。

随着新型组织工程学的发展,生物可降解支架应运而生,自 Kulkarni 等人 1966 年报道生产生物可吸收聚乳酸缝线以后,1988 年 Stack 等人利用特殊的聚乙醇酸制成早期的自行扩张的生物可降解支架,体外实验显示它可以承受 13.3kPa 的压力达 30 天。从此,应用于外科的可降解吸收材料的研究得到了广泛的发展。血管和尿道的生物可降解支架的研究证实生物可降解聚乳酸支架的支撑具有可行性和安全性,具有良好的生物相容性和生物可降解性等特点,是区别于其他功能材料的最重要的特征,但是有关胆管的生物可降解支架的报道较少,目前尚处于研究的初始阶段。Haber 等人报道,采用单丝聚乳酸聚合体制成网管状可降解支架,通过水解作用可以在 6~18 个月降解,其扩张力要小于金属支架,为后者的 60%,放置该支架治疗 50 例恶性梗阻性黄疸病人(肝外胆管癌),结果显示:支架在胆管内膨胀,通畅性可长达 9 个月,解除黄疸,安全可靠,但有移位情况。Gregory G 等经十二指肠镜将单丝聚乳酸制成的生物可降解支架放入猪的胆总管内,未做乳头切开,支撑一段时间后可以方便地经胆管下端取出支架,该支架具有生物相容性,在支架中添加了硫酸钡,使具有不透射线的功能,结果表明:支架在胆管内可膨胀,其通畅性可维持长达 6 个月以上，但没有插入胆管壁，没有引起胆管的内皮化和增生性改变，在 6 个月和 9 个月，支架的结构仍然保持完整，胜于塑料和金属支架，作者提示应重视支架的表面细菌生物膜的沉积，堵塞和支架的移位等问题。研究证实，生物可降解支架还可以作为一个载体，携带并缓慢释放药物，比如抗感染、抗纤维化、抗增生等药物，防止组织的增生和支架的堵塞，可降解聚乳酸支架具有一定的胆道支撑作用，安全，可靠；可以在体内缓慢降解，留置支撑时间较长，而且不需要拔管，体外不需要携带引流管，如果长期放置在胆管内，对胆管壁黏膜没有损害，不会引起组织纤维化，上皮增生性反应，没有胆泥形成，则具有塑料支架和可扩张的金属支架无法比拟的潜在优势。

3. Habib 消融导管在肝门部胆道恶性梗阻中应用　肝门部胆道恶性梗阻常造成患者严重梗阻性黄疸，由于肝门区胆管汇合区被堵塞，需要多支胆管引流才能达到减黄的目的。大部分患者就诊时已失去手术根治切除机会。肝门部恶性梗阻最常见的原因是肝门部胆管癌（Klastkin 瘤），也就是累及胆囊管开口以上 1/3 的肝外胆管并蔓延至左右肝管及其汇合部的胆管黏膜上皮癌，也被称为高位胆管癌或近端胆管癌。发病率逐年增高疾病早期表现呈隐匿性，常仅仅表现出上腹部不适、闷痛、食欲缺乏、体重下降等非特异性表现，未能引起足够的重视，而延误病情。待到患者因出现梗阻性黄疸而就诊时，常出现身目黄染、解陶土样大便、全身瘙痒等症状，这时往往已是晚期。肝门部胆管癌的典型症状是进行性加重的无痛性黄疸、肝内胆管扩张、胆总管不扩张、胆囊窝空虚等。肿瘤呈浸润性、跳跃性生长，常累及神经束膜、侵犯血管及淋巴结，预后较差。肝门部胆管癌的五年生存率仅为 10%～40%，而 R0 手术切除后的五年生存率稍有提高，为 30%～52%。

肝门部胆管癌的诊断依靠病史结合影像学手段。超声可作为首选筛查方式。常见超声表现为：肝内胆管扩张在肝门处出现截断、肝门部可见大部分为位于胆管内的不均回声肿块、边界不清、胆管壁也不甚清楚、胆囊缩小、胆总管不扩张等征象。CT 也可以清楚显示肝门部肿物，常有轻中度增强；肝内胆管扩张、胆囊萎缩、胆总管不扩张等征象。CT 能较好显示肝门区肿物与尾状叶关系，因肝门部胆管癌常侵犯尾状叶，在外科手术时需切除尾状叶。同时 CT 增强三维重建能很好地显示肿物与血管的关系，对于肿物的侵犯范围及能否手术切除判断起到关键作用。MR 的优点在于可行 MRCP，显示胆管树形态，观察其有无充盈缺损及肿物侵犯情况，并可以三维任意角度重建，对于疾病分期，制订手术方案有很大价值。CT 和 MR 都可以清晰地显示肝内其他部位是否有肿物转移。肝门部胆管癌常用 TNM 分期和 Bismuth 分型。国际抗癌协会（UICC）的 TNM 分期标准：0期为原位癌，无淋巴结或远处转移；Ⅰ期为侵及黏膜或肌层，无淋巴结或远处转移；Ⅱ期为侵及肌层周围结缔组织，无淋巴结或远处转移；Ⅲ期则是上述情况下伴淋巴结转移；Ⅳa 期为肿瘤侵犯邻近组织如肝、胰、十二指肠、胆囊、胃、结肠，有或无淋巴结转移，无远处转移；Ⅳb 期则为肿瘤出现远处转移。1975 年法国的 Bismuth－Corette 对肝门部胆管癌进行的分型现最常用。Ⅰ型，肿瘤位于肝总管，未侵犯汇合部；Ⅱ型，肿瘤侵犯肝总管及左右肝管汇合部；Ⅲ型，肿瘤侵犯肝总管及左右肝管汇合部；其中侵犯右肝管者分为Ⅲa型，侵犯左肝管者分为Ⅲb型；Ⅳ型则是肿瘤侵犯肝总管，左右肝管汇合部并左右肝管。

外科手术切除是肝门部胆管癌的首选治疗方式，但是较多病人在初诊即为晚期，导致无法外科根治。尤其是Bismuth Ⅳ型患者，常常失去手术切除机会。根治性手术切除和肝移植可提高疗效，但是仍难以解决血道及淋巴转移、另外神经侵犯等也难以完全处理。故胆道引流为代表的姑息治疗相当重要，单纯胆道置管引流易导致胆道感染及置管部位感染等，使病人生活质量明显下降。胆道内支架置入可提高患者生活质量，但Bistnuth Ⅳ型患者，常因为多支胆道及汇合部肿瘤填塞而导致支架置入困难和疗效下降，亟需新的治疗手段来改善此类疾病的疗效。

英国教授Nagy Habib发明了腔内消融导管。该导管为8 Fr外径，头端有两个电极，相距8mm，导管长度为1.8m，分为经皮型和ERCP型两种。在接上射频仪器后，在离体情形下，最大消融范围约为22mm×9mm；而在体内一般认为是最大消融范围为20mm×5mm，较体外要小。体内常用功率为8～12watt，消融时间为60～120秒。其中文献报道消融前胆道狭窄平均直径约为1.7mm，消融后扩大为5.2mm，有统计学上的显著性差异。

经皮应用Habib腔内射频导管在肝门部胆管癌胆道消融的操作过程简要叙述如下：①建立经皮通道，依据术前综合影像学检查，选取最佳穿刺途径的胆管，行PTC造影，了解胆道树形态及狭窄情况；②置入导丝导管跨越狭窄段，保留导丝；③Habib消融导管至狭窄部位进行消融，应自狭窄段远端胆管逐步消融至近端；必要时可重复；④选取合适直径的球囊进行狭窄段扩张及拉拽，在扩张狭窄段的同时将部分消融炭化的胆管内肿瘤组织拉拽入肠道内；⑤依胆管大小选取合适大小支架置入。

由于Habib导管在胆道恶性梗阻中应用时间尚短，并未形成规范化术式。手术中的部分步骤仍存争议。如球囊扩张与否，笔者团队的意见是球囊的作用不仅仅是扩张狭窄段胆管，而且可以起到拉拽术中消融后炭化的肿瘤组织，对于预后应有所改善。另如多支胆管梗阻。笔者的建议是，须有耐心进行精细化手术，如能做到每段胆管进行消融，再将汇合部进行消融，疗效将会明显提高，即胆管引流明显增加。

胆道腔内消融的并发症和常规胆道介入手术相似，并无明显增加。因Habib导管在体内消融范围相对较小，在精细操作下，难以造成严重诸如胆管穿孔等并发症，在胆总管下段等游离部位，则要小心。

总的来说，Habib消融导管在肛门部恶性梗阻应用有其特殊优点，作为一种姑息性治疗方式可明显改善患者生活质量，是一种安全而有效的方法，但仍需大规模多中心随机研究来验证胆道消融，如内支架置入与单纯胆道支架置入的长期疗效和生存期的影响。

二、肝癌伴门静脉癌栓的介入治疗

(一)概述

门静脉癌栓(PVTT)是影响肝癌预后的重要因素，亦是肝癌治疗中的难点，其发生率高达 44% ~66.2%。肝癌并发 PVTT 若不积极治疗，存活期一般不超过 6 个月，平均为 2.7 个月，多在 3 个月内因食管胃底曲张静脉破裂出血或肝功能衰竭死亡。由于多数患者发现肝癌合并 PVTT 时已无法行手术根治治疗，因此，探寻微创、有效和患者易接受的非手术治疗方法成为近年来研究的热点。而介入治疗以其微创、可反复操作等优点在临床治疗中起着重要作用，并取得一定的疗效。

（二）PVTT 形成的病理解剖学基础

肝癌易于侵犯肝内的血管结构，尤其是门静脉，据尸检及影像学检查，20% ~70% 的肝癌伴有门静脉癌栓（PVTT）。

1. PVTT 形成的病理解剖学基础　正常情况下，门静脉和肝动脉同为入肝血管，共同回流至肝小叶的中央静脉，最终汇流至肝静脉成回心血流，但在肝癌患者中其局部血流发生改变。由于小叶中央静脉本身缺乏结缔组织，一旦肿瘤结节压迫推挤即可引起闭塞，血流不能通过所在叶的中央静脉回流，出瘤血液只能通过门静脉回流，从而形成窦外肝动脉－门静脉瘘。HCC 大多合并有不同程度的肝硬化，再生结节及纤维结缔组织分隔均可压迫肝静脉，从而在不同程度上加剧肝动脉门静脉瘘。于是门静脉由供应血管变成了出瘤血管。局部的门静脉血液逆流，此血液在门静脉逆流至一定部位后，必然能到达与门静脉本身压力平衡的节段，在此部位血流相对停滞，而这时出瘤血中如带有癌细胞就很容易停留、着床，并在富营养、高黏度、低压力、低流速的门静脉内得以快速增长形成 PVTT。

2. PVTT 形成的分子生物学基础　最新研究表明，肝癌的侵袭转移特性是机体（神经、内分泌、免疫）、微环境与癌细胞三者互动的结果，而不是孤立地存在于癌细胞。

（1）黏附分子与 PVTT 形成：血栓调节蛋白（TM）使凝血酶从前凝血质变为抗凝血蛋白，抑制纤维蛋白合成，阻止癌细胞黏附门静脉内皮细胞。复旦大学肝癌研究所（以下简称本所）发现单个癌结节肝癌患者血浆 TM 含量明显高于多发癌结节和伴有 PVTT 的患者。LI－钙黏蛋白与肝癌的侵袭性呈正相关，高表达 LI－钙黏蛋白的肝癌组织中微血管侵犯比例增加。Ezrin 是一种细胞骨架连接蛋白，参与细胞黏附相关信号传导，在肝癌组织高表达，且与肿瘤的侵袭性正相关，尤其是癌栓组织中的肿瘤细胞表达非常强烈，提示高表达 Ezrin 的肿瘤细胞更易于侵犯门静脉，且与门静脉内皮细胞的黏附能力增强，易形成 PVTT。

（2）趋化因子与 PVTT 形成趋化因子：趋化因子是一类分泌型小分子蛋白，近来发现其与肿瘤侵袭转移密切相关。趋化因子受体 CCR 1 在肝癌组织表达水平明显高于癌旁肝组织，有门静脉浸润的肝癌组织表达水平高于无门静脉浸润的肝癌组织。由趋化因子及其受体介导的肝癌细胞的定向迁移可能解释肝癌细胞易于侵犯门静脉的原因。

（3）血管生成与 PVTT 形成：研究提示，肝癌合并 PVTT 组织中成纤维细胞生长因子、VEGF 和血小板源性内皮细胞生长因子（PD－ECGF）的表达阳性率升高，且与 MVD 计数呈正相关。PD－ECGF mRNA 和 VEGF mRNA 在肝癌中均表达者，与两者均不表达或仅其中之一表达者比较，更容易形成 PVTT。

（4）免疫状态与 PVTT 形成：肿瘤组织内外的局部免疫细胞与肿瘤细胞相互作用的免疫微环境亦与 PVTT 有关。Treg 细胞是 CD4 + T 淋巴细胞的一个亚群，具有免疫无能性和免疫抑制性两大特点。作为肝癌独立不良预后标志的 Trep 细胞，其数量与肝癌侵袭性的临床指标无包膜及血管侵犯密切相关。HCC 组织中 Treg 数量明显高于癌旁组织，而且 Treg 数量与 PVTT 明显相关，单个高倍视野平均数有血管癌栓组高于无血管癌栓组，提示局部免疫抑制状态可能是 PUTT 形成的因素之一。

（5）高通量技术与 PVTT 形成：PVTT 形成是一个多因素、多环节、多步骤的复杂生物学过程。高通量技术的诞生，使同时检测成千上万个指标以及它们之间的相互关系成为可能。郭卫星等利用双向凝胶电泳结合质谱分析鉴定出 20 个有意义的蛋白质，其中 8 个蛋白仅在 PVTT 中表达或者高表达，包括 Annexin V、Triosephosplate Isomerase。本研究采用弱阳离子交换蛋白质芯片，经 SELD - TOF - MS 获得蛋白质谱，发现在 m/z 1100 ~ 30 000 范围，共检测出 100 个蛋白峰，比较 PVTT 组与无 PVTT 组有 16 个蛋白峰差异显著，结合 MALDI - TOF - MS 对差异蛋白进行鉴定，发现伴 PVTT 肝癌组织的表达水平较无 PVTT 的肝癌组织显著降低。表达谱基因芯片研究表明 FACI4、MAP4K4、HMGA1、POSTN、ZNF282 表达上调及 PRRX 1、CCL19 表达下调可能在 PVTT 的形成发展中有潜在意义。本研究利用全基因组 cDNA 芯片筛选出与肝癌转移密切相关的候选基因，其中许多基因是属于细胞黏附和基质降解方面的，如骨桥蛋白、MMP9 等，这些基因在肝癌转移过程中可能起了非常重要的作用。进一步分析这些基因将有助于对 PVTT 生物学特性进行全面、系统的了解。

（三）门静脉癌栓的医学影像

1. 超声　超声显影是目前肝癌 PVTT 诊断最常用的检测工具，其优点是无创、直观、无放射性损害、简单易行。大多数呈低回声占位性病变，部分或完全性充填于门静脉内。绝大多数 HCC 原发灶靠近于受侵犯的门静脉分支，但也有呈跳跃侵犯（如原发灶位于肝右叶，而 PVTT 却在门静脉左支）。采用彩色多普勒超声有助于鉴别门静脉内良性和恶性栓子。如栓子内有血流且呈搏动式离肝方向，可诊断为癌栓，特异性高，如栓子内测不到血流，可在 B 超引导下穿刺活检做最后诊断。PVTT 在二维超声的直接征象多表现为门静脉内实质性等、低异常回声影或絮状回声，门静脉管径可增粗或正常；间接征象包括：肝门侧支血管建立（门静脉海绵样变性）、阻塞近端门静脉扩张。彩色多普勒典型者表现为门静脉血流阻断甚至逆流，栓子内可探及搏动性动脉血流，这也是与门静脉血栓鉴别的关键。

由于 PVTT 大多存在肝动脉供血，因此超声造影，PVTT 出现与原发性肝癌病灶一样动脉期增强，门静脉期消退的"快进快出"表现，可进一步与门静脉血栓相区别，后者仅表现为"充盈缺损"而无增强。

2. CT　是目前诊断肝脏疾病中重要常用的检查方法，与超声一样，对肝癌和癌栓的诊断相辅相成，各具优势。CT 可提供较为全面的信息，了解癌栓大小情况、部位及相邻周边组织的情况，明确癌栓占位的性质、分布等。由于 PVTT 为软组织密度，与正常血管壁及血液密度差异不大，CT 平扫常无法检出，CT 动态增强门静脉期 PVTT 表现为门静脉管腔内充盈缺损由肝内病灶向门静脉主干延伸，此外还可见由于肿瘤浸润生长，存在动脉－门静脉癌产生的"条纹征"。总的来说，PVTT 的 CT 表现有如下特征：①CT 平扫下癌栓呈低密度充盈缺损影；②门静脉突然中断或面积貌似血管内充盈缺损，可表现为结节状、新月形等；③受累静脉因滋养血管扩张，可见管壁强化，在管壁大的分支血管旁形成侧支。Tublin 等研究 PVTT 与良性门静脉血栓的 CT 鉴别诊断，对 47 例 PVTT 和门静脉良性栓子的 CT 表现结果分析，发现 PVTT 平均直径 23.4mm，良性栓子平均直径为 16mm；83% 的 PVTT 有强化影，仅 18% 的良性栓子有强化影；另外 43% 的 PVTT 可见新生血管，而良性无一例有新生血管。该研究提示在增强 CT 中，若门静脉内栓子直径 > 23mm 或门静脉栓子内有新生血管，诊断恶性癌栓的敏感性、特异性分别为 62% 和 100%，其中明显强化是 PVTT 的特征表现，若栓子内发现新生血管，诊断 PVTT 的特异性接近 100%。

门静脉癌栓形成的 MR 下及 CT 下图像如图 13 － 2 所示。

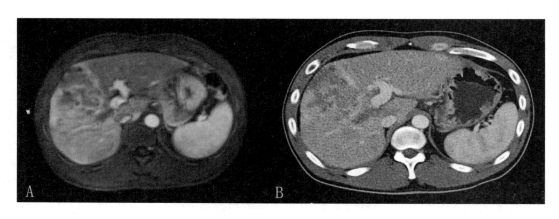

图 13 － 2　门静脉癌栓形成的 MR 及 CT 检查

注：左图：门静脉癌栓形成的 MR 下图像；右图：门静脉癌栓形成的 CT 下图像。

3. 磁共振成像（MRI）　具有无电离辐射、多角度多序列成像的优点，能获得门静脉横断面、冠状面、矢状面三重影像，可直观了解门静脉与下腔静脉等的关系。磁共振血管显像（MRA）能完整显示门静脉全貌，直观评价门静脉位置及管腔、狭窄程度。

T_2 和增强影像还可评价癌栓坏死或残余存活情况，对癌栓治疗术后评价有重要意义。PVTT 在 MRI 的 T_1WI 上呈等或低信号影，新近形成的癌栓表现为高信号，T_2WI 时为高或稍高信号，与肝内病灶基本相似。动态增强后表现为门静脉管腔内充盈缺损，门静脉增宽等与 CT 表现一致。Gd － DTPA 增强后 PVTT 信号强度一般变化不大，但 MnDP-

DP 造影剂 T_1WI 时，PVTT 的增强比正常肝及原发肿瘤均明显。MRA 能完整显示门静脉影像，PVTT 在 MRA 上表现为门静脉突然梗阻中断，周围侧支血管形成。

4. 血管造影　DSA 是一种有创性检查，一般不作为 PVTT 的常规诊断手段，而是行介入治疗时同时观察到的一些特殊征象。DSA 对 PVTT 的诊断价值有：明确癌栓性质，密切肝内肿瘤侵犯门静脉情况，如有无动静脉瘘，癌栓部位、大小及类型、侧支循环等。

PVTT 的 DSA 特征有：①动静脉分流征象；②条纹征，癌栓内的动脉血供与门静脉轴并列；③门静脉高压的侧支循环（门静脉海绵样变性）。严重门静脉闭塞可表现为胃冠状静脉、食管静脉曲张。经皮穿刺门静脉直接造影可清晰显示门静脉主干或分支内的充盈缺损以及周围侧支血管。在选择性肝动脉造影下，PVTT 典型表现为注入造影剂 3.0～3.5 秒后，与门静脉走行一致的线纹状染色影（即"条纹征"），门静脉管腔不显影，"条纹征"的出现代表了癌栓内细丝状肿瘤供血动脉的显影，因此一般走行为离肝方向，当存在较大肝动门静脉瘘时，动脉期即可显示门静脉管腔内充盈缺损影。

5. 正电子发射型计算机断层显像（PET）　是核医学领域一种较为先进的临床检查影像技术。它是一种无创的可探测生命元素的生化代谢的现象方法。其原理是一些短寿命的物质，在衰变过程中释放出正电子，一个正电子在行进十分之几毫米到几毫米后遇到一个电子后发生湮灭，从而产生方向相反（180°）的一对能量为 511keV 的光子。这对光子，通过高度灵敏的照相机捕捉，并经计算机进行散射和随机信息的校正。经过对不同的正电子进行相同的分析处理，可以得到在生物体内聚集情况的三维图像。PET 使用的放射性核素有 ^{11}C、^{15}C、^{13}N 等，都是人体组成中的基本元素。在疾病发生的早期，组织有代谢方面的变化，进而发生病理解剖层面的变化，PET 可以在早期通过基本元素的变化来发现疾病。目前 PET 主要使用的物质是氟代脱氧葡萄糖，简称 FDG。其机制是，人体不同组织的代谢状态不同，在高代谢的恶性肿瘤组织中葡萄糖代谢旺盛，聚集较多，这些特点能通过图像反映出来，从而可对病变进行诊断和分析。存活的肿瘤组织可以主动摄取这一标记的参与代谢物质，而坏死组织则不能，因此 PET 可鉴别门静脉内占位栓子的性质，鉴别分类及分型，进行化疗后的评估，发现转移或复发病灶。

（四）门静脉癌栓的特点及分型标准

1. 门静脉癌栓的生长特征　癌栓发源于肝癌组织，与肝癌组织无明显界限，癌栓质地与原发性肝癌组织也无明显区别。肝癌细胞侵犯门静脉壁后，因血流向心流动，受到血流的冲击影响，滚动成栓，后发展成块状或条状。临床实践及文献报道均提示，晚期肝癌病人 40%～90% 在门静脉主干或主要分支内形成癌栓。即使小肝癌，门静脉内形成癌栓的比例也相当高。2003 年，Chau 等研究 37 例直径 <2cm 肝癌的手术切除标本，镜下 PVTT 发生率为 40.5%，而 115 例直径 2.1～4cm，肝癌的手术切除标本，PVTT 发生率高达 49.6%。过去认为 PVTT 生长无特征性，无规律可言。近年来的临床研究表明，大部分癌栓生长有一定的特征性或规律性：第一个特征是大部分（95% 以上）癌栓以主瘤为基部在同侧门静脉内生长，而对侧门静脉内生长较少。第二个特征是绝大多数（几乎

100%）癌栓以门静脉壁作为支架离心式向门静脉主干方向生长蔓延。癌栓向门静脉主干方向生长有特殊的倾向性。第三个特征是癌栓的平均生长速度为(0.50 ± 0.1)cm3/m，即每月发展进度为(1.2 ± 0.4)cm，生长相对缓慢，这为临床干预治疗创造了机会。

（1）癌栓生长有方向性：肿瘤一般首先侵犯同侧距离最近的一支门静脉，并向门静脉主干发展如左侧肝癌，一般先侵犯矢状窦，继而侵犯左干、右干甚至主干。而尾状叶肝癌一般可以直接侵犯门静脉主干。

（2）沿门静脉离心式发展：PVTT生长的最大特点就是逆血流沿门静脉内壁离心式向门静脉主要管道（如从左支向主干）发展。临床上多见肝癌完全侵犯了门静脉各个分支而肝静脉/胆管系统则完好无损，其离心式生长的相关机制目前尚不清楚。

2. 门静脉癌栓的分型　不同类型肝癌，门静脉癌栓发生率不同，预后也不同，弥漫型肝癌门静脉癌栓发生率最高（77.8%），结节型次之（66.7%），巨块型最低（48.6%）；弥漫型肝癌预后最差，结节型相对较好。此外，门静脉癌栓发生率与肝癌部位有关，中肝叶肝癌的门静脉癌栓发生率为77.3%，左肝和右肝肝癌分别为58%和35.7%。根据门静脉癌栓内肿瘤细胞的活性程度可将其分成4型：①增生型：癌细胞增生活跃，增生力强的肿瘤组织占70%以上；②坏死型：大部分癌细胞变性坏死，增生肿瘤组织占30%以下；③混合型：增生和坏死肿瘤组织各占一半左右；④机化型：癌栓被纤维组织包绕和机化，各型构成比分别为46.7%、18.7%、28.0%和6.7%。以坏死为主的门静脉癌栓较易剥离，而增生为主及中等分支以下的门静脉癌栓与血管壁粘连紧密，较难剥离。门静脉癌栓接受肝动脉和胆管周围毛细血管丛的动脉供血，当肝动脉血流被阻断后可由门静脉供血。

目前对PVTT的分型尚无统一的标准。国内较为广泛使用的是程氏分型法：根据癌栓的发展程度，将癌栓分为Ⅰ~Ⅳ型，即癌栓累及二级以上门静脉分支者为Ⅰ型，累及一级门静脉分支者为Ⅱ型，累及门静脉主干者为Ⅰ型，累及肠系膜上静脉或下腔静脉者为Ⅳ型。Ⅰ~Ⅳ型中每型再分2个亚型。镜下癌栓形成为I_0型（癌栓分型标准见表13-1）。

表13-1　癌栓分型标准

分型	亚型
I_0型，镜下癌栓形成	
Ⅰ型：癌栓累及二级及二级以上门静脉分支	Ⅰa型：癌栓累及门静脉三级及三级以上分支 Ⅰb型：癌栓累及二级门静脉分支
Ⅱ型：癌栓累及一级门静脉分支	Ⅱa型：癌栓累及一叶一级门静脉分支（门静脉左干或右干） Ⅱb型：癌栓累及二叶一级门静脉分支（门静脉左干和右干）
Ⅲ型：癌栓累及门静脉主干	Ⅲa型：癌栓累及门静脉主干、门静脉左右干汇合处以下不超过2cm Ⅲb型：癌栓累及门静脉主干、门静脉左右干汇合处以下超过2cm
Ⅳ型：癌栓累及肠系膜上静脉或下腔静脉	Ⅳa型：癌栓累及肠系膜上静脉 Ⅳb型：癌栓累及下腔静脉

（五）肝癌合并门静脉癌栓的临床表现

PVTT 形成早期，患者与肝癌无伴癌栓患者相比无特殊临床症状，主要表现为肝区疼痛、腹胀、乏力、纳差、进行性肝大或上腹部肿块等。随着 PVTT 的进一步发展，由癌栓引起的一系列临床表现尤为突出，主要表现为持续性顽固性腹胀、腹泻、食欲减退、恶心呕吐、发热、黄疸、消瘦及呕血、黑便等。

1. 症状

（1）腹胀：表现为持续性和顽固性。PVTT 致门静脉回流障碍，胃肠道淤血水肿，早期因肠胀气而腹胀明显，晚期则合并腹水，腹胀进一步加重。一般表现为饭后或下午加重，服用胃肠道动力药物或通便药物往往不能缓解。

（2）食欲减退及恶心呕吐：PVTT 形成一般意味着肝癌已经到了中晚期，因此常常合并肝功能损害，导致食欲明显下降。恶心呕吐常因肿瘤压迫胃肠道或肿瘤产生的毒素所致。

（3）腹泻：大多因为门脉高压致使胃肠道淤血，从而引起消化不良。亦有可能由于肠道菌群失调所致。突出症状为抗生素治疗无效的顽固性水样便，一般常在进食后即腹泻，排出不消化食物残渣，无脓血。门静脉主干癌栓出现后，可表现为大便次数增多，呈泡沫样稀便，止泻药控制效果不理想。

（4）发热：比较常见，多为持续性低热，37.5~38℃，也可呈不规则或间歇性、持续性或者弛张型高热，表现类似肝脓肿，但是发热前无寒战，抗生素治疗无效，但是使用吲哚美辛类可以退热。发热多为癌性热，与肿瘤坏死物的吸收有关，一般以午后较为明显；有时可因癌肿压迫或侵犯胆管而致胆管炎，或因抵抗力减低合并其他感染而发热，临床上应予以鉴别。随着门静脉主干癌栓的发展，发热发生愈加频繁，可高至39~40℃。

（5）消瘦：PVTT 早期，患者消瘦症状尚不明显，随着肿瘤的进展，癌栓向主干、左右分支蔓延，患者出现乏力厌食、盗汗、烦躁失眠，加之胃肠道淤血引起的消化不良与腹泻，患者体重日益下降。肿瘤晚期患者可出现恶病质，消瘦愈加明显。

（6）呕血与黑便：PVTT 早期，出血症状主要表现为肝炎肝硬化背景引起的牙龈出血等。PVTT 形成晚期，由于门静脉高压和凝血功能障碍，可出现上消化道出血，特别是食管胃底静脉曲张破裂出血。出血量少者表现为黑便，多者可出现呕血。晚期消化道出血不易控制，往往间隔一定时间后再次出现呕血与黑便，导致出血性休克。

2. 体征

（1）肝大：是最常见的体征，往往呈进行性肿大，质地坚硬、表面凹凸不平，有大小不等的结节甚至巨块，边缘清楚，常有程度不等的触压痛。肝癌突出至右肋弓下或剑突下时，相应部位可见局部饱满隆起；如癌肿位于肝脏的横膈面，则主要表现横膈局限性抬高而肝脏下缘可不肿大；位于肝脏表面接近下缘的癌结节最易触及。晚期时肝脏肿大与肿瘤固定，不易活动，质硬，而肝硬化所致肝大一般能活动，质嫩。随呼吸上下移动，有轻度触痛，可合并蜘蛛痣、腹壁静脉曲张等。

（2）脾大：往往是继发于肝硬化的结果，如果脾脏在短期内增大应警惕脾静脉癌栓阻塞的可能。若原有脾功能亢进所致的三系细胞减少，癌栓可能进一步加重脾亢的症状和体征。

（3）腹水：多为门静脉或肝静脉癌栓引起，也可因肝硬化、癌肿出血引起。腹水一般为草黄色，若发生癌肿破裂亦可为血性腹水。

（4）黄疸：皮肤巩膜黄染，常在晚期出现，多是由于癌肿或肿大的淋巴结压迫胆管引起胆道梗阻所致，亦可因为肝细胞损害而引起。

（5）下肢水肿：一般表现为下肢踝部、胫骨前有压陷性水肿，多为癌栓阻塞门静脉或合并肝硬化引起。水肿亦有可能由于血浆蛋白过低引起。下腔静脉癌栓时，下肢水肿愈加明显，可出现阴囊水肿，并常合并右侧胸腔积液和大量腹水。

（六）肝癌伴门静脉癌栓的诊断与鉴别诊断

1. 诊断

（1）病理诊断：病理学诊断标准：肝脏占位病灶或者肝外转移灶活检或手术切除组织标本，经病理组织学和（或）细胞学检查诊断为原发性肝癌（HCC），此为金标准。

（2）临床诊断：在所有的实体瘤中，唯有 HCC 可采用临床诊断标准，国内、外都认可，非侵袭性、简易方便和可操作强，一般认为主要取决于主大因素，即慢性肝病背景、影像学检查结果及血清 AFP 水平；要求在同时满足以下条件中的（1）+（2）a 两项或者（1）+（2）b +（3）三项时，可以确立 HCC 的临床诊断。

1）具有肝硬化及 HBV 和（或）HCV 感染［HBV 和（或）HCV 抗原阳性］的证据。

2）典型的 HCC 影像学特征：同期多排 CT 扫描和（或）动态对比增强 MRI 检查显示肝脏占位在动脉期快速不均质血管强化，而静脉期或延迟期快速洗脱。如果肝脏占位直径 >2cm，CT 和 MRI 两项影像学检查中有一项显示肝脏占位具有上述肝癌的特征，即可诊断 HCC。

如果肝脏占位直径为 1 ~ 2cm，则需要 CT 和 MRI 两项影像学检查都显示肝脏占位具有上述肝癌的特征，方可诊断 HCC，以加强诊断的特异性。

血清 AFP ≥400μg/L 持续 1 个月或 ≥200μg/L 持续 2 个月，并能排除其他原因引起的 AFP 升高，包括妊娠、生殖系胚胎源性肿瘤、活动性肝病及继发性肝癌等。

在上述肝癌诊断基础上，若有下列影像学特征者，可诊断为肝癌伴 PUTT 形成。

B 超：局限于门脉管腔内的团状或絮状异常回声，多为等回声或低回声。且癌栓阻塞处近端门脉局部扩张增粗。在彩色多普勒超声下，部分可见进入癌栓的滋养动脉血流信号，这是癌栓的特征性表现，可鉴别癌栓和血栓。门脉向肝血流转为离肝或双向血流；CT 提示门静脉内有低密度充盈缺损影，增强 CT 示门静脉占位内有新生血管，或有动静脉瘘，受侵门静脉分支扩张表现等；MRI 示门静脉占位性病变在 T_1 加权像中呈腔内等或低信号，质子相及 T_2 加权相中呈高信号；DSA 表现为与门静脉平行的线条状低密度影，密度不均匀的充盈缺损或圆形或卵圆形边界清楚的充盈缺损，或经皮肝穿刺门静脉造影示充盈缺损。

患者出现以下情况时应考虑存在 PVTT 并予以进一步排查：腹胀、腹泻直至出现难治性腹水、上消化道出血、黄疸加重甚至肝功能急剧下降等；肿瘤侧门静脉局部扩张，内有填充物，彩色多普勒超声测定示内有血流；CT、MRI 血管成像术示门静脉主干或分支突然阻断；肝癌切除术后出现门静脉占位性病变，应首先考虑为肝癌术后癌栓形成。

2. 鉴别诊断

（1）门静脉血栓：可发生于门静脉的任何一段。半数以上的病例病因不明，但可能与全身或局部感染（如化脓性门静脉炎、胆囊炎、邻近部位的淋巴结炎、胰腺炎和肝脓肿）有关。门静脉血栓还可发生于妊娠（特别是子痫患者）和引起门静脉淤血的患者（如肝静脉阻塞、慢性心力衰竭、缩窄性心包炎）。胰腺、胃或其他部位肿瘤侵袭门静脉时也可引起门静脉血栓。与 Budd - Chiari 综合征相似，有血栓形成倾向的血液学情况也可导致门静脉血栓。伴有肝炎后或血吸虫重度肝硬化，近期有脾或门静脉断流手术史，术后一般有较高的门静脉血栓发生率。

门静脉血栓与癌栓一般不易鉴别，有以下 3 点可供参考：无肝癌征象，但有肝硬化和脾脏切除术史，B 超发现门静脉内有絮状回声，一般首先考虑为血栓；合并有肝癌而近期有肝癌切除术或脾切除术者，若肝癌较小或已行肝癌局部根治切除术，术后发现有门静脉内栓塞，一般先考虑为门静脉血栓，予密切观察或口服阿司匹林溶栓药物后一般会逐渐消退。若溶栓药物治疗后栓塞加重，须考虑癌栓可能并进一步排查；肝癌肿瘤较大，或术前 PVTT 已经存在，已行癌栓取出术，术后发现门静脉内栓塞，一般首先考虑为癌栓再生。

（2）门静脉海绵样变：是指肝门部或肝内门静脉分支慢性、部分性或完全性阻塞后，导致门静脉血流受阻，引起门静脉压力增高，在其周围形成大量侧支静脉的一种病理改变，可分为原发性和继发性两类。患者可反复呕血和出现柏油样便，伴有轻到中度的脾大、脾功能亢进。但是一般患者肝功能正常，很少出现腹腔积液、黄疸及肝性脑病。原发性门静脉海绵样变性主要是由于门静脉管腔的缺失，结构先天发育异常（狭窄或闭锁）。也可因脐肠系膜和肝静脉之间的静脉丛异常增生所致，或新生儿脐静脉化脓导致门静脉发生炎症，血栓形成等。继发性门静脉海绵样变则是正常肝门静脉系统因为各种致病因素导致门静脉血流受阻，血流淤滞及血流量增加而致门静脉高压。门静脉由于无静脉瓣，血液在一定压力下可产生逆流，易形成栓塞。

（七）治疗方法

1. 经肝动脉化疗栓塞术（TACE）　已成为不能手术切除的肝细胞癌患者首选的治疗手段。TACE 是指通过导管，将化疗药物和栓塞剂一起注入肝动脉。在肿瘤早期，肿瘤的血管密度不高，由门静脉和肝动脉共同供给营养，随着肿瘤的生长（直径 >2cm），血管密度也随之增高，几乎全部由肝动脉供给。PVTT 的血供部分来源于同侧的肝动脉。栓塞剂不仅能够栓塞肿瘤的供养血管，同时具有承载化疗药物，缓慢释放的作用。肿瘤血管被栓塞后，化疗药物能够直接作用于肿瘤细胞，促进肿瘤细胞的缺氧坏死，并且提高局部的药物浓度，延长药物作用时间，同时降低全身的不良反应。

（1）常用的化疗药物：根据介入治疗用药的特点，一次性大剂量及药物浓度高而持续短的特点，选择原则有三条：①选择以细胞周期非特异性杀伤药物为主，如5-氟尿嘧啶（5-FU 0.5~1.25g），氟尿苷（200~500mg）等；②选择特定对肿瘤细胞敏感的药物，如多柔比星（20~60mg）、表柔比星（20~60mg）、吡柔比星（20~60mg）、丝裂霉素（2~16mg）、卡铂（200~300mg）等；③联合用药方案，采用细胞周期非特异性药物与对特定肿瘤敏感药物同时应用，有利于提高疗效。

（2）常用的栓塞剂：碘油化疗乳剂是靠化疗药物对细胞的损伤和碘油较大的黏滞度，可选择性主要存积在富血管性肝癌的肿瘤血管床，产生栓塞和靶向治疗作用，为较温和的栓塞剂，亦称为化疗性栓塞。PVA颗粒用于病理血管床的末梢栓塞，可根据情况选择不同大小的颗粒。明胶海绵多制成颗粒状或条状，颗粒状主要栓塞小动脉，条状可用于栓塞较大动脉或静脉分流口，栓塞完全，进入血管后迅速膨胀。钢圈用于栓塞小动脉或动静脉分流，不能达到超选择性插管时，可用于行保护性栓塞，如胃十二指肠动脉。应用单个钢圈时，多在一段时间后可再通，必要时可使用多个钢圈加强。DC Bead是一种柔软的，可以变形的球形微粒。它由聚乙烯醇水凝胶组成，后者通过化学修饰成为亲水的离子单体2-丙烯酰胺-甲基丙烷磺酸钠盐，最初只能结合蒽环类药物，如表柔比星，目前这种栓塞剂还可以承载顺铂等化疗药物。通过对DC Bead大小的选择、栓塞所用剂量（完全栓塞或部分栓塞）的选择及DC Bead携带药物类型与剂量的选择，DC Bead为临床医生提供了肿瘤局部治疗的可重复性。

（3）常用方法

1）超选择化疗栓塞

水门汀疗法：即超选择插管插入肿瘤或肝段动脉注入足量的碘油化疗乳剂，使肿瘤完全充填并逆行充填瘤周门脉小分支。在此基础上再注入细小颗粒性栓塞剂，如PVA微粒和明胶海绵颗粒，行细小动脉水平栓塞，使局部肝段坏死，称为肝节段性化疗栓塞术。本方法为块状型和小癌型肝癌的主要治疗方法。其优点为能够有效杀伤肿瘤，对非瘤区肝组织影响小，可明显提高综合疗效。缺点为对亚临床肿瘤病灶杀伤力弱。

新三明治化疗性栓塞：巨块型肝癌，在行超选择化疗性栓塞术时，往往存在肿瘤门残留现象，即栓塞后或难以将肿瘤血管门区的供血动脉完全栓塞导致近血管门区的肿瘤仍存活的现象。主要是由于大量碘油化疗乳剂优先流向肿瘤的周围末梢血管床，近血管门区不易存积。新三明治化疗性栓塞，即先注入PVA或明胶海绵颗粒，至血液明显减慢慢，再注入剩余乳剂，最后再用栓塞剂栓塞至肿瘤供血动脉主干的血液停滞。5~20分钟后再造影复查，仍有血流则追加栓塞。采用本法可减少碘油化疗药物的使用剂量，增加栓塞的作用，从而减少化疗的不良反应。

选择性化疗栓塞：在选择性插管的基础上，以低压流控法注入碘油化疗乳剂或碘油化疗乳剂或颗粒性栓塞剂，利用血流的虹吸作用使其主要进入到富血的肿瘤区。其明显的缺点是由于未能超选择插管，不能对肿瘤区域给予足够的药物，对肿瘤的杀伤能力受到一定的限制，且对正常肝组织有一定的损伤。现仅应用在不能完成超选择性插管或多发小结节型和弥漫型肝癌的病例。

2）选择性门静脉化疗栓塞术（SPVE）：是在 B 型超声、CT 或 DSA 机引导下经皮经肝实质穿刺入荷癌灶侧选择性门静脉分支及刺入癌栓内注入化疗碘油乳剂栓塞，使 PVTT 暴露于高浓度的抗癌药物环境中，同时杀伤化学治疗后残存的肿瘤细胞达到控制肿瘤、消除癌栓的目的。

操作技术要点：根据 CT 门静脉三维重建及通过间接门静脉造影获得的门静脉系统情况确定穿刺路径，一般经栓塞侧门静脉分支进针，避免损伤健侧肝叶。具体操作步骤如下：患者仰卧 DSA 台，根据术前确定的穿刺点和穿刺路径，局部麻醉后，采用 21G Chiba 肝穿针进入肝内，对着肝门，在 $T_{12} \sim L_1$ 椎体旁约 2cm 停止进针，边退针边注入对比剂，确定为门静脉后，送导丝并交换 PTCD 套管，送入门静脉主干。交换入导管鞘，先用猪尾巴导管在肠系膜上静脉附近行门静脉造影术，充分显示门静脉主干及各级分支。再交换导管超选择到需要栓塞的各级分支内，透视下缓慢注入适量 PVA 或 PVA－碘化油悬混剂进行栓塞治疗，具体剂量以靶血管血流基本停滞为标准，其后可用钢圈栓塞拟栓塞门静脉分支。栓塞完成后再次行门静脉造影，确定靶血管达到完全栓塞。最后交换入 PTCD 套装外套管，穿刺通道内注入明胶海绵条以防止出血，结束后腹带加压包扎。

3）门静脉金属支架置入术：经皮肝穿刺置入金属支架是目前 PVTT 的姑息治疗方法之一。单纯的门静脉金属支架置入术对癌栓本身并无治疗作用，但可以立竿见影地缓解门静脉高压，减少消化道出血发生率，减缓腹水的形成，改善患者的症状，为进一步行其他治疗争取了宝贵的时间。

操作技术要点：在 B 超引导下用 21G Chiba 针穿刺未受累肝段门静脉分支，交换 Cope 套管系统再交换 0.038 英寸（1 英寸＝2.54cm）导丝，置入 7F 导管鞘。5F 猪尾巴导管行门静脉造影，根据狭窄长度选择植入金属支架，支架注入后重新造影明确支架位置及扩张情况，术后用弹簧圈封堵穿刺道。选用支架的个数根据门静脉的癌栓长度及所在位置决定，以支架完全覆盖癌栓并超过癌栓两端为适度。

4）消融治疗

A. 门脉癌栓经皮无水乙醇注射治疗：是以穿刺针刺向 PVTT 内，注入无水乙醇－碘化油乳液，使其在癌栓内充盈弥散，引起癌细胞的脱水、变性、坏死，同时引起纤维化和小血管血栓形成，破坏癌栓的供血血管，从而达到治疗 PVTT 的目的。

操作技术要点：根据术前 CT/MRI 检查结果，设计穿刺部位及路径。采用 CT 定位引导或超声引导下，常规消毒局麻后，将 20G Chiba 针经皮经肝穿刺如 PVTT 内，回抽一般可见少量回血（若出现大量而迅速的回血需要考虑是否都在 PVTT 外的门静脉腔内），CT 扫描确定针尖处于 PVTT 内，先试注射少量无水乙醇－碘化油乳液，再次 CT 扫描提示乙醇在 PM 内弥散后，缓慢增加剂量至癌栓完全为乙醇所弥散，剂量视癌栓大小决定，总量 3 ~ 15ml，注射结束后缓慢退针。

B. 激光消融技术：是利用激光仪的光纤头释放较高能量，产生爆破、气化作用使癌组织热凝固坏死。可达到既杀灭癌栓中的肿瘤细胞，使阻塞的门静脉再通，又可使周边正常血管、肝脏组织免受损伤的目的。

操作技术要点：彩色多普勒超声仪显示清楚癌栓支门静脉后，分别定位左、右支及主干穿刺点，18G Cbiba 穿刺针取与所需治疗癌栓门静脉支相对平行方向，行经皮、经肝门静脉穿刺，穿刺针准确穿入癌栓的中心轴，直至癌栓的最近端，导入光纤。开启激光仪，功率 30W，脉冲时间 0.3 ~ 0.4 秒，间隔 1 秒，脉冲激光照射。直至整段癌栓被消融。缓慢退出穿刺针和光纤，在退出肝表面前于正常肝组织内停留，并以 3W 功率激光光凝针道，达到止血目的。对有明显出血倾向者，针道内可用明胶海绵止血。

C. 射频消融术（RFA）：被认为是肝癌根治性治疗方法之一。RFA 是在 B 超或 CT 等影像学设备的引导下将绝缘电极针经皮插入肿瘤，内置多根可伞状展开的细电极针，通过高频电流，产生离子震荡并摩擦生热达 100℃ 左右，可形成直径 20 ~ 50mm 可调控的球形热凝固灶，致肿瘤组织灭活。对于直径 ≤5cm 的单发肿瘤或最大直径 ≤3cm 的 3 个以内多发结节，无血管、胆管侵犯或远处转移，肝功能 Child – Pugh A 或 B 级的早期肝癌患者，射频或微波消融是除外科手术以外的最好选择。针对直径 <3cm 肿瘤的治疗，RFA 对肿瘤的坏死效果要优于 PEI。对于 >3cm 的肿瘤，临床上亦采用多点布针，多灶消融，达到的效果同样也优越于 PEI。

操作技术要点：根据肿瘤及癌栓的大小、形态和位置，确定消融灶数目和相应的定位模式、消融布针方法，然后在影像引导下实时监控进针的位置和消融的效果。以实时 CT 导引，根据癌栓体积大小和与毗邻组织的关系确定进针深度和位置，用单极消融电极穿刺，使其方向平行于癌栓所在的门静脉进行消融，在消融过程中电极头端不超越左右门静脉汇合部。每次消融的时间 ≤12 分钟，功率控制在 50W 以下。在对肝内非癌栓癌灶行 RFA 治疗时，当电极针穿刺入瘤灶组织后，可采取多点叠加的方式处理，治疗以覆盖所有活性瘤灶为目标。

5）内放射治疗（以 ^{125}I 粒子植入治疗为例）　^{125}I 粒子植入治疗是近年来出现的一种活体内照射放射治疗技术。它是由一根银棒，吸附着同位素 ^{125}I 及钛合金外壳组成，外形总长 4.5mm，圆柱形，直径 0.8mm，^{125}I 粒子释放能量为 27.4 ~ 31.4keV 的 X 射线及 35.5keV 的 γ 射线，有效放射半径为 1.7cm，半衰期为 60.1 天。^{125}I 粒子植入治疗是在 B 超、CT 或内镜引导下将"粒子"植入肿瘤及其浸润或转移灶，通过电离辐射生物效应作用，最大程度上达到抑制、破坏并杀灭肿瘤细胞，具有创伤小、靶心准、低剂量持续伽马放射线照射、无污染等优点。

操作技术要点：癌栓处方剂量（PD）为 100 ~ 120Gy，术前根据影像学资料确定肿瘤位置、大小、形状、边界等，采用 BI – TPS 模拟布源，完成等剂量曲线图及肿瘤体积 – 剂量直方图(DVH),得出所需粒子总数及每个层面上的粒子数及位置等,制订术前治疗计划。将放射性粒子装进植入枪,利用 CT 定位线在体表标出穿刺点,将 18G 植入针穿刺至门静脉瘤栓内,用粒子枪后退式植入粒子,间距 0.5～0.8cm 放置。然后将针心取出,用推进器将粒子推进瘤体,重复上述过程,使植入到体内的放射性的粒子均匀的立体分布在肿瘤体内。随后行 CT 扫描,植入完成后注入 1～2ml 无水乙醇,拔出植入针,压迫止血。

(4)适应证:①癌栓局限于肿瘤同侧门静脉内,一般不超过门静脉主干。或已侵入门静脉主干,但癌栓局限在主干内;②外科手术失败或术后癌栓复发。

(5)禁忌证:①肝功能严重障碍(Child - Pugh C 级);②凝血功能严重减退,且无法纠正;③合并活动性感染且不能同时治疗者;④肿瘤远处广泛转移;⑤多器官功能衰竭者;⑥外周血白细胞和血小板显著减少,白细胞 <3.0×10^9/L(非绝对禁忌,如脾功能亢进者,与化疗性白细胞减少有所不同),血小板 <60×10^9/L。

对于伴有门脉主要分支癌栓(门脉主干和1/2级分支),如果预计无法完整切除肿瘤及肉眼癌栓,建议进行放疗和(或)门脉支架植入和 TACE;当肿瘤和癌栓可被整块切除的患者,建议"肝癌手术切除、门静脉取栓、化疗泵植入 + 术后门静脉肝素冲洗、持续灌注化疗 + TACE"等以外科为主的综合治疗,可以明显提高肝癌合并 PVTT 患者的生存率,降低术后转移复发率。TACE 或 TAE 是目前不能切除肝癌非手术疗法中最普遍应用的方法。关于 TACE 适应证的问题,过去一直将 PVTT 列为其禁忌证。但近年来研究显示肝癌形成的 PVTT 大多数是逐渐且缓慢形成的,机体具有代偿能力,门静脉周围小静脉扩张,形成侧支循环,血管造影可见与门静脉主干平行的蛇行静脉丛。这类患者往往一般状况尚好,没有腹水,肝功能基本正常,对其行 TACE 是可行的。也有学者认为,只要门静脉主干癌栓阻断门静脉腔不超过 50% 即可行 TACE 治疗,反之不可。总之,对于合并 PVTT 的肝癌患者只要肝功能尚可、无明显腹水或严重黄疸及无全身明显禁忌证都可考虑采用 TACE 治疗。在临床实践中确实发现有部分患者经 TACE 治疗后门静脉主干癌栓内碘油填充良好,对控制癌栓发展有很大的抑制作用。因此,建议 TACE 治疗 PVTT 的适应证是:Ⅰ型、Ⅱ型适合 TACE 治疗;Ⅲ型是相对适应证;Ⅳ型应是禁忌证。一般来说,门静脉一级分支癌栓不伴动静脉瘘时,可行超选择供血动脉栓塞;门静脉二级分支癌栓可行常规栓塞。门静脉三级分支癌栓由于自身门脉栓塞作用,TACE 能起到肝动脉动 - 门静脉联合栓塞效果。门静脉主干癌栓形成又无侧支循环是 TACE 的禁忌证,一方面因为 TACE 常常不能完全消除 HCC 伴门脉主干癌栓,门脉高压仍然存在,同时肝动脉被不同程度栓塞阻断,容易导致肝功能衰竭;二则主干癌栓更易肝内播散或肝外转移。

(6)并发症预防与处理

1)癌结节破裂出血:可能与下列因素有关:肝癌恶性程度高,生长迅速,因而导致肿瘤相对供血不足,以致出现中心缺血、坏死及液化。若此时肿块体积增大过快,而肿瘤被膜不能伸展,则可导致肿瘤表面破溃,引起出血;肝癌缺血、坏死并继发感染,亦可导致破裂出血；肿瘤直接侵犯肝内血管，导致血管破裂出血；门静脉被癌栓栓塞后，表浅的肿瘤周边部分出现营养障碍性坏死、溃破，亦可导致出血。肿瘤位于肝膈面的表浅位置时，易受外力冲击，肿瘤包膜菲薄与癌组织极脆弱也是构成破裂出血的原因。合并癌栓的肝癌若为巨块型肝癌，临床上发生癌结节破裂出血的概率更高。当肝癌破裂后，病人有剧烈腹痛、腹胀、出冷汗，严重者可发生休克。体检可发现腹部压痛、反跳痛、肌紧张，重者出现脉搏细速、血压低、腹部膨隆及有移动性浊音等。肝癌小破裂的少量内出血，一般可被大网膜黏着而自行止血，3～5天后症状即能缓解。肝癌破裂大出血则可在短时间内导致病人死亡。若患者肝功能及一般情况尚可，可行介入栓塞治疗控制出血情况。

2）消化道出血：癌栓可引起门静脉高压，继而引起食管胃底静脉曲张破裂而出血。患者常因出血性休克或诱发肝性脑病而死亡。此外，此类患者也可因胃肠道黏膜糜烂、溃疡加上凝血功能障碍而引起广泛渗血等，引起急性上消化道出血。出血量少时，主要表现为黑便，出血量多时，表现为呕血甚至喷血，并迅速出现出血性休克。此并发症往往也是肝癌合并癌栓的主要死亡原因。

3）肝性脑病：为终末期患者的并发症，其预后远较其他肝病引发的肝性脑病严重。药物、出血、感染、电解质紊乱、大量利尿剂的应用或放腹水等常为诱发因素。肝性脑病是严重肝病或门体分流时复杂代谢紊乱的结果，治疗需在多环节着手、采取综合性的措施。主要包括以下几方面：①确认并去除诱因：在肝硬化基础上的急、慢性肝性脑病多有各种各样的诱因。积极寻找诱因并及时排除可有效地制止肝性脑病的发展。例如：食管曲张静脉破裂大出血后可发展成肝性脑病，积极止血、纠正贫血、清除肠道积血等可以制止肝性脑病的发生；其他如积极控制感染、纠正水电解质紊乱、消除便秘、限制蛋白饮食、改善肾功能等措施有利于控制肝性脑病的发展；②营养支持；③减少或拮抗氨及其他有害物质，改善脑细胞功能。一旦门静脉主干发生癌栓，肝性脑病的发生率明显升高，往往是肝癌患者死亡的另一重要死亡原因。

4）癌栓脱落：PVTT或肝静脉癌栓晚期偶有突然脱落致死发生的病例报道，大多数发生在患者体位改变或腹内压增高时（剧烈咳嗽、排便）。一般PVTT脱落大多致肝内播散性转移，而肝静脉癌栓或下腔静脉癌栓脱落往往阻塞于心脏或肺动脉内而导致患者突然心搏骤停而死亡。癌栓脱落在癌栓介入治疗过程中亦有可能发生，尤以老年人发生率较高，应在术前慎重评估手术风险。

5）肝肾综合征：肝癌晚期常因严重的肝功能衰竭而并发特发性、进行性、肾前性肾衰竭，其肾脏组织学可无明显或仅有轻度非特异性改变，称为肝肾综合征，指无肾脏疾病史的晚期肝癌患者突然出现无法解释的少尿和氮质血症。肝肾综合征的临床表现主要除了有原发肝病的表现如脾大、黄疸、肝功能障碍外，有渐进出现的氮质血症、少尿、低血钠、低血钾。因为本病肾衰为功能性的，故积极改善患者肝脏功能对改善肾功能有较好作用，在条件允许的情况下应积极采取手术，放疗、化疗、介入治疗等针对肝内肿瘤及肝硬化进行治疗。上消化道出血、肝癌破裂出血、大量排放腹水、大剂量应用利尿剂、合并严重感染、手术等是肝肾综合征的常见诱因，应予以及时防治。应在补充有效血容量的基础上增加尿量及尿钠排泄，积极纠正 K^+、Na^+、Cl^-、Mg^{2+} 及酸碱失衡。应用多巴胺、酚妥拉明可扩张肾脏血管，改善肾血流量，降低肾血管阻力。

6）继发感染：肝癌患者因长期消耗及卧床，抵抗力减弱，尤其在化疗或放疗之后白细胞降低时容易并发多种感染，如肺炎、肠道感染、真菌感染和败血症等。对于肝癌合并 PVTT 患者的继发感染，需及时明确感染原因、部位，予以相应的抗感染治疗及对症支持治疗。

2. 选择性门静脉化疗栓塞术（SPVE） 是在 TACE 的基础上，同时行门静脉化疗栓塞和（或）化疗灌注。SPVE 在 B 型超声、CT 或 DSA 机引导下经皮经肝实质穿刺入荷癌灶侧选择性门静脉分支及刺入癌栓内注入化疗碘油乳剂栓塞，使 PVTT 暴露于高浓度的抗癌药物环境中，同时杀伤化学治疗后残存的肿瘤细胞达到控制肿瘤、消除癌栓的目的。研究表明，肝癌肿瘤中心以肝动脉供血为主，而肿瘤周边部分以及纤维包膜上、包膜外浸润的癌组织、子灶等则以门静脉供血为主，这些部位正是肿瘤生长最活跃的部分。司琴等报道 38 例肝癌合并门脉癌栓的患者采用 SPVE 后，PVTT 消失率 23.7%，缩小率 44.7%，肿瘤缩小率 76.3%，AFP 转阴率 66.6%，9 例获 II 期手术切除，术后病理证实癌栓坏死率达 100%。

目前，多数研究支持活跃增生的癌灶血供多来自门静脉这一观点，认为肝癌最常见的复发途径是经门静脉系统的肝内播散。因此，这也决定了经门静脉途径治疗的重要性。

3. 门静脉金属支架置入术 肝脏血供约 75% 由门静脉提供，PVTT 可造成门静脉高压及肝脏灌注减少，继发消化道大出血、肝性脑病、顽固性腹水，甚至肝衰竭。门静脉金属内支架置放后，可使闭塞的门脉再通，有利于缓解食管胃底静脉曲张，减少上消化道出血的概率，改善正常肝组织的门静脉血供，增加肝功能储备，降低肝功能衰竭及肝性脑病的发生率，有利于进行进一步的化疗栓塞等治疗。门静脉支架置入主要有两种方式：经皮肝穿门静脉支架置入术和经皮脾穿门静脉支架置入术。经皮肝穿门静脉支架置入术主要应用于门脉主干癌栓引起的恶性狭窄，经皮脾穿门静脉支架置入术操作难度大，技术要求高，一般作为经皮肝穿门静脉支架置入术的替代方式，临床上较少使用。

支架成形术治疗癌栓性门静脉狭窄安全可行，选择适应证合适的患者能有效控制门静脉高压的症状。血栓形成及内膜增生均可导致支架再狭窄，尤其是肿瘤的继续生长，被认为是支架发生再狭窄的主要原因，因此支架置入后，尚需配合抗肿瘤，抗凝等治疗。

4. 消融治疗

（1）门脉癌栓经皮无水乙醇注射治疗：经皮无水乙醇注射治疗是在 CT 或超声的引导下以穿刺针刺向 PVTT 内，注入无水乙醇 - 碘化油乳液，使其在癌栓内充盈弥散，引起癌细胞的脱水、变性、坏死。同时引起纤维化和小血管血栓形成，破坏癌栓的供血血管。黄宁等对 20 例肝癌伴门静脉瘤栓患者，进行 CT 引导下门静脉瘤栓内无水乙醇注射治疗。每周 1 ~ 2 次，1 ~ 3 次为一个疗程，每例 1 ~ 2 个疗程，疗程间隔 1 个月，治疗后随访 6 个月至 5 年。结果 20 例中，17 例（85%）瘤栓有不同程度改善，其中 2 例（10%）瘤栓消失，15 例（75%）瘤栓缩小或无进展，3 例（15%）无效。说明 CT 引导下经皮注射无水乙醇治疗门静脉瘤栓是一种有效治疗方法，治疗病例的选择是取得良好疗效的关键。

（2）激光消融技术：通过激光仪的光纤头释放较高能量，产生爆破、气化作用使癌组织热凝固坏死。由于激光具有杀伤分界性好的特点，正常组织的热耐受性又比肿瘤组织高，可达到既杀灭癌栓中的肿瘤细胞，使阻塞的门静脉再通，又可使周边正常血管、肝脏组织免受损伤的目的。

（3）射频消融术：射频是一种频率达到每秒 15 万次的高频振动，目前医用射频大多采用 200 ~ 750kHz 的频率，其治疗机制主要为热效应。射频波本质上是特定范围内的电磁波，当射频电流流经人体组织时，因电磁波的变化使得细胞内的正、负离子快速运动，它们之间的摩擦使病变部位温度升高，从而引起细胞固缩坏死。由于肿瘤散热差，其温度高于邻近正常组织，加上癌细胞对高热敏感，从而有效地杀伤癌细胞。

5. 内放射治疗　放射治疗（简称放疗）是指利用同位素的射线及加速器产生的高能 X 线、电子束、质子、快中子、负介子及其他重粒子等治疗肿瘤的方法。一般放疗有两种照射方式，一种是远距离照射，即将放射源与人体保持一定的距离进行照射，射线从体表穿透进入体内一定深度，达到治疗肿瘤的目的；另一种是近距离放疗，亦称之为内放射治疗，是指采用介入的方法将放射性物质直接注入肝动脉或将放射性物质植入瘤体内，加强了放疗的靶向性和治疗效果，因其简单安全有效，逐渐成为一种新型的治疗方法。同时内放射与其他治疗方法联合应用也取得了一定的临床效果，如门静脉金属支架联合粒子条治疗等。

目前用于临床治疗肝癌及其门脉癌栓的核素主要有 ^{125}I、^{131}I、^{32}P 等。^{125}I 粒子是目前肝癌治疗中最常用的一种放射线核素，单个放射性活度 0.3 ~ 1.0mci，其半衰期为 60.2 天，能量 27.4 ~ 31.4kV（X 线）、35.5kV（γ 射线）。其最大体内照射范围约 1.7cm，便于保存，同时对患者及医务人员损伤较小。^{125}I 粒子植入治疗 HCC 能够增加靶区域曝光的剂量，同时减少周围正常组织的受照剂量，可以提高肿瘤的局部控制率及患者的生存率。癌栓组织学表现可分为 3 种类型：增生型、坏死型、机化型。早期癌栓以对射线较敏感的增生型为主。^{125}I 放射性粒子释放出 X 射线和 γ 射线可致细胞核 DNA 损伤：①直接作用：γ 射线使细胞核 DNA 双链、单链断裂；②间接作用：射线使水分子电离，产生自由基与生物大分子相互作用，再作用于 DNA 链，引起 DNA 损伤，进而抑制肿瘤细胞增生。增生期细胞被损伤后，处于非增生期和细胞周期 G0 期的细胞进入敏感的 G2 或 M 期而被损伤，进而不断消耗肿瘤干细胞。P53 基因是一种定位于人 17 号染色体短臂的一种肿瘤抑制基因，^{125}I 放射性粒子释放的 X 射线和 γ 射线可上调 P53 基因的表达，增强对肿瘤的抑制作用；近距离放疗可降低 Bcl - 2 基因的水平，从而缩短肿瘤细胞寿命，加速细胞凋亡；Bax 基因一方面通过过表达启动凋亡信号，另一方面可抑制 Bcl-2 基因，^{125}I 放射性粒子植入肿瘤组织后，Bax 水平可升高，从而诱导细胞凋亡；近距离放疗通过消除血管内皮生长因子(VEGF)的作用、抑制内皮细胞生成和迁移、抑制基底膜的降解等机制，从而抑制肿瘤的生长。

　　^{90}Y 与 ^{32}P 为纯辐射 β 射线的放射性核素，但 ^{90}Y 半衰期仅为 67 小时，不宜保存运输，在肝内作用时间短，一定程度上限制了其临床应用，目前尚属研究阶段。^{32}P 玻璃微球是较理想的内放射剂，其优点有：①高纯度 β 射线源，无 γ 射线，无须隔离患者，对人体无毒；②理化性质稳定，半衰期长(14.3 天)，在肿瘤内不被溶解和吸收，可使肿瘤受到较高的辐射剂量，可永久性栓塞；③单位核素能在局部产生较大的辐射剂量，且不会累及邻近器官；④肿瘤剂量率大，^{32}P 所释放的 β 射线，能量为 ^{131}I 所产生的 β 射线的 2 倍，杀伤力强。

第十四章 特殊部位肝脏肿瘤射频消融技术

一、肿瘤邻近肝内大胆管

1. 近第一肝门部肝肿瘤的 RFA 治疗　许多学者建议对近第一肝门部肝肿瘤的 RFA 治疗要慎重进行。对于第一肝门区的肝癌，热凝范围过大，容易损伤胆管，范围过小又不易完全热凝肿瘤。而且，该部位血管丰富，热量散失快，更加不易完全热凝肿瘤。一些专家建议对该部位的小肝癌先期给予 TACE 治疗，阻断瘤内和瘤周动脉血供，减少血流，减少了局部热量的散失，有助于肿瘤的热凝。然后根据肿瘤的大小在 B 超实时监测下展开射频电极，而非完全展开，同样可以获得很好的热凝效果，避免为增大热凝范围而展开电极过大，增加损伤胆管的危险。国内张智坚用此方法治疗了 3 例位于第一肝门区的小肝癌获得根治性疗效，无并发症发生。

Marchal 在用猪做的实险中对第一肝门区肝组织进行 RFA 治疗时，用冰盐水持续灌注肝门部胆管降温来防止胆管损伤，未发现有胆道损伤。此方法对防止术中 RFA 治疗第一肝门部肿瘤所引起的胆道并发症有一定的意义。

国内外也有一些文献认为距离胆囊和肝门部胆管 1cm 是安全的，但仅仅是推测。究竟距离大胆管多远行 RFA 才安全？距大胆管旁不同距离行 RFA 治疗对管有何影响？对机体有何影响？并发症的发生严重程度如何？目前尚未见系统的研究报告。

通过对犬肝门部大胆管旁组织行 RFA 来评价胆管旁 RFA 治疗的安全性和安全距离极限，为减少这些特殊部位肿瘤的治疗并发症提供实验依据。通过在彩超引导下穿刺到大肝门部大胆管旁不同距离（Ⅰ组：距离胆管 1.0 ~ 2.9mm；Ⅱ组：距离胆管 3.0 ~ 4.9mm；Ⅲ组：距离胆管 5.0 ~ 7.9mm；Ⅳ组：距离胆管 8.0 ~ 10.0mm）的射频电极实施射频消融治疗，在犬肝脏内建立大胆管旁射频消融治疗的动物模型，应用彩超观察肝脏射频消融后影像学改变，观察治疗后大功能变化、胆道并发症和胆管病理学变化。结果显示动物对不同距离 RFA 治疗的耐受性有显著性差异。彩超提示肝脏射频消融前后胆管直径无明显改变；距胆管距离 <3mm RFA，胆管损毁严重，并出现严重并发症，甚至致使实验动物死亡，且胆红素在术后较 ≥3mm 情况下时明显升高。距胆管距离 3 ~ 4.9mm RFA，胆管上皮细胞和胆管上皮下腺体在病理学检查中出现损伤。距胆管距离 ≥ 5mm RFA 未出现并发症，胆管上皮细胞和胆管上皮下腺体在病理学检查中未见明显

变化。

　　通过对 14 例肝门部或邻近左右肝管的原发性肝脏肿瘤病人实施射频消融治疗，观察临床射频消融治疗大胆管旁肿瘤的疗效、并发症等临床资料。结果表明，邻近大胆管旁（射频消融针远端距离胆管 5～10mm）射频消融治疗肝脏肿瘤具有较高的安全性，无大血管的损伤、胆漏、胆管出血和胆管狭窄等严重并发症的发生，肝功能变化与远离大胆管旁（射频消融针远端距离胆管＞10mm）的普通射频消融病例相一致。由此认为：肝内大胆管旁近距离行 RFA 可造成严重的后果，但总的来说，对在距肝内大胆管≥5mm 的距离上进行 RFA 治疗，对肝功能影响较远离肝门部小肝癌的治疗无明显差异，无并发症出现，是安全、可靠等。但是还是推荐距离肝门部胆管 0.5～1cm 范围的肿瘤要慎重进行 RFA 治疗，对初学者或经验不足的单位还是选择其他方法为好，对于距离肝门部胆管 0.5cm 以内的病灶属 RFA 的禁忌。

　　2. 肿瘤邻近胆囊　胆囊旁肿瘤的消融方案主要是射频时要避免损伤胆囊壁而导致穿孔。2003 年，Chopra 报道了 8 例胆囊旁肝癌的初步 RFA 经验，7 例灭活，随访 11 个月 14% 的病例出现局部复发。由此 Chopra 提出胆囊旁肿瘤的布针经验：射频针不要刺破胆囊壁以防穿孔；伞状射频针应垂直胆囊壁进针，有利于观察针尖是否刺入胆囊壁；由于很难预测多极针针尖相对主轴的位置，故不提倡使用多极针。某医院 1999—2004 年应用 RITA 多极射频针以及附加方法治疗了 43 例 48 个胆囊旁肿瘤，肿瘤平均大小 2.7cm（1.0～7.4cm）。肿瘤灭活率为 85.4%，无 1 例发生严重并发症。但胆囊旁肿瘤有 37.2% 的病例在治疗中发生胆心综合征，均经立即注射阿托品缓解；另有 2 例并发亚急性胆囊炎，在短期内自行缓解。

　　肿瘤邻近胆囊射频消融术后 CT 下的图像如图 14-1 所示。

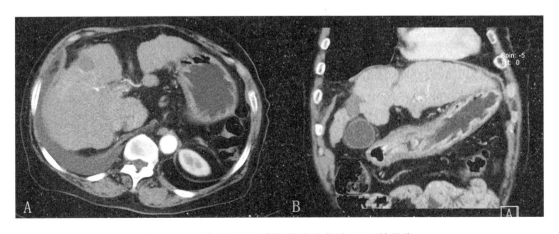

图 14-1　肿瘤邻近胆囊射频消融术后 CT 下的图像

　　治疗策略：①对胆囊大者应用胆囊收缩剂缩小胆囊，一般应在治疗前 6 小时内禁食使胆囊处于中度充盈状态；②对邻近胆囊右侧壁肿瘤采用右肋间扫查引导，经肝脏沿胆囊体长轴方向进针；对邻近胆囊左侧壁肿瘤多采用从剑突右侧横切面扫查，途经肝左叶进针。根据进针方向及病灶显示状况，调整患者体位，平卧位可减少肋弓的干扰；③单极针及多极针均适宜胆囊旁肿瘤治疗，后者可行提拉式扩针，并应重视调控扩针角度防止刺达胆囊壁；④治疗前用 20 ~ 22G PTC 细针经皮经肝向胆囊床局部注入生理盐水 40 ~ 80ml，使胆囊与肝分离、胆囊壁结缔组织轻度水肿后开始治疗；⑤首先消融与胆囊邻近区域，提拉式扩针至接近胆囊壁，小范围反复拉动射频针，动态观察确认针尖未刺入胆囊壁；⑥消融邻近胆囊区域易发生胆心综合征，故须严密监视患者生命体征变化（心率、血压、血氧饱和度），及时注射阿托品提高心率，同时采取吸氧、止痛等对症处理，并适当增加麻醉深度；⑦对有慢性胆囊炎或胆石症患者，RFA 治疗后常规进行 1 ~ 3 天抗感染治疗，预防胆囊炎急性发作；治疗后应在 1 ~ 3 天行积极的超声或 CT 检查，必要时采取更积极的治疗。该类患者也可先行腹腔镜切除胆囊，而后治疗。

二、肿瘤邻近膈肌

近膈肌部位肝脏肿瘤的 RFA 治疗要小心进行，通过实践经验体会，只要 RFA 针不紧贴膈肌，一般是安全的，因为在 RFA 治疗时，患者的呼吸使病灶与膈肌的部位不固定，热量不容易沉积在固定的部位，不容易发生损伤。但是，对于肝癌切除术后复发的患者再行 RFA 治疗时，如果病灶紧贴膈肌，一定要小心进行。由于术后粘连的存在，此时病灶与膈肌的部位固定，热量容易集中于近肿瘤的膈肌处，容易损伤。

2002 年 Raman 等进行了一项猪的活体射频实验，结果显示膈肌腹膜内注射生理盐水可减少消融肿瘤时对邻近膈肌的损伤；其后陆续有临床个案报道应用膈肌注射生理盐水成功完成肿瘤消融。2004 年 Koda 等报道了 23 例（25 灶）肝肿瘤位于膈下的患者，经人造胸水后进行射频消融，结果显示肿瘤完全坏死率为 88%，局部复发率 4.5%，未发生严重并发症。邻近膈肌的肿瘤容易受肺气体影响而显示不良或显示不全，膈下注水不仅能保护膈肌，还能使肝隔顶部肿瘤的显示得以改善；为了更好显示膈顶部肿瘤，还要重视超声扫查手法技巧。

治疗策略：①肝右叶膈肌肿瘤采用左侧卧位或右前斜位，左叶膈肌肿瘤采用右侧卧位或左前斜位，有利于肝被膜下肿瘤与隔分离；②在膈肌与肝肿瘤之间注射生理盐水 100 ~ 300ml，制造人工腹水分离肿瘤与膈肌；人工腹水不仅能保护膈肌并由于抬高膈肌而使肺气体上移，从而提高并改善肝膈顶部肿瘤的显示，使治疗更为彻底、安全；③首先消融邻近膈肌的肿瘤区域，进针方向从足侧朝向膈肌，在邻近膈肌区域进行"拽拉式扩针"，即向下拽拉已扩展至 2 ~ 3cm 的伞状电极针并固定外套针，再扩展内电极针至 4 ~ 5cm，其后小范围反复拉动针，实时确认扩展的消融针未刺入膈肌，通电开始消融；④由于肿瘤较硬扩针受限造成邻近膈肌的肿瘤区域消融范围不足时，采用以下方式进行弥补。"追加消融法"：即消融 4cm 或 5cm 灶后回收伞针，继而向长轴方向（深方）进针 1cm，直接开伞达 4cm 或 5cm 进行"扣帽式"补充消融，经实验及临床应用证实，可安全获得肿瘤深部邻近膈肌区域的凝固灭活。该方法也常应用于不规则形态肿瘤的补充治疗。"拉压式消融法"：对邻近膈肌的肿瘤可用加压并向足侧回拉的"拉压式消融法"，拉开两者距离，以减少对膈肌的灼伤；⑤治疗中重视实时监控，采用从右肋缘下或剑突下朝向隔顶部及平卧位从右腋中线、腋后线肋间扫查，可改善膈肌部位显示，上述扫查切面也用于肝右叶萎缩时显示幅顶部小肿瘤；⑥受肺气体影响不能清晰显示膈肌时，尤需重视扩针或进针至邻近肝膈肌的手感，遇较硬组织或有抵触感时，不能排除刺入膈肌，应退针或缩小消融范围；⑦邻近心缘旁肿瘤进针应谨慎，可采用在相邻的危险区域局部加注无水乙醇 10～15ml 进行弥补，仍需重视手感并实时监控注射后团块状回声增强区位置。

肿瘤邻近膈肌在 CT 引导下进行射频消融的图像如图 14－2 所示。

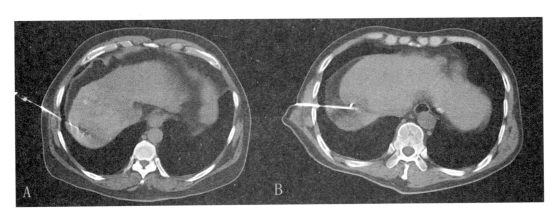

图 14－2 肿瘤邻近膈肌在 CT 引导下进行射频消融的图像

三、肿瘤邻近胃肠道

由 Livraghi 及 Solbiati 等报道的意大利多家机总结的 2320 例肝肿瘤射频治疗结果显示，胃肠孔发生率可达 0.3%，死亡率较高。某医院 1999—2008 年射频治疗肝肿瘤后肠穿孔发生率 0.3%（3/1003 人次），是 RFA 治疗中最严重的并发症。总结发生原因除肿瘤邻近肠管，经皮 RFA 治疗未采用相应的策略以外，对手术后肝肠粘连也未引起足够重视。本组中 12 例有右上腹手术或邻近肠管区域肿瘤的 2～3 次射频治疗病史，此类患者是肠壁灼伤的高发人群。故射频治疗肠管旁肝肿瘤应首选术中或腹腔镜下进行，尤其是开展 RFA 的初期陈敏华等提出若选择经皮治疗，应高度重视射频治疗中布针定位预防策略，应用附加方法，并在治疗后采取相应积极的措施。

治疗策略：①肝右叶肿瘤患者多采用右前斜位垫高右侧，横结肠及部分小肠移向足侧，与肝脏分离；②多从右肋间纵切面扫查引导，消融针从肝脏头侧（膈面）朝向足侧（脏面）垂直于紧邻肝脏脏面的肠壁方向进针，便于提拉肿瘤并与肠管分离；但单极针宜采用相反的平行于肠管的进针法；③消融相邻区域时嘱患者反复腹式呼吸（持续低流量吸氧），使肠管处于运动状态，避免肠管壁局部持续接受高温；在麻醉状态下可采用氧气面罩的简易呼吸气球囊辅助治疗;④制定合理的治疗方案,先消融与肠管邻近的肿瘤区域,一般采用 2~3cm 小消融球灶重叠消融;⑤须高度重视多极针在肠管旁定位布针的操作技巧及手法。提拉式扩针:将伞状多极针扩展至邻近肠管前,采用先向上轻轻提拉已扩展消融的消融针,在固定控制外套针下扩展电极针伞径;确认扩展的多极针针尖未达肝包膜外,小范围反复提拉扩展的伞针,实时观察肠管不受肝肿瘤及电极针牵动,而随呼吸移动良好,确认电极针未刺入肠壁,方可启动电源开始治疗;怀疑针刺达肝外或肠壁时,可回收 1cm 后再一次提拉式扩针;提拉针时操作者手法须轻缓,尤肝转移癌肝脏较软,猛力提拉易发生肝撕裂,可采用先凝固 1.0~2.0cm 小范围后,再次行提拉式扩针;宜在扩针后采用持续提拉状态下消融该区域肿瘤;⑥治疗中通过肝脏途径细针穿刺注射或点滴灌注生理盐水,在肿瘤与肠管之间持续或间断注水 100~500ml;⑦对邻近肠管区肿瘤加用局部注射无水乙醇 6~10ml,注射时重视手感,若有落空感或很容易推注,可能为注入腹腔内,可稍回退 0.5~1.0cm,退回肿瘤后会感到推注有阻力,实时观察肿瘤外周局部为强回声团;⑧对影像学表现疑有肠粘连者,可在相邻肠管体表置冰袋,仪器显示局部温度可能暂时下降 4~10℃,但数分钟内即可上升达治疗温度,4 例超声及 CT 疑有肠粘连的患者经应用冰袋后显示未影响局部灭活效果。

射频治疗中综合采用上述附加方法可有效控制消融范围,减少肠壁灼伤。笔者对 55 例 59 个邻近消化管肝肿瘤行射频消融治疗后,3~72 小时腹痛者占 38.2%。采取延长禁食时间达 24~36 小时,静脉补液措施后,10 例腹痛症状明显缓解;2 例持续性右上腹不适伴隐痛达 4~6 个月;3 个月后检查,8 例显示肠粘连。

四、肿瘤邻近肝表面

2003 年 Hori 等报道射频治疗 104 个 HCC,3 年局部复发率为 20.4%,其中邻近肝表面的肿瘤 3 年复发率超过 50%。Poon 等报道了 48 例被膜下肝癌及 32 例其他部位肝癌经皮及腹腔镜射频结果,两组灭活率未见统计学差异(89.4% vs. 96.6%),并提出经皮途径电极针应经过正常肝实质及注重出针时消融针道。陈敏华等对邻近肝表面 >4.0cm 的胰腺癌肝转移灶行射频消融,肿瘤灭活,治疗后 2 周形成针道口胆瘘,从而提出对紧邻肝表面肿瘤消融应采用特殊操作技巧及策略。

治疗策略:①RFA 治疗前不仅要在肝肿瘤旁腹腔内注射生理盐水使其与壁腹膜及腹壁分离,同时还应在相应部位壁腹膜下注射生理盐水致局部组织"水肿增厚";②增加皮肤穿刺点,以防肿瘤表面中心部位过度重叠、边缘区发生遗漏;③避免采用 1 个穿刺点多次消融,以减少针道转移或沿针道形成胆瘘;④避免垂直方向进针,进针途径尽可能经过正常肝组织,或先消融途经肝组织,借已凝固区域穿刺消融第 2 灶;⑤对肝下缘邻近肝表面肿瘤,也可自肝下缘朝向膈面穿刺肿瘤进行消融;⑥加压消融法,即开始消融 1~2 分钟针道周围已有凝固区时,行轻轻加压状态下消融,使消融区与腹壁分离,腹腔内液体易积聚于此,以减少对腹壁损伤;⑦综合应用上述方法可提高邻近肝表面肿瘤的灭活效果;⑧对位于肝表面肿瘤尤须重视规范的拔针操作。

肿瘤邻近肝表面在 CT 引导下进行射频消融的图像如图 14 - 3 所示。

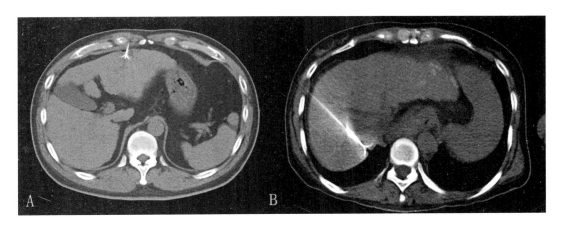

图 14 - 3　肿瘤邻近肝表面在 CT 引导下进行射频消融的图像

五、肿瘤邻近肝游离缘

由于邻近肝游离缘肿瘤与周围脏器组织相邻，采用经皮 RFA 治疗常因安全范围不足而影响疗效，亦易发生肿瘤残留或破裂，并发症高，操作难度大。因此，对于上述肿瘤 RFA 治疗原则上采用腹腔镜下或开腹下操作为最佳治疗途径。患者坚持选择经皮治疗或因条件限制(如高龄、严重糖尿病等)选择经皮治疗时，需与患者充分解释彻底消融肿瘤可能发生并发症，姑息消融可能发生残留复发等问题。在治疗中须高度重视治疗策略及技巧。

受外科切除的启发，有医者采用消融肿瘤的同时，扩大范围或楔形消融其相邻近心端非荷瘤肝组织，并在加强凝固阻断血供(主供瘤血管)的基础上，使肿瘤周围有供血区域肝组织断面同时获得凝固，类似部分肝切除效果，可称为"肝缘根治消融"三步法。具体对 32 例 <4.0cm 位于肝缘的肿瘤进行探索性治疗，其中 2 例 >3cm 的肿瘤发生并发症。

(一)适应证

1. 肿瘤位于 S3、S5、S6 段下缘末梢区域或 S2 ~ 3 左外侧缘区域。

2. 有包膜或边缘清晰规整，无浸润肝外组织征象。

3. 瘤灶感 3.0cm，与肝游离缘相距 1 ~ 2cm。

4. 实时观察患者深呼吸运动肿瘤与胃肠或腹膜无明显粘连。

5. 肿瘤血流虽较丰富，但供瘤血管明确易消融阻断。

(二)治疗方法

1. 确认适应证，RFA 前用彩超或 CEUS 确认肿瘤的动脉、静脉血供，参考 CT、MR 排除肿瘤血管来源于肝外血供。

2. 采用三步法进行消融。

（1）首先采用高功率约 2cm 大小球灶消融阻断供瘤血管。

（2）第二步穿刺消融肿瘤，进针点设于肿瘤近侧非荷瘤肝组织，至进入肿瘤时手法须快速加压，获得肿瘤灭活。

（3）因肿瘤邻近肝外组织，不易获得足够的安全消融范围，第三步要消融肿瘤近心端侧与非荷瘤肝组织相连区域，达到阻断微血供的目的。

3. 在消融第三步时不宜采用 4～5cm 大球灶消融，一次大范围消融容易过度损伤肝组织，发生并发症，可采用条索状消融如 2～3cm 小球灶退针式消融或用单针消融肿瘤内侧缘及相近肝组织。

4. 为减少肝外组织灼伤，一般同时采用在局部肝外或在肝脏与腹膜之间注入大量生理盐水（>100ml）。

5. 消融后 10 分钟用 CEUS 观察肿瘤外周区域，无灌注范围超越肿瘤呈楔形，彩超显示消融区达肝缘，其内无血流信号。

肿瘤邻近肝游离缘在 CT 引导下进行射频消融的图像如图 14－4 所示。

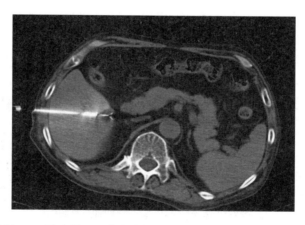

图 14－4　肿瘤邻近肝游离缘在 CT 引导下进行射频消融的图像

第十五章　邻近大血管及富血供肿瘤射频消融技术

一、邻近大血管射频消融技术

对肝内门静脉、肝静脉、下腔静脉及所属大血管(病灶距离大血管最近距离≤10mm,血管直径≥5mm)旁肿瘤的 RFA 治疗,许多操作者担心对血管造成损伤,引起血管破裂或血栓形成,导致严重并发症,而限制了对此类患者的治疗;另外,受其他治疗机制的限制,位于大血管旁的病灶易残留,但是究竟距离大血管多远行 RFA 才安全? 大血管旁 RFA 治疗对血管有何影响? 大血管旁行 RFA 治疗时对毁损病灶的影响有多大及其详细机制,目前尚无研究报道。在诸多需要 RFA 治疗的非手术适应证肝癌中,越来越多的病例是邻近或侵犯大血管的肿瘤。Goldberg 提出此类肿瘤射频消融受到"热沉效应"的影响,不易彻底灭活。Bowles 等射频治疗 76 例 328 个肝脏恶性肿瘤,局部复发肿瘤中有血管侵犯占 66.7%,无局部复发肿瘤中血管侵犯仅占 9.1%($P<0.001$),证实肿瘤伴血管侵犯者 RFA 复发率明显增加;Teratani 等对 207 例 231 个邻近大血管或其他重要器官的结节进行 RFA,其并发症发生率、局部复发率与位于其他部位肿瘤射频消融相比,虽没有统计学差异,但均较高。笔者在治疗中发现此类肿瘤 RFA 可能发生以下后果:①邻近大血管与肿瘤组织交界处易残留;②热能受阻挡不能跨越血管、韧带等结构而造成肿瘤消融不彻底;③易损伤血管致出血或瘤栓、血栓发生。

(一)射频消融治疗

1. 多极针穿刺消融

(1)应避免垂直血管进针,防止损伤血管。

(2)推开伞针不必加压,只用轻推防止刺入血管,重视手感判断针是否刺入血管。

(3)某一支细极针刺入血管可能致局部温度达不到70℃而造成近旁肿瘤组织残留,可采用在完成消融后收针改变方向或转针20°~40°,再推开多极针补充消融 1 次或 2 次。

(4)加强血管旁区域消融,沿血管旁区域两侧或腹侧背侧进针增加消融次数。

(5)消融完毕后沿肿瘤与血管交界处分点连续注射无水乙醇,计每点 2~3ml,共 5~15ml。

2. 单极针穿刺消融

（1）消融大血管旁肿瘤选用单极针简便易行。

（2）进针途径采取平行于血管可减少大血管损伤。

（3）在大血管两侧分别进针消融。

（4）尤对邻近大血管的残留复发癌，由于原消融灶纤维化，局部组织硬，单极针更易获得原位灭活。

（二）注意事项

1. 紧邻大血管肿瘤建议首选冷循环单极针治疗。

2. 肿瘤侵及门静脉2级以上末梢支且合并癌栓者，可行扩大消融，并提高功率将肿瘤及末梢支癌栓一并消融，进针方向朝向并达肿瘤侵及血管区域，以血管壁局部不清晰处为重点，首先消融门脉分支癌栓区域。

3. 治疗中密切观察肝前或针道旁有无积液（血）。

4. 出针后5~30分钟行超声检查，重点观察肝前、肝肾间、胆囊窝、小网膜囊区域有无积液（血）或积液增多。

5. 治疗后10分钟左右行彩超或CEUS检查观察针道周围有无活动性出血，证实无出血征象后可离开治疗室。

二、经皮消融阻断富血供肿瘤供血动脉

1. 理论依据　肝细胞肝癌血供90%以上来源于肝动脉，其血供程度与肝癌大小及分化程度有关。较大肿瘤周围血管丛迂曲延长，在肿瘤边缘构成丰富的血管网包绕肿瘤，部分深入瘤内形成瘤内血管网。因此，肝癌CEUS在动脉早期可观察到肿瘤滋养血管快速灌注，继而呈线状强回声包绕肿瘤周围呈"抱球样"增强，并迅速流入肿瘤病灶呈整体增强的三步骤灌注过程。CEUS显示的肿瘤供血动脉与肿瘤整体血供关系，为经皮消融凝固主供血动脉入瘤区域，阻断肿瘤血流提供了依据。

"经皮消融肿瘤供血动脉（PAA）"策略是对常规消融方案的改良，即改变常规消融方案顺序，首先采用高功率小消融灶，快速凝固肿瘤供血动脉入口区域，其原理如同用沙袋堵塞河堤决口，一累加重叠的小消融灶阻挡入瘤血流。PAA既对肝实质和肝功能损伤较小，又可减少肿瘤血流带走热能。

2. PAA操作方法

（1）首先彩超检查显示肿瘤供血动脉数量与分布情况，确定主供血动脉入口位置，并测量其流速；肿瘤供血动脉不明确者则参考超声造影检查显示。

（2）选择肿瘤边缘主供血动脉分叉部前方为穿刺消融点，彩超引导穿刺肿瘤供血动脉入瘤区，多极针距离血管1~2cm开伞。

（3）采用高功率消融灶行局部多灶累加重叠消融，根据血管粗细消融灶大小2~3cm，故用可调控消融灶大小的多极针更易操作。

（4）通常经皮穿刺1次，回收电极针并改变方向及深度共行2~3点重叠消融，进针点相聚0.5cm呈小三角形。

（5）凝固肿瘤血供周围区域后行彩超检查或即可CEUS确认肿瘤血流阻断或减少，再按常规方法消融肿瘤其他区域。

（6）由于受消融血管处丰富血流影响，病灶消融完毕后，烧灼针道时较常规方法退针更加缓慢。

3. 优势　PAA联合即刻RFA治疗肝癌具有以下优势：PAA后即刻行RFA，可在少血供下行RFA，提高肿瘤灭活效果。可减少多次TACE治疗引起的肝功能损伤，达到类似TACE效果，治疗疗程较多次TACE短。与RFA同期进行，方法简便安全、易操作。

第十六章 其他难治肝脏肿瘤射频消融技术

一、残癌复发癌

1. **概述** RFA 微创治疗与手术同样,存在治疗后复发或新生问题。Kim 等报道 RFA 治疗 62 例 72 个癌灶总高达 62.9%,其中,26.4% 为治疗后局部复发,肝内肿瘤新生或转移率为 53.2%。某医院统计一组病例,尽管采用多种措施方案扩大消融范围提高灭活率,仍有 9.7%(54/558 例)的病例在 RFA 治疗后 1~6 个月发生残癌复发,成为 RFA 治疗的问题。分析容易引起肝肿瘤 RFA 治疗后残留复发的原因如下:①肿瘤大或生物学行为差;②浸润范围难以确定;③位于胸骨后方、肋弓后方、右膈顶穹窿部等治疗困难的位置;④血供丰富或紧邻大血管、胆管;⑤邻近韧带结构或胃肠道,使消融安全范围受限。

2. **影像表现及特征** RFA 治疗后 1~2 个月行常规超声检查,消融灶多显示为强回声团,边界欠清晰,后方回声衰减,然而难以从大小改变判断有无残留复发;数例疑诊复发病例经穿刺活检手感坚硬,组织病理学检查主要为纤维结缔组织增生和变性坏死组织,难以定性;CT、MR、CEUS 检查可通过增强造影判断有无活性,复发残留多显示呈月牙状、结节状(含小点状)、环状增强等不同表现,几乎均发生在肿瘤的边缘。

RFA 消融灶的组织纤维化改变,以及残癌复发癌的发生部位,使日后再次补充 RFA 治疗的难度较大,故对没有把握完全没活的大肿瘤采用 24 小时内增强 CT 检查,在消融灶发现残留,行积极的补充 RFA 可获得较好灭活效果。然而仍有一部分少量残存的癌细胞不能被即刻检查出确诊,常在数个月后才表现 RFA 灶周边的残留复发,再行补充治疗时,复发癌由于形态不规则,位于纤维化坚硬的凝固灶周边,使补充治疗及扩针均受到限制,造成再治疗效果不佳,最终甚至到不可施治的困境。因此,RFA 对残癌复发的再治疗是一重要课题。一般对残癌行 RFA 补充消融治疗的对策,应该根据患者条件选择适宜的治疗模式。

3. **联合治疗方法选择** 对 RFA 治疗后残留及异位复发病例,常采取的补充治疗方法包括单独 RFA、RFA 联合 TACE、RFA 联合手术切除、PEI 及 TAE 联合手术切除等。某肿瘤医院对一组患者采用的一组治疗方法比例详见表 16 - 1。

表 16 - 1　经皮 RFA 治疗后复发 77 例再治疗方法

总例数	RFA	手术	RFA + TAE	TAE	PEI
77	74%	5.2%	7.8%	10.4%	2.6%

由于本组患者初次治疗时多数已属非手术适应证，故射频后局部残留、复发或 1 ~ 2 个新生灶者多数仍采用 RFA 再治疗，约占 74.0%；选用其他治疗方法占 20.8%，其中有 3 例患者（3.9%）由于肝功能 Child - Pugh A 级、TN M 分期Ⅰ ~ Ⅱ期、肿瘤位于肝外周，经 RFA 治疗后肿瘤缩小符合手术切除条件继而采用手术治疗获得治愈，无瘤生存期 1 例超过 6 年，1 例超过 4 年。该 3 例中 1 例为 >70 岁的高龄患者 RFA 后肝功能及 AFP 恢复正常，1 例位于肝膈顶部合并腹水，1 例为糖尿病患者初次治疗即选择 RFA，这显示一个值得探讨的治疗模式：即非手术适应证 HCC 患者经过 AFP 治疗后可以成为手术适应证而获得根治效果。

4. 复发癌射频再治疗疗效

（1）常规超声引导疗效：某肿瘤医院随访 HCC 264 例 338 灶在常规超声引导下初次射频治疗，其后随访 1 ~ 88 个月（平均 21.2 个月）局部复发率为 9.5%（32/338 灶），异位复发率为 38.3%（101/264 例）。CT 或 MRI 作为评价 RFA 疗效、确认复发位置十分有效，然而，仍需应用超声作为引导手段进行复发癌的 RFA 治疗。多数情况下，可采用常规超声结合 CT 明确肿瘤残余活性区并引导治疗；但超声常常对残癌复发灶显示不清晰，难以判断部位和大小范围，在引导再次射频治疗时常发生定位偏差，或与 CT 显示不能相匹配，易造成再次消融治疗失败，这种现象是造成肿瘤最终不可控制的重要因素。Dongil 等报道，应用常规超声引导 HCC RFA 治疗后复发的病例，肿瘤平均大小为 2.1cm（0.8 ~ 4.0cm）；初次射频治疗 1 个月后，增强螺旋 CT 显示 21%（11/53）仍有肿瘤残留或局部肿瘤进展；对有残留活性的肿瘤再次治疗，至少 10 个月随诊确认的完全消融率达 87%（46/53）。

（2）超声造影引导疗效：近年来，超声造影对微血供的灵敏显示及对活性组织的确认，确立了该方法对残癌复发灶再次 RFA 引导治疗中不可取代的作用。Yasunori 等报道 25 例 CT 明显增强而 B 超显示不良的 HCC，21 例 CEUS 显示动脉期明显增强并引导行 RFA 治疗，95.2%（20/21）一次治疗获得消融成功；对照组仅 32%（8/25）一次消融成功，两组有显著性差异。Solbiati 等将超声造影剂声诺维应用于射频治疗前、治疗中，肿瘤消融不足发生率由原来 16.1% 下降到 5.9%，提高了疗效，其中 10.2% 病例因应用 CEUS 而减少了射频治疗次数。

局部复发灶与治疗前肿瘤灌注特征相似，在不增强的原消融坏死灶旁呈不规则增强区域，典型时动脉期、门脉期增强，实质期廓清呈低至无回声；不典型时动脉期门脉期仅轻度增强，实质期轻度廓清或廓清不明显，常见于早期或活性灶较小时，介入治疗后仍有活性的病灶常呈不典型表现。超声造影能更好地显示二维超声显示不清的富血供的

HCC 小灶和局部治疗后的周边活性区。某肿瘤医院对 182 例 HCC 在超声造影引导下 RFA，其早期灭活率达 97.8%；147 例残留复发癌再消融，灭活率达 91.1%。多项临床应用报道已证实超声造影对 RFA 后肿瘤复发再治疗的重要作用。

对残癌复发癌再次 RFA 治疗引导方法的选择，建议采用以下两种：①引导射频针直接刺达 CEUS 血管期增强部位即残留复发区；也可采用设有造影超声或二维超声的双屏图像，启动观察治疗针，位置并同时监测消融范围是否包容活性区，力求每一次布针安全准确并按计划进行；②由于 CEUS 血管期较短，方法 1 不易准确抓获增强区，可在确定增强区后返回二维图像，行即刻二维图像扫查，研究及应用结果均证实图像分辨率可获得改善，多数可被确认，从而可准确引导穿刺。

CEUS 引导或 post‑CEUS 即刻引导消融肿瘤活性区域，可有效灭活残留复发癌组织，是提高再次消融治疗成功率的重要辅助手段。

外科部分切除后复发性肝癌射频消融术前后对比如图 16‑1 所示。

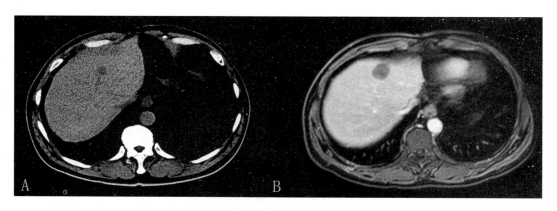

图 16‑1　外科部分切除后复发性肝癌射频消融术前后对比

二、坏死液化肿瘤

射频消融治疗能有效控制治疗范围，随肿瘤复发、转移进行重复治疗，用于治疗肝转移癌独具优势。但是对容易合并液化坏死的病灶如肉瘤、囊腺癌（如胰腺、肠道、卵巢等的黏液性囊腺癌）肝转移进行消融治疗时，常发生消融针在肿瘤内温度上升缓慢或停止升温，不仅消融效果不理想，同时并发症发生率也较高，包括感染、瘘管形成等，与实性肿瘤消融治疗相比有其特殊性。某肿瘤医院共治疗此类肿瘤 17 例，其中肉瘤肝转移 12 例，胰腺癌肝转移 5 例，总结如下。

1. 治疗方法　肉瘤肝转移常多发且易复发，肿瘤较大时或经化疗后均易并发坏死液化；胰腺癌肝转移生长及进展较快易伴液化坏死，这两类肿瘤射频治疗过程中因坏死液化阻碍热能在肿瘤中的传播，影响灭活效果，故需采取与其他转移癌不同的治疗策略。

（1）由于转移癌对肝实质浸润较常见，周围无明显包膜，常无肝硬化背景，故热能易弥散，不易集中，从而造成肿瘤局部复发率较高，对此类转移癌的治疗范围应扩大至病灶之外1cm以上，以减少复发。

（2）经正常肝组织进针。

（3）尽可能采用细消融针，一个针眼只穿刺治疗一次。

（4）对中心有明显坏死液化区者，受限采用21G针刺入中心，将坏死液尽可能抽尽；射频消融时加大功率设定，适当延长消融时间。

（5）发生温度上升缓慢或停止升温未能获得理想的消融灭活温度，可采用沿肿瘤外周实性区域多点消融，由于中心多为坏死区域，故此种方法常可获得预期的整体灭活效果。

（6）对近肝表面转移灶采用乙醇注射凝固，深部肿瘤行RFA。

（7）对肉瘤肝转移的局部消融治疗，温度反馈及把握是保证疗效的重要环节，重视仪器功率，调整并观察阻抗。

2. 治疗效果

（1）肉瘤肝转移：肉瘤转移以肝转移较常见，占10%～34%，由于对放、化疗均不敏感，手术切除成为首选的治疗方法；但临床上多数患者发现时即为肝内多发，而失去手术切除机会。此类患者如不及时有效治疗会导致肝衰竭死亡，生存中位时间为14个月，预后较差。目前局部治疗越来越多地被应用于肉瘤肝转移，并可对复发肿瘤进行反复多次治疗。

某肿瘤医院12例肉瘤肝转移患者除1例单发灶首选RFA治疗外，余11例均是经反复化疗，病情进展不能控制，肿瘤增大、增多，往往缺乏有效治疗方法而求助于RFA。患者发生转移至接受射频消融治疗的时间为3～7个月，平均4.5个月。RFA后生存时间7～34个月，中位生存时间为26个月，生存时间得以延长。其中生存时间最长的1例胃平滑肌肉瘤肝转移患者曾先后7次接受RFA治疗，共消融病灶11个，最后因经济原因放弃治疗，距首次治疗34个月后死亡。

（2）胰腺癌肝转移：胰腺癌是一种常见的消化系统高度恶性肿瘤，具有发现晚、病程短、转移早、预后差等特点。有资料显示胰腺癌初诊时肝转移发生率约20%。由于患者术后均在积极的随访监控中，故肝转移灶发现时肿瘤均较小。近年来局部消融成为胰腺癌肝转移病灶治疗的一种选择。

有作者采用瘤内注射乙醇及与动脉灌注化学药物治疗的方法治疗胰腺癌及肝内转移灶，平均生存期（10±6）个月；治疗结果显示癌灶内注射乙醇很难杀灭全部癌细胞。某肿瘤医院采用RFA治疗胰腺癌术后肝转移患者5例，其中男性2例，女性3例，平均年龄（62.2±9.3）岁，RFA后4例一次性灭活肿瘤，1例因残留复发行二次RFA治疗；RFA后生存时间为5～42个月，提示控制肝内转移有可能延长生存时间；但RFA治疗对此类肿瘤引起难以避免的并发症应予以重视。

第十七章 肝脏肿瘤微创介入治疗常见并发症及处理

一、肝癌化学消融术并发症预防与处理

1. 局部疼痛 是化学消融常见的不良反应，特别是当肿瘤位于肝包膜下时更加明显和严重，多数是无水乙醇顺针道流入肝包膜或腹腔所致。

2. 发热 一般为轻到中度，为局部肿瘤坏死吸收所致，2~3天可恢复正常，采取一般性退热处理即可。如果患者体温持续升高，要及时除外是否有感染。

3. 出血 目前所用的穿刺针多为20G或21G的细针，出血的发生率也明显降低。肝硬化的患者凝血功能较差，对于凝血功能不良者，术前需要给予纠正。术中穿刺针道尽可能经过正常肝组织后再刺入肿瘤内进行化学消融。

4. 面部烧灼感 有的患者在注入无水乙醇后会有面部烧灼感，此症状可在短时间内自行消失，无须特殊处理。

5. 肝功能损害 术后患者可能出现转氨酶一过性增高，经过保肝治疗，1周左右恢复正常。

6. 酒精中毒 大剂量乙醇时可能出现酒精中毒，轻者可平卧1~2小时，严重者可给予静脉输注葡萄糖液、肌内注射纳洛酮。当注射量达50ml时，由于肝坏死、溶血和局部血栓形成而引起肝功能的异常。

7. 胃肠道穿孔 穿刺针入路有空腔脏器时，无水乙醇的渗漏可能会造成空腔脏器的穿孔，在上述情况下，更需要严密监视无水乙醇注射，注射速度要缓慢，用量要适当。对可疑胃肠道穿孔者，密切观察，并做相应处理，发生穿孔者，按外科原则进行处理，严重者需手术治疗。

二、肝癌微波消融术并发症预防与处理

与外科切除相比，微波消融的治疗风险相对较小，并发症少，尤其严重并发症发生率显著较低。

（一）并发症定义和分类

1. 严重并发症定义 2005年国际肿瘤影像引导消融工作组对于严重并发症定义如下，在影像引导消融过程中或治疗后出现的临床症状如果不处理：①可能危及生命安全；②导致实质性损害和功能障碍；③患者需住院治疗或延长住院时间者。具备①②③之一可认为发生了并发症，与此相比其他的都是轻微并发症。

2. 不良反应　①疼痛：尤其是术中疼痛；②消融综合征：一般是自限性。主要是低度的发热、全身乏力等。一般持续2~7天，个别可以持续2~3周；③其他：在影像上看到的小的出血或积液或轻微无症状的损伤。

3. 并发症分类

（1）按病因并发症可以分为两类：①继发于穿刺电极或天线：包括感染、出血、肿瘤种植和气胸等；②继发于消融热损伤：包括邻近器官的热损伤、穿刺处烧伤，如肝肿瘤治疗时膈肌的损伤和肝胃韧带的损伤等。

（2）按并发症发生的时间可以分为：①急性并发症：治疗后24小时内发生；②亚急性并发症：治疗后3天内发生；③迟发性并发症：治疗后3天以后发生。

（二）常见并发症的防治

1. 消融后综合征　约2/3患者可能发生，主要是由于坏死物质的吸收和炎性因子的释放引起。主要症状为发热（38.5℃以下）、乏力、全身不适、恶心、呕吐等，一般持续3~5天，少部分可能会持续2~3周。这种情况对症处理即可，必要时除给予非甾体类消炎药物外，可以适量短时应用糖皮质激素（如地塞米松）。

2. 局部疼痛　术中剧烈疼痛是由于微波消融高温刺激肿瘤周围神经所致，尤其包膜下、大血管旁及胆囊或肠管等空腔脏器旁肿瘤消融时更为明显。消融时的剧烈疼痛使患者难以配合完成治疗，同时也对未来可能反复进行的消融治疗产生恐惧心理，因此麻醉方式的选择及疼痛的控制至关重要。微波消融后多数患者会感到不同程度的腹壁疼痛，而且与体位有关。这主要有两个原因：①微波天线穿刺伤及腹壁或肋间神经；②肿瘤贴近肝包膜，为求彻底消融，高温损伤消融区局部腹腔壁层神经，或活动时消融灶摩擦腹壁。另外，如果微波消融时损伤胆囊、肠管等空腔脏器，胆汁或肠液进入腹腔，造成化学性或细菌性腹膜炎，也同样会发生腹部疼痛症状，必须与微波消融造成的非脏器损伤鉴别。如果在局麻下微波消融，术前30分钟，地西泮10mg肌内注射，吗啡10mg皮下注射，局部麻醉前15分钟静脉滴注氟比洛芬酯50mg行超前镇痛。术中患者疼痛十分难忍停止手术，再吗啡10mg皮下注射，重新局部麻醉10分钟左右再手术。

微波消融热损伤腹壁或针道疼痛处理较简单，轻者几天后即可自行消失。脏器破裂所致腹痛根据情况选择抗感染保守治疗，或穿刺引流，或开腹探查，力求早期诊断、早期处理。

3. 肝功能损害　肝癌微波消融后大都发生肝功能异常改变，损伤程度一般与消融灶范围大小、消融前肝脏功能等因素有关。轻者口服保肝药即可恢复；重者必须静脉应用1~2种保肝药物降酶退黄，一般一周左右各项指标将逐渐恢复或接近术前。罕见微波消融治疗造成的不可逆肝功能衰竭。

4. 术后恶心、呕吐、腹胀、呃逆　不少患者微波消融术后常发生恶心、呕吐等胃肠道反应，这主要与消融时高温导致腹腔内自主神经功能紊乱、麻醉药物或术后所用药物反应等因素有关，一般消融治疗后次日即可自行消失。为了防止剧烈呕吐引起针道或消融灶出血等不良后果，可适当给予止吐药物。腹胀可能与热消融时高热刺激腹腔内自主神经，造成紊乱；也可能与全麻有关。呃逆则大多与膈顶部肿瘤消融时热刺激膈肌所致。必须注意与术中损伤胃肠道或胆囊等脏器引起的腹部不适相鉴别。一旦有腹膜刺激征发生，则立即行腹腔超声、腹部透视甚至腹部 CT 等检查确认，尤其空腔脏器旁肿瘤消融后。

5. 烧伤

（1）针道烧伤：在微波消融早期此种烧伤经常出现。自从应用了水冷循环系统微波消融天线以后，此种烧伤的发生率大大减少，但有时也发生，其原因是微波消融天线的水冷循环系统漏水或不通，导致针道烧伤。消融前应检查水路通畅后再行穿刺可预防针道烧伤，针道烧伤后应及时换药一般 10 天左右可以治愈。

（2）微波消融辐射烧伤：由于靶皮距 <2cm 或消融时间/功率选择不当或多针多点消融导致微波辐射烧伤。可以用皮下注射生理盐水或做人工液腹预防微波辐射烧伤。如果出现的辐射烧伤面积较大，临床上处理比较困难，需要按照Ⅳ度烧伤处理，要及时换药，应用抗生素等，有时需要植皮。

6. 术中迷走神经反射增强　肝脏的神经分布丰富，由两侧胸 7～10 交感神经发出分支和左右迷走神经及分支形成的神经丛支配，此外还有右侧膈神经的分支参与支配。多数患者在接受经皮微波消融时会出现出汗、肝区疼痛、脉搏缓慢、心律不齐、血压下降等症状，称为"迷走反射综合征"。术前 30 分钟注射地西泮 10mg、阿托品 0.5mg 或山莨菪碱 10mg，有利于减少迷走神经反射的发生，同时术中动态监测心率、心律、血压和氧饱和度。如术中出现迷走神经反射综合征，可给予阿托品或山莨菪碱予以控制，若术中患者心率低于 50 次/分，血压低于 80/50mmHg，应暂停手术，严密观察。

7. 针道出血　肝癌微波消融后针道出血是最严重的并发症之一，严重者会引起患者死亡。微波消融后出血可分为两种类型：非针道出血和针道出血。前者主要是胃底食管下段曲张静脉破裂出血，较为少见；后者则包括腹腔内出血和胆道出血两种情形，是微波消融术后出血的主体。引起微波消融针道出血的主要因素包括：①医生的操作经验及熟练程度；②是否存在出血的高危因素。转移性肝癌极少存在肝硬化，肝组织结构正常，自限性止血能力较强，微波术后出血均为穿刺损伤较粗血管所致。肝硬化较重者微波消融后更易发生针道出血，这可能与下列机制有关：①硬化肝脏合成凝血酶原等凝血因子能力下降，出血不易凝固；②脾大、脾功能亢进促使脾脏对血小板吞噬能力异常增强，血小板数量显著低于正常，影响出血凝固能力；③硬化的肝组织弹性降低，压迫、闭合破损血管能力减低，使出血不易自止；④肝硬化后肝内血管弹性减退，破损血管难以自限性止血。

微波术后针道出血的先决条件是穿刺道血管损伤破裂，因此提高操作技术是预防针道出血的最根本环节。必须重点注意以下几点：①熟悉肝脏解剖，穿刺中必须避开较粗血管。穿刺要尽量一步到位，减少因反复穿刺带来的血管破裂风险；②肝硬化过重、PT过长者应通过保肝、注射维生素 K_1 等处理，使 PT 至少降至正常对照值 4 秒以内，并且消融前后应用凝血酶原复合物。血小板过低者，可通过升血小板药物或输用血小板等措施；③位于包膜下，尤其突出于包膜以外（外生性生长）的肝癌，必须选择合理的穿刺路线。尽量不采取直接肿瘤穿刺，到达肿瘤前最好经历有一段正常的肝组织，依靠组织固有弹性压迫针道；④出血风险较大者可在微波消融后烧灼针道。

对伴有严重肝硬化的原发性肝癌患者，重点强调以下几个方面：①微波前存在凝血机制障碍者，微波消融后必须密切观察病情变化，尤其对脉搏的监测。如高度怀疑发生针道出血，应急查血常规和腹部 B 超；②确诊发生腹腔出血后，无论出血量多少均应快速备血并行深静脉穿刺置管；③由于较粗血管破裂，尤其伴有肝硬化的针道出血通常难以经药物控制，因此如内科处理效果不佳，应当机立断行肝动脉造影、DSA 下栓塞止血；④如 DSA 下止血未果，继续保守处理仍无效，则应尽快开腹行缝扎止血或病灶切除；⑤出血控制、患者生命指征稳定后应尽早开始后续处理。比如利尿以减轻心脏负担，控制腹水形成，保护肝肾功能等。同时必须严密观察肝功能、电解质、血气和肾功能变化，防止酸碱平衡紊乱、肝肾合并症及多脏器功能衰竭的发生。

8. 消融灶或腹腔感染　消融灶感染（或并发腹腔感染）是肝癌微波消融后发生的又一严重并发症。热消融后肝内感染大多发生在术后 5～7 天，此时患者可能已出院，因而往往影响肝内感染的及时处理。笔者探讨了肝癌微波消融后发生消融灶感染的相关影响因素，发现年龄、营养状况、有无伴发免疫功能降低的因素、肿瘤生长类型、肝功能状况、肿瘤大小和肿瘤数目等指标与该并发症之间并无明显相关。但肿瘤部位、肿瘤性质（原发性还是继发性）、既往胆道手术等与微波消融后肝内感染显著相关。胃肠、胆道及胆囊等空腔脏器附近的肝癌微波消融后更容易发生肝内感染。此类肝内感染大多由伴发的胃肠、胆道、胆囊等空腔脏器热损伤破裂所致。这些损伤脏器中的内容物经破裂腔壁进入消融灶或同时进入腹腔，并逐渐发展为细菌性感染。因此，对距离空腔脏器过近的肿瘤应慎选微波消融，必要时可在近空腔脏器侧配合瘤内无水酒精注射或 ^{125}I 粒子植入。转移性肝癌热消融后肝内感染发生率更高。由于发生肝转移的原发性肿瘤多来自胃肠道和胆道，这些患者大都存在不同程度的胃肠道或胆道功能紊乱，容易发生菌群失调和细菌逆行进入胆道和肝脏，尤其接受过胃肠吻合、胆肠吻合手术或胆道支架植入术者，因此对于来源于胃肠道或胆道，尤其曾经有过胃肠或胆肠吻合手术的继发性肝癌患者，选择微波消融时必须高度重视术后肝内感染的预防，包括术前预防性抗生素的应用。

实施肝脏肿瘤的微波消融时必须重视以下几方面：①慎重选择肝癌大小及数目，切忌无原则盲目扩大微波消融适应证。对于有过胃肠、胆肠吻合术或胆道放置支架的转移性肝癌患者更须谨慎；②既往报道对于消融前是否预防性应用抗生素也存在争议，建议对于高龄、全身营养状况差、多发性肝癌、较大肝癌、伴有糖尿病等降低人体全身免疫功能的疾病,曾长期应用化疗药物或激素等治疗及接受过胃肠、胆肠吻合术或胆道放置支架处理的肝癌患者微波消融前预防性应用抗生素;③微波消融后无须长期应用抗生素,除非患者已经出现肝内感染征兆,否则术后 1～3 天即可停药;④位于空腔脏器附近的肿瘤首先要遵从安全第一的原则,不可为了追求消融的彻底性而导致空腔脏器热损伤穿孔而继发肝内感染;⑤重视肝内感染的早期诊断。如患者微波消融后 3 天左右出现不明原因畏寒、发热,尤其伴有寒战时,应高度怀疑消融灶发生感染。在经验应用广谱抗生素的同时行细菌培养和药敏试验,同时超声和 CT 予以明确诊断。如果没有形成肝脓肿,可通过使用敏感抗生素和营养支持等加以控制;如形成了肝脓肿,可给予穿刺引流脓液、抗生素冲洗脓腔。并结合血培养和药敏结果调整抗生素。

9. 气胸、胸腔积液和肺部损伤　该并发症大多发生于膈顶部肿瘤的微波消融。由于肿瘤位置高,超声下难以完整显示,微波天线有可能穿透膈肌进入胸腔,或直接贴近膈肌,使膈肌或肺部发生热损伤,造成肺部感染、气胸、胸腔大量液体渗出等并发症。

B 超引导下穿刺时,应尽可能避免微波天线穿过胸腔,必要时通过腹腔镜辅助途径或人工胸水等手段协助完成。术后注意观察呼吸是否平稳,如有呼吸困难则通过胸片、超声等检查明确诊断。如有少量气胸且呼吸较平稳者可待其自行吸收,如呼吸困难明显者应立即给予胸腔闭式引流。如果胸腔积液较少,无任何呼吸不畅症状,胸腔积液可不予处理,待其自行吸收,否则应行胸腔穿刺引流。如果膈肌损伤,保守治疗无效,应及时外科手术探查,予以修补。肺部感染则主要通过抗生素加以控制。

10. 空腔脏器损伤　空腔脏器损伤主要指位于胆囊、肠管旁的肿瘤热消融时高热灼伤引起的空腔脏器破裂穿孔,胆汁或肠液发生内漏或外漏,引起化学性或细菌性腹膜炎,重者导致感染性休克甚至死亡。该并发症发生率较低,一旦发生则危害极大。

以下原因容易导致胃肠道穿孔的发生:①有过腹腔手术史的患者,腹腔脏器容易与肝脏相粘连,对邻近区域的肿瘤行微波消融治疗时容易发生穿孔;②升、降结肠位置相对比较固定,而胃壁相对较厚,小肠蠕动性强,故结肠发生穿孔的概率相对较高;③临床上出现穿孔的征象多较隐蔽,早期出现的症状多误认为是消融术后正常反应,早期症状为腹痛、发烧,腹肌紧张,有压痛、反跳痛,故对于肿瘤位于这些"高风险"区域出现上述症状时,应高度怀疑穿孔的可能性;④没有准确掌握消融范围,对微波消融设备仪器的性能不甚了解。

由于空腔脏器热损伤后很少手术当天即出现特异症状或体征,大都发生在术后 2～5 天,因此对于有腹腔脏器手术史者,术中应尽量避免过大范围热凝可能与空腔脏器粘连的肿瘤,或者治疗前给予灌肠、人工腹水等方法加以辅佐。消融后注意观察患者发热特点(是否为寒战高热)、腹部症状和体征等,高度可疑时应通过血液检查、超声、腹部透视或 CT 等加以排除。损伤空腔脏器出现腹膜炎表现后,应给予胃肠减压、静脉高营养、抗感染,并根据损伤部位,采取引流、手术修补、手术切除等相应治疗,将风险降至最低限度。

11. 胆管损伤 常见于肝门部肿瘤局部消融时，穿刺过程中损伤沿途胆管所致。如损伤胆管较细，胆汁积聚较少，一段时间后将自行吸收；如损伤胆管较粗，胆管内压力明显高于消融灶，则大量胆汁将积于消融灶内甚至倒流入血，引起胆汁瘤形成并伴发阻塞性黄疸，少数患者(尤其伴有肝内胆管扩张、有过胆道手术史或胆道支架置入术者)还可并发消融灶感染。长时间消融肝门部肿瘤还容易造成胆道狭窄，引起黄疸或感染。

如果胆管损伤较轻者，可先观察，可行消炎利胆保守治疗，定期复查 B 超或者 CT 了解胆道扩张的情况。消融术后引起胆管扩张者，胆红素升高，根据患者的肝功能情况、胆管扩张水平、患者黄疸程度，采取合理的治疗方案，必要时行胆道引流。胆汁瘤的形成主要与凝固范围过大、胆管损伤等有关。一般认为无并发症或无症状的胆汁瘤无须特殊处理，对于合并感染者则以抗感染为主，同时经皮穿刺置管引流和消融灶抗生素冲洗，一般多可自愈。如伴有阻塞性黄疸，首先穿刺引流，减压退黄，也可经皮肝穿刺胆道引流(PTCD)放置内支架。

12. 术后上消化道出血 微波消融后上消化道出血非常少见，主要包括食管胃壁出血和胆道出血两种类型。前者又分为三种情形，即食管胃底曲张静脉破裂出血，急性胃黏膜出血及应激性溃疡出血。对于有食管静脉曲张者，术前术后可给予胃黏膜保护剂。如有严重呕吐，应及时控制，避免诱发上消化道静脉曲张破裂出血。如发生出血，可根据食管胃底静脉破裂出血的处理原则予以诊治。

13. 机型肾衰竭 大肿瘤或多发肿瘤微波消融术后易于发生急性肾功能不全，表现为术后少尿，肌酐、尿素氮上升。急性肾功能不全的发生主要因微波消融治疗时高温使流经肿瘤部位血液中的大量红细胞破坏(释放血红蛋白)或其他细胞成分受热坏死破裂分解，造成肾小球血管堵塞等原因有关。对于肿瘤在 5cm 以上，数量 3 个病灶以上，消融总时间超过 15 分钟以上时要水化、碱化尿液剂利尿等治疗，24 小时尿量要保持在 2500～3000ml。

微波消融后急性肾功能不全一般可逆，大都在 10 天至 2 周肌酐、尿素氮等指标开始下降，尿量逐渐恢复至正常或进入多尿期而逐渐恢复。必要时需要血液透析。

14. 种植转移 较少发生。减少反复穿刺的次数、对穿刺针道进行消融等，可以减少其发生。

15. 肝脏动静脉瘘 很少发生，对肝脏肿瘤进行微波消融时，使肝血管和肺血管产生了窦道，发生动静脉瘘。

三、肝癌射频消融术并发症预防与处理

射频消融为局部微创治疗，技术上逐渐成熟，加之检查引导设备越来越先进，并发症的发生率较低，临床是完全可以接受的。并发症随治疗的器官部位而异，有穿刺技术性和治疗反应性并发症，有围术期并发症、近期并发症、远期并发症。常见的有以下几种。

1. 疼痛 穿刺点局部痛感最明显，可持续至术后 3～5 日。

处理措施：为减轻疼痛，可在术前、术中或术后适当应用止痛药物。

2. 感染　可发生于消融器官局部，如肝脓肿、脾脓肿，严重者也可引起败血症、感染性休克、多器官衰竭，甚至死亡。胆肠吻合、胆管积气、内镜下十二指肠乳头切开、胆管外引流及动脉化疗栓塞是肝射频消融后脓肿发生的危险因素。

处理措施：感染一旦发生，给予敏感的抗生素和恰当的引流治疗是提高治愈率的关键

3. 出血　较常见。RFA 治疗时多因穿刺处腹壁、胸壁小血管受损出现针道出血，压迫可有效制止出血；有时也可因肝实质内的肝动脉在穿刺时形成假性动脉瘤继之破裂出血，多需介入经肝动脉栓塞；其他少见因素还有食管下段静脉曲张出血、应激性溃疡出血、凝血功能差、肿瘤体积大且血供丰富、门脉高压，代偿的侧支血管损伤；退针过快或针道消融温度不够等。较危险的出血属心包积血，多为肝顶肿瘤消融穿刺时损伤了心包的血管而引起，量大时需紧急行心包穿刺抽吸引流等处理。

肝硬化的患者因肝脏质地变韧、弹性差，再加上门脉压高，退针时针道消融的温度不够，易出现沿针道的渗血；另外，射频针位置不理想多次调针穿刺及调针过程中未烧灼针道增加出血风险。出血一般发生于治疗中或治疗后 6 小时内，发生于肝被膜下、肝肾间、肝胃间、腹腔、肝裂、胆道 - 肠道、心包等。少量出血早期血压心率变化不大，无明显症状，易忽视。故治疗后应心电监护，复查血常规，复查 CT 或超声明确肝周及腹腔有无渗液。

预防措施：①术前纠正异常的凝血功能；②伴有严重门脉高压的患者术前先行处理门脉高压；术后常规使用制酸剂，预防应激性溃疡出血；③影像设备引导下进针路径避免损伤大血管、胆管及异常增粗的血管；④邻近肝表面的富血供肿瘤避免直接穿刺，选择经过正常肝实质进针会增加安全性；⑤重视针道消融的有效性，针尖近肝表面时停顿 2～3 秒钟再缓慢退针；⑥穿刺位置欠佳需调针时，退针过程需针道消融；⑦较大并侵犯肝被膜的肿瘤，治疗后患者应卧床休息 24 小时，避免体位大的变动及剧烈的咳嗽，降低肿瘤破裂风险。

处理措施：①治疗中密切观察肝周有无积液及积液量的变化，必要时使用止血药物；②对肝硬化明显、凝血功能异常、有出血倾向的高危患者，术后 2～6 小时可复查 CT 或超声检查，早期发现出血位置及出血量；③检测生命体征。积极扩容、输液、止血、输血、制酸、升压等；④肝脏组织机械性损伤出血时，原位 RFA 是有效的微创止血方法，一般在出血部位消融数十秒至 1 分钟，观察止血效果后，针道消融退针；⑤对肿瘤破裂出血，内科保守无效后，首选介入栓塞（TACE），症状缓解不明显可尝试出血区域穿刺射频消融，必要时可开腹探查；⑥对直接损伤的大血管，可沿针道消融止血。动脉出血可行肝动脉造影并必要时栓塞；⑦胆道出血：保守无效后肝动脉造影排除动脉 - 胆道瘘，静脉出血可考虑门脉穿刺并栓塞；⑧门脉高压所致上消化道出血内科保守无效可内镜下止血或行经皮穿刺门脉造影并食管胃底静脉栓塞术。

4. 胆道损伤 多发生于肿瘤邻近 Glisson 鞘或侵及肝胆管时，RFA 治疗后肿瘤组织水肿压迫或热灼伤胆管所致，包括胆道狭窄、胆管血肿、胆汁瘤及胆汁瘘等。胆道狭窄发展缓慢，严重者可引起缓慢的肝叶萎缩。部分胆道损伤数月后可自行缓解，肝内主分支胆管由于肝动脉及门静脉的血流带走部分热量的原因，较少受到热损伤。射频范围较大，特别是邻近较大胆管分支时，局部胆管损伤坏死，胆汁漏出包裹后形成胆汁瘤，易继发感染。

（1）胆道损伤的治疗措施：①若出现黄疸症状，可先药物治疗观察，若无效并且总胆红素升高以直接胆红素为主，则可行经皮穿刺胆道造影并引流管置入（PTCD），待消融区萎缩，黄疸症状缓解，扩张的胆管亦可相应恢复，再拔除引流管。损伤末梢小胆管一般无症状；②射频针直接损伤胆管或胆管附近血肿亦可致胆道狭窄，主胆管狭窄者需行胆管内置管引流，末梢区域胆道狭窄可不处理；③胆汁瘤出现后可先观察，一般不用处理，若演变为肝脓肿则需穿刺引流。一项研究显示，射频消融之后胆汁瘤发生率为 3.3%（109/3284），但只有一例需要经皮穿刺引流。

（2）胆道损伤的预防措施：①选好适应证患者；②影像实时引导下进针，避免损伤大胆管；③对肿块较大且邻近或包埋有较大胆管者，通过鼻胆管导管内冷盐水灌注来预防胆道损伤的方法也可以借鉴。

RFA 治疗胆囊邻近肿瘤可能会引起反应性胆囊炎，患者可有短期的腹痛、发热、右肩疼痛等症状，多数保守治疗可恢复，体质差及高龄患者可能诱发化脓性胆囊炎，可加强抗生素应用。由于胆囊内液体可吸收胆囊床传导的热量，发生胆囊穿孔者较罕见。胆囊的生理功能多数不会受影响。

预防措施：①术前 6 小时禁食水，对胆囊大者应用胆囊收缩剂缩小胆囊，必要时 Chiba 针穿刺胆囊抽吸胆汁以缩小胆囊；②评估各针尖确实位于肿瘤内，确认无针进入胆囊，CT 引导可更清晰的监控集束针各针的分布；③治疗前可用 Chiba 针向胆囊窝注入生理盐水 40~80ml，使胆囊与肝脏分离；④消融邻近胆囊的肿瘤时可发生胆心综合征，术中应严密监视生命体征(心率、血压、脉氧)，及时注射阿托品提高心率，同时采取吸氧、止痛等对症措施处理，并适当增加麻醉深度；⑤对有慢性胆囊炎或胆囊结石患者，术后常规抗感染治疗，预防胆囊炎急性发作；⑥也可以通过射频前先结合腹腔镜将胆囊颈夹闭并抽空旷置胆囊，以争取邻近区域肿瘤的彻底毁损。

5. 肠穿孔 RFA 损伤邻近组织及脏器中，肠穿孔并不多见。

其原因为：①既往外科手术史造成腹腔内粘连，对邻近区域的肿瘤进行消融时易损伤肠管引起肠穿孔；②由于结肠位置较固定，而胃壁较厚，小肠可以蠕动，所以结肠较胃及小肠更易发生肠穿孔；③治疗中监控不完全，尤其采用多极针及多针治疗时，未能显示某支针刺入肠壁。肠穿孔有一定的隐蔽性，症状出现有延迟性，早期症状不典型，多为疼痛、发热，易混淆于毁损术后的一般反应，数天后出现腹肌紧张、板状腹。多在大量进食后出现，若不及时处理易出现感染性休克，严重者危及生命。

预防及处理措施：①毗邻肠管的肿瘤射频消融前应仔细评估影像学检查，明确肿瘤与肠管关系，设计进针路径及消融范围；②术中监视各针分布，避免针刺入肠道，并明确针距肠管 >1cm 安全范围内，这类患者 CT 的术中监视优于超声引导；③肝肠间隙可注入气体或液体增加治疗安全性，必要时可腹腔镜引导治疗；④治疗后常规禁食 24 小时，静脉营养治疗，其后 2 天流质饮食；⑤术后 24 小时超声或 CT 复查，若患者腹部疼痛或肠壁轻度增厚，需禁食 72 小时并静脉营养、消炎、镇痛等对症支持治疗；⑥若症状不缓解，肠周可见少量积液者，可继续观察，密切观察肠穿孔的早期临床症状，以便及时外科干预；⑦对高危患者应积极严密观察至少一周。

6. 肝脓肿　肝肿瘤射频后局部形成肝脓肿并不多见，但属于较严重的并发症，可引起败血症、感染性休克、多器官功能衰竭甚至死亡，腹腔内、腹壁感染少见。

发生原因多因患者年龄、体质差、糖尿病及胆道系统有基础疾病或手术史，如胆肠吻合术、内镜下乳头切开术、胆肠瘘、胆管引流术、胆道积气等，是引起肝脓肿的危险因素。

预防及处理措施：①治疗中加强无菌操作；②对高危患者预防性抗生素应用；③TACE 后若患者出现免疫力降低易发生感染，应该恢复一段时间后再行射频消融治疗；④射频后发热易与脓肿发热混淆，注意观察体温变化，及时复查血常规，必要时复查超声及 CT 排除脓肿；⑤治疗措施主要为抗生素治疗及脓肿的穿刺置管引流，应用抗生素盐水冲洗；⑥肝脓肿引流液培养 + 药敏可指导临床抗生素的有效应用。

7. 胸膜损伤　RFA 治疗后胸膜损伤包括血性胸水、气胸、肺栓塞等。胸膜损伤可导致膈肌麻痹，严重者可见胆汁漏入胸腔，甚至发生脓胸。

发生原因及规律：膈肌受损伤者多见于膈下肝顶肿瘤的治疗。血性胸水多见于经肋间穿刺途径，可能为肋间血管或膈肌血管被射频电极针刺破所致。射频治疗经肺途径穿刺可能会引起气胸。

处理措施：少量胸水多能自行吸收，可保守治疗或者随访、观察。胸水量大时可行胸腔穿刺置管引流，每次抽液量 800～1000ml。血性胸水引流需谨慎，先行观察并保守治疗，出血量较多出现呼吸困难症状时可行引流。肋间动脉出血量较大时可行介入造影检查，明胶海绵栓塞穿刺点所在肋间动脉及相邻的两支肋间动脉以达到止血的目的。膈动脉出血亦可行明胶海绵临时阻断。

预防措施：皮肤穿刺点可选择尽量靠下，如第 10～第 11 肋间（具体可根据患者深吸气末时膈肌的最低位置而定），经肝实质向头侧穿刺引入射频针（CT 透视导向有优势），从而避开损伤膈肌。为避免损伤肋间动脉，常规取肋间下面肋骨的上缘穿刺。

8. 肿瘤种植转移　既往认为可忽略肝脏肿瘤活检引起的种植转移。近年来，研究资料显示，原发性肝癌行细针穿刺活检后穿刺道的种植转移发生率在 1%～5%，粗的射频针穿刺肿瘤时种植概率还会增加，故不应该忽视肝脏肿瘤射频治疗时导致的种植转移。

多种机制都可以导致肿瘤的针道种植转移：①肿瘤细胞可以黏附在穿刺针上并随之

脱落；②穿刺出血可能将一部分肿瘤细胞"冲入"穿刺针道内；③肿瘤的低分化；④多次多角度穿刺。所以，为了防止该并发症的发生，穿刺道的消融是必需的，包括每次调针。

发生原因及规律：反复多次穿刺；未重视针道消融；退针速度过快或温度不足；肿瘤位于肝浅表部位或呈中度分化。

预防及处理措施：穿刺引入射频针时应该准确定位，实时导向并争取一次到位，避免反复多次穿刺调针；射频结束后出针速度要慢，要留有针道消融时间和温度，尤其重视经腹膜、腹壁部位针道温度至少50℃以上，可有效灭活可能黏附于电极针上的肿瘤细胞，从而减少针道转移的发生。对邻近肝表面肿瘤则应避免在一个穿刺点多次穿刺。如果进针过深，不应该直接将电极针退回，而是应该在原位消融后，再退针重新定位，若高度怀疑有针道转移时，应该及时进行影像检查以发现腹壁小转移灶，并积极处理。可选择手术、超声聚焦刀(HIFU)，局部酒精、碘酒注射，放射性粒子植入等方法。

9. 肝衰竭　主要原因是治疗前肝硬化程度重、肝功能差；或者发生严重并发症(如感染、出血等)。肝硬化患者进行多次射频治疗，或消融范围较大时可能导致肝功能失代偿甚至死亡。

预防和治疗：严格掌握适应证，肝功能 Child–Pugh C 级、大量腹水、严重黄疸等病例均为禁忌证；术后应注意预防并发症的发生，预防感染，积极避免导致肝衰竭的诱发因素。

10. 血管损伤　射频消融可使直径 <3mm 的血管闭塞，但 >4mm 的血管很少出现栓塞。阶段性门静脉栓塞可无临床症状。位于紧邻或压迫门静脉的中心部位的肿瘤，门静脉被电极针刺中，为治疗后发生静脉栓塞的危险因素之一。肝静脉栓塞较少见，除非肿瘤对肝静脉产生压迫，对于下腔静脉和肝静脉之间的肿瘤，RFA 是安全的。直接机械损伤还可导致肝动脉–门静脉瘘及肝动脉假性动脉瘤形成。

预防和治疗：超声的实时导向可避免穿刺时损伤肝内血管，CT 导向时则需要穿刺前仔细研究穿刺点和径路，以免刺破肝实质内的血管。小的静脉或动脉损伤都无须特殊处理，可局部毁损止血(相当于电凝)，大的门脉分支或主干及肝动脉的损伤并致出血明显的需要行腔内栓塞治疗。

11. 皮肤烫伤　电极板灼伤局部皮肤的发生率低，不慎发生可导致 1~3 度皮肤烧伤。当频率输出能量较高、治疗时间较长或仅使用单个电极板时容易发生电极板处皮肤灼伤。

发生原因多为患者皮肤耐受性差、治疗区及电极片粘贴处有瘢痕，在治疗区、电极片粘贴部位易造成皮肤灼伤，对装有金属关节等假体的患者，电极板应远离假体以避免皮肤烧伤。肿瘤体积较大需要毁损治疗时间较长时，患者出汗多导致电极板粘贴不良时都有可能发生沿电极板周围的皮肤烫伤；烫伤尤易发生在糖尿病患者和较胖患者，治疗中需多次检查电极板并擦汗保持局部干燥。轻度皮肤灼伤者，保持局部清洁、干燥即可，中重度灼伤者，需行清创处理。

12. 其他 射频治疗后有肾脏受影响的案例报道,多见于 S6、S7 区肝被膜下肿瘤射频治疗后。射频治疗引起肾衰少见,可以由感染、肌溶解或类癌危象等引起。多次射频治疗及联合肝动脉栓塞治疗的患者可出现一过性肾衰竭,常表现为肌红蛋白尿。

心律失常可见于射频治疗中或治疗后短时间内,包括心动过缓、室颤、心脏停搏等。因此,术中术后应密切监测生命体征和心电图。

第十八章　肝脏肿瘤微创介入治疗的护理

一、肝癌肝动脉栓塞化疗的护理

肝癌是严重危害人们健康的常见恶性肿瘤之一，素有"癌中之王"之称，其发病率有上升趋势，因肝癌起病隐匿，大多数病例发现时已经属于中晚期，失去了手术切除的机会。随着介入放射学的迅速发展，动脉灌注化疗和栓塞化疗治疗已成为目前不能手术切除的晚期肿瘤病人较有效的治疗方法。动脉灌注化疗不仅使癌细胞的生物膜系统破坏，蛋白合成发生障碍、酶系统受到损害，而且使肿瘤间质同时出现血管减少，瘤内供血障碍促使瘤细胞坏死；动脉栓塞化疗则可获得较长时间、较高浓度的抗癌效果，不仅对瘤体有直接杀伤作用，同时动脉灌注区的黏膜亦有一定浓度的抗癌药物，能一定程度上促使原位癌或残存癌细胞消失。由于栓塞的肿瘤血管萎缩，纤维化甚至闭塞，使癌症引起的一系列症状得到控制。肝动脉栓塞化疗术（TACE）是选择性地将导管插入肝固有动脉或肿瘤供血分支，然后经导管注入栓塞剂和化疗药物的治疗方法。由于癌组织血液供应主要来自于肝动脉，其栓塞后，癌组织缺血性坏死。因此，TACE 可有效提高中晚期肝癌患者的平均生存期和手术切除率。

（一）术前护理

1. 护理评估

（1）详细了解病人的病情、生命体征及病史，治疗经过，饮食、睡眠情况。

（2）掌握病人当前的心理状态：焦虑、忧郁、恐惧。

（3）了解病人的家庭状况及家庭主要成员对患者的关爱程度，亲友、社会的支持状况。

（4）患者和家属对疾病的认识程度及应对方法。

（5）了解患者受教育的程度，对接受介入微创治疗的态度。

（6）了解病人的身体情况及营养状态。

（7）有无介入手术禁忌证（相对性）。

2. 心理护理

（1）介入治疗相对内、外科来说是一种比较新的治疗方法，很多病人及其家属对此不甚了解，甚至可能抱有怀疑的态度，故容易造成紧张心理，护理人员应与病人及家属多交谈,说明介入治疗的目的、方法、预后、可能发生的并发症及注意事项,并说明介入治疗的安全性、重要性及优越性。请术后成功的病友介绍自身体会,使病人消除焦虑、紧张及恐惧的心理并积极配合治疗。介入治疗当天通知家属陪同,使病人更有安全感。

(2)介入病房收治的病人大部分是晚期肿瘤患者,他(她)们有的是被内科、外科或放疗科拒绝,有的甚至去过很多医院,对这部分患者来说,介入治疗是他们的最后希望,所以对护理人员要求高心理压力大。

3. 术前准备

(1)检查检验结果是否有异常,若有异常或漏检项目应及时报告主管医生。

(2)通知家属来院,由主管医生详细介绍手术情况及可能出现的并发症,并请病人和家属一起签署手术知情同意书。

(3)训练患者床上大小便。

(4)按医嘱做碘过敏试验,并做好记录,必要时做青霉素及普鲁卡因皮试。

(5)按医嘱进行手术野皮肤准备,范围视插管部位而定(如经腹股沟区股动脉或静脉插管需从脐平至大腿上 1/2 处双侧备皮,经腋动脉插管则需腋窝备皮)。

(6)手术当天清晨测量体温、血压、脉搏、呼吸。

(7)如发现病人有以下情况应及时报告主管医生:血压高、发热(体温38℃以上)、感冒或病人来月经、备皮部位有感染等。

(8)术前 2 小时禁食,以免术中因用化疗药引起呕吐导致窒息。

(9)送手术前核对病人姓名、床号,检查术野皮肤,排空膀胱(行盆腔介入治疗的病人须予停留尿管),除去发夹、活动性义齿,穿戴病服,贵重物品交家属保管。

(10)按医嘱准备好术中所需物品(如胆道引流瓶)和药物(化疗药、止吐剂、造影剂、麻药、肝素、生理盐水、栓塞剂等)。

(11)术前 30 分钟肌内注射安定 10mg,带病历、CT 片、所需物品和药物至介入手术室。

(12)与介入手术室护士交班,核对病人姓名、住院号、年龄、诊断、物品和药物。

(13)病房备好急救物品和药品,以防病人术后发生意外。

4. 药物的准备

(1)栓塞剂,如碘化油、明胶海绵等。

(2)抗癌药物,如多柔比星(ADM)、氟尿嘧啶(5 - Fu)、顺铂(DDP)、丝裂霉素(MMC)、羟基喜树碱(HCPT)等。

(3)止呕药物,如格拉司琼、昂丹司琼、枢丹、奈西雅等。

(4)奥美拉唑、甲氰咪呱防止胃肠道应急性溃疡。

(5)使用抗生素预防手术感染、激素等以减少术中及术后不良反应。

以上药物均按医嘱准备。

5. 健康教育

（1）注意保持皮肤的清洁干燥。

（2）指导患者严格戒烟，并进行有效咳痰（手压住胸腹部，深吸气后用力自肺深部咳出）和呼吸功能锻炼（腹式呼吸锻炼），有利于肺功能的恢复和肺部分泌物的排出。

（3）保持良好的睡眠。

（4）按医嘱或麻醉方式禁食、禁水。

（5）排空膀胱。

（6）除去发夹、活动性义齿，不穿自己的衣服，贵重物品交家属保管。

（7）如有感冒、发热或血压、血糖升高要告知医生或护士。

（二）术中护理

1. 热情接待患者，与病区护士做好交接。核对病人信息、术中所需药物等。

2. 协助患者取平卧位，两手放于身体两侧。

3. 打开手术包，协助医生穿好手术衣。

4. 给患者接上心电监护仪。

5. 协助医生取 2% 利多卡因行腹股沟局部麻醉。

6. 按要求配制化疗药，注意做好防护。

7. 术中随时观察生命体征的变化，注意患者情况，在灌注过程中询问患者的感觉。

8. 协助医生完成对患者穿刺点的压迫止血和包扎，安全护送患者回病房，与病房护士做好交接，向患者及家属做好相关指导。

（三）术后护理

1. 常规护理

（1）与介入手术室工作人员交接班，了解病人术中情况及用药情况。

（2）每 30~60 分钟测量血压、脉搏、呼吸一次，连续 3 小时，若发现生命体征异常立即报告医生并及时处理。

（3）嘱患者卧床休息 12 小时，砂袋压迫穿刺点，术侧下肢制动 6 小时，观察穿刺点是否渗血及血肿，若有渗血应给予重新加压包扎，保持穿刺点清洁干燥，防止感染。

（4）因穿刺点长时间压迫，所以要观察术侧下肢皮肤的颜色、温度、感觉的变化，足背动脉的搏动情况、是否肿胀。若发现下肢疼痛、肤色苍白或发绀、发凉，足背动脉搏动减弱或消失，应该考虑到下肢血运不良或血栓形成，立即报告医生及时处理。

（5）按医嘱给予静脉补液，注意观察尿液的量及性状并做好记录，应保持每日尿量在 2000ml 以上，注意嘱病人多喝水，以减轻化疗药物对肾脏的损害。如出现少尿、血尿，应立即报告医生，及时利尿，静脉点滴 5% 碳酸氢钠以碱化尿液。

（6）注意观察病人疼痛情况，及时对症处理。

（7）术后 3 天给予测体温，若腋温 38.5℃ 以上应及时给予物理或药物降温。

（8）术后 24 小时给予解除加压包扎，观察穿刺点情况，给予防水无菌纱布覆盖针口。

2. 术后不良反应及并发症的护理

（1）疼痛的护理：WHO 在 1979 年为"痛"下定义为"由造成或有可能造成组织损伤的各种刺激引起的一种不愉快的感觉，常伴有痛苦的心理、情绪的感觉"，由此可见痛是主观的，不愉快的感觉，伴有复杂的生理、心理活动。

癌痛是恶性肿瘤患者常常伴随的一个痛苦症状。肝癌介入治疗后，由于栓塞（或化疗药物）使肿瘤组织缺血、水肿和坏死可引起不同程度的手术后暂时疼痛，可造成患者精神上的过度紧张和焦虑，常使疼痛加重。患者常因此认为病情加重，治疗效果不好，心情消极，烦躁不安甚至拒绝合作。此时护士应懂得患者的心理，建立相应的护理措施，给予正确的引导，告诉患者疼痛是介入治疗的一种常见反应，烦躁会加重疼痛。

患者疼痛时护士应观察记录疼痛性质、程度、时间、发作规律、伴随症状及诱发因素，分散患者的注意力，如听音乐、看电视、谈心等；并调整舒适的体位，指导患者应用松弛疗法。对于疼痛要严格按照三阶梯止痛法给予用药，定时给药，联合用药，并观察记录用药后效果。

（2）发热的护理：发热大多是由于化疗药物或栓塞剂注入肿瘤组织使瘤组织坏死，机体吸收坏死组织所致，一般在栓塞化疗后 1 ~ 3 天出现，通常在 38℃左右，经过对症处理后 7 ~ 14 天可消退。对栓塞化疗病人，术后 3 天内应予测量体温，当腋温为 38.5℃以上时应嘱患者卧床休息，保持室内空气流通，室温在 18 ~ 22℃，湿度在 50% ~ 70%，并给予清淡、易消化的高热量、高蛋白含丰富维生素的流质或半流质饮食，鼓励患者多饮水、汤、果汁等，选择不同的物理降温法，如冰敷、温水或酒精擦浴、温盐水灌肠等，若无效则按医嘱使用解热镇痛药，如百服宁、复方氨基比林，必要时加用地塞米松等，病人高热时还要保持口腔清洁，注意保暖，出汗后及时更换衣服，不要盖过厚的被子，以免影响机体散热，遵医嘱给予补液和抗生素，记录降温效果，高热致呼吸急促者给予低流量吸氧。若体温持续在 38.5℃以上不退应给予抽血进行细菌培养及药敏试验。

（3）消化道反应：由于部分化疗药物进入胃、十二指肠、胆囊、胰腺动脉，导致化疗后大部分患者可出现不同程度的胃肠道反应，可持续一周左右，如食欲缺乏、恶心呕吐、胃部不适、腹泻、便秘、厌食及味觉改变等。对于这些患者应给予耐心的心理护理使其思想放松，若味觉减退者可加大调味品的含量，多吃酸性食物或者新鲜水果，对恶心呕吐严重者要按医嘱给予药物对症治疗，如甲氧氯普胺 20 ~ 40mg 肌内注射或静脉注射，或给予格拉司琼 3mg、昂丹司琼 8mg 静脉推注，呕吐频繁和腹泻者给予支持疗法，静脉补充足够的营养液及电解质，保持水、电解质平衡，注意观察呕吐物及大便的性质、颜色和量，防止消化道出血，便秘者给予通便药物，如多潘立酮、果导、乳果糖、番泻叶等，同时合理调节饮食，多进食高蛋白、高热量、高维生素、易消化的食物，同时保证舒适的环境和体位，使患者能得到充分的休息，保持良好的精神状态，提高治疗的信心。

（4）肾脏的毒性反应：有些抗癌药物如DDP对肾脏有较强的毒性，术前应向病人解释清楚，术前一天予输液3000ml以上，术后3天之内应鼓励患者多饮水，增加补液量，并适当应用利尿剂，监测肾功能、尿常规和尿量，保证每日入水量在3000ml以上，尿量在2000ml以上，碱化尿液，加速药物从肾脏排泄，减轻毒性作用。

（5）肝脏的毒性反应：许多药物均能不同程度损害肝脏，出现肝功能损害，故术前均应常规检查肝功能，异常者先行护肝疗法，术后继续应用保肝药物如必需磷脂、阿托莫兰、葡醛内酯、维生素C等。

（6）呃逆：有些患者特别是肝癌或肺癌患者，由于介入治疗后病灶受化疗药物及其代谢产物、血管栓塞等因素影响继发性引起膈肌充血或膈肌间接受到刺激产生痉挛可出现呃逆，轻者持续2～3天，重者可达一周以上，轻者嘱患者深吸一口气，然后再慢慢呼出，反复多次，或用纱布包住舌尖轻轻地牵拉，反复多次，一般都可奏效，重者则需应用药物治疗，如解痉灵、654-2或哌甲酯肌内注射或者足三里注射。

（7）骨髓抑制：化疗药物均可不同程度地引起骨髓抑制，以白细胞减少最为严重，血小板和红细胞也可受到一定程度的影响，护士要协助医生做好血象的监测工作，如果白细胞 $<2.0\times10^9/L$ 则要对病人进行保护性隔离，入住单人病室，每天两次用紫外线照射消毒房间，控制探病，应用抗生素预防感染。按医嘱应用升白细胞药物，如非格司亭、吉粒芬等。嘱病人尽量不要外出，如果确需离开病房则戴口罩、添加衣服。对血小板减少的患者应注意是否有皮下出血现象，及时给予输注血小板，应用止血药等。红细胞减少者则予输注新鲜红细胞并服用补气、养血的中药。嘱患者注意做好自身保护，避免外力撞击以防出血。

（8）口腔黏膜损伤：化疗栓塞前让病人口含冰盐水或漱口液，出现溃疡者，给予钴胺素喷涂或喷洒喉风散，严重者可用钴胺素加重组人表皮生长因子（金因肽）含漱，若疼痛严重者给予0.5%普鲁卡因含漱，保持口腔清洁，避免用牙刷刷牙。

（9）压疮：因肝癌介入后要求患者（特别是年老消瘦的患者）卧床休息加上术侧肢体制动，受压部位血运受阻，容易产生局部缺血而发生压疮，所以护士要定时查看患者受压部位的皮肤变化，鼓励患者床上翻身。

（四）健康教育

1. 告知患者卧床休息的重要性，手术侧下肢不可用力、弯曲，如果感觉术肢麻痹、感觉迟钝请及时告知医护人员。

2. 若发现穿刺点渗血，不要惊慌，可立即用大拇指按压出血点，并马上呼叫医护人员处理。

3. 术后24小时内没有出血，管床医生会拆除绷带。

4. 鼓励患者多喝水，有利于造影剂和化疗药物毒素的排出。

5. 出院适当活动，注意休息，保持生活规律，避免过度劳累；禁止抽烟、喝酒。

6. 注意饮食调护　多食舒肝利胆、利湿退黄、清热解毒、益气养血，增强体质的食物，如：新鲜蔬菜、水果；鲤鱼赤小豆汤、玉米须冬瓜汤、薏米仁粥及有"天然白虎汤"之称的西瓜，鸡蛋田基黄、鸡骨草田螺汤、黄芪粥、大枣粥、黄芪花生猪脚汤等。为了提高抵抗力，可适当食用一些清补类食物，如甲鱼、黑鱼、野鸭等。忌食油腻、辛酸刺激食物。

二、肝癌门静脉癌栓介入治疗的护理

由于肝癌起病隐匿，生长迅速，发现时往往已近晚期，易侵犯门静脉而形成门静脉癌栓（PVTT），作为肝癌晚期的重要并发症，阻塞门静脉易引起门静脉高压，导致上消化道出血和大量腹水，从而影响患者的预后。据报道原发性肝癌患者门静脉癌栓的发生率为60%～80%。这些患者往往不能耐受传统的外科治疗，而内科保守治疗的作用有限。介入治疗仍是目前公认的较好的治疗方法之一，其对改善患者生活质量、延长生命有一定作用。

（一）术前护理

1. 护理评估

（1）掌握病人当前的心理状态：焦虑、忧郁、恐惧。

（2）了解患者和家属对疾病的认识程度。

（3）了解病人的身体情况及营养状态。

2. 心理护理

（1）肝癌合并门静脉癌栓的患者的临床特点是病情重，症状较为明显。患者对疾病本身的消极恐惧及对行介入治疗的风险和预后有着很大的心理压力，严重者导致失眠、食欲下降等，间接影响疾病的恢复。责任护士要积极参与术前讨论，充分了解病情，注重患者家属心理状态对患者的影响，应加强与患者的沟通，及时满足患者的合理要求，从而取得患者的信任，改善其心理状态。

（2）告知患者介入治疗的目的、术中操作过程、术前术后注意事项、术后不良反应、并发症及相应的护理措施，并向患者介绍成功的病例，邀请治疗效果好的患者做现身说法，增强患者的信心，以取得患者的密切配合。

3. 术前准备

（1）根据患者的情况制订护理计划，和相应的护理措施。

（2）完善各项检查。

（3）皮肤准备。

（4）药物过敏试验。遵医嘱进行碘过敏试验，观察患者有无不良反应。碘剂过敏者，慎行介入治疗。

（5）训练床上小便，预防术后尿潴留。

4. 健康教育

（1）注意保持皮肤的清洁干燥。

（2）指导患者严格戒烟，并进行有效咳痰（手压下胸腹部，深吸气后用力自肺深部咳出）和呼吸功能锻炼（腹式呼吸锻炼），有利于肺功能的恢复和肺部分泌物的排出。

（3）良好的睡眠有助于术后几天的恢复，必要时使用安眠药。

（4）术前禁食 2 小时。

（5）排空膀胱。

（6）如有感冒、发热或血压、血糖升高要告诉医生或护士。

（二）术中护理

1. 热情接待患者，与病区护士做好交接。核对病人信息、术中所需药物等。

2. 协助患者取平卧位或左侧卧位，保持体位处于舒适状态。在行穿刺时嘱患者自然呼吸以确保穿刺顺利。

3. 注意与患者的沟通，随时安慰患者，稳定情绪。

4. 密切监测患者的生命体征，注意观察患者的面色和腹部体征，及时处理异常情况。

5. 协助医生完成对患者穿刺点的压迫止血和包扎，安全护送患者回病房，与病房护士做好交接，向患者及家属做好相关指导。

（三）术后护理

1. 常规护理

（1）介入后应绝对卧床 12 小时以上，常规给予心电监护，严密监测患者的生命体征，按时巡视检查患者的沙袋压迫是否在位、穿刺处敷料有无渗血。

（2）对比观察两侧足背动脉的搏动情况，预防介入治疗引起的下肢动脉栓塞。

（3）遵医嘱给予保肝和止吐药物治疗。

（4）加强巡视，及时了解患者的需求，落实基础护理，做好交接班。

2. 不良反应和并发症的观察与护理

（1）腹痛的护理：是由于肝动脉栓塞后肝脏局部缺血引起组织缺氧、肿胀、肝包膜张力增大，患者会出现肝区疼痛；一般在术后 3 ~ 5 天缓解。术后护士应加强巡视，认真倾听患者的主诉，严密观察患者疼痛的性质及部位，准确评估疼痛程度。根据患者疼痛的感知程度给予适当的心理护理，可采用转移注意力、语言暗示、音乐疗法等措施，若疼痛加剧患者不能耐受，应按报告医生给予止痛药物，但要防止应用止痛药物后掩盖病情，如果出现板状腹、腹部压痛、反跳痛等症状，应立即报告医生处理。

（2）胃肠道反应的护理：最常见的胃肠道反应为恶心呕吐、食欲缺乏，是化疗药物、栓塞剂等引起迷走神经兴奋所引起，一般 3 ~ 4 天可缓解，严重者可持续 1 周。发生呕吐时，让患者头偏向一侧，以免误吸引起呛咳或窒息，呕吐后可给予温水漱口。呕吐剧烈者，应暂禁食，待症状缓解后逐渐给予流质、半流质饮食。护士应注意观察呕吐物的颜色、性质和量。

（3）发热的护理：发热是介入术后的常见的并发症，多为肿瘤组织坏死，机体吸收坏死组织所致，这种发热为非细菌性感染所致，无须使用抗生素治疗。一般在术后 1～3 天出现，体温 38℃ 以下且无症状者无须处理，多饮水即可，如伴有头痛和腹水者可给予使用冰袋外敷等物理降温。当腋温为 38.5℃ 以上时应嘱患者卧床休息，保持室内空气流通，室温在 18～22℃，湿度在 50%～70%，并给予清淡、易消化的高热量、高蛋白含丰富维生素的流质或半流质饮食，鼓励患者多饮水、汤、果汁等，选择不同的物理降温法如冰敷、温水或酒精擦浴、温盐水灌肠等，若无效则按医嘱使用解热镇痛药，如百服宁、复方氨基比林，必要时加用地塞米松等，病人高热时还要保持口腔清洁，注意保暖，出汗后及时更换衣服，不要盖过厚的被子，以免影响机体散热，遵医嘱给予补液和抗生素，记录降温效果，高热致呼吸急促者给予低流量吸氧。若体温持续在 38.5℃ 以上不退应给予抽血进行细菌培养及药敏试验。

（4）出血的护理：据统计约有 1/3 的肝癌患者死于门脉高压引发的上消化道大出血。行介入治疗时使用栓塞剂，可使门静脉压力进一步升高，继而使上消化道出血的发生率大大提高。护士应密切监测患者的生命体征外，注意心率的变化，注意倾听患者的主诉，观察患者有无呕血或黑便，注意患者腹痛的性质，告知患者尽量避免剧烈咳嗽、打喷嚏、用力大便等可引起腹内压增高的因素；饮食应以软食为主，忌过冷过热，干硬、辛辣刺激性饮食；若突然出现剧烈的腹痛或黑便应警惕肝破裂，应立即报告医生及时处理。

（5）肝肾综合征的护理：护士应严密观察患者的皮肤及巩膜有无黄染及黄染程度，准确记录 24 小时尿量，结合临床指标判断患者是否发生肝肾衰竭，及时给予处理。

（6）动脉血栓的护理：由于插管损伤血管壁或动脉持久痉挛导致血栓形成，也可由于术后穿刺部位包扎过紧，致血流受阻，形成血栓。因此，在加压包扎期间，护士要密切观察术侧下肢足背动脉搏动的强弱及皮肤颜色、温度，与健侧对比，同时重视患者肢体的感觉，如有无麻木、疼痛等，发现异常及时报告医生。

三、肝癌伴肝动脉－门静脉瘘介入治疗的护理

肝动脉－门静脉瘘（HAF）是原发性肝癌常见合并症之一，易加重患者的门静脉高压症状，出现上消化道出血、腹水、肝功能衰竭等一系列症状，甚至导致肝性脑病的发生，并使肝癌的动脉灌注化疗和（或）栓塞（TACE）变得棘手，严重影响治疗效果。临床上常采用微弹簧圈、明胶海绵、聚乙烯醇（PVA）颗粒、无水酒精、碘化油等的复合栓塞剂封堵瘘口，同时行 TACE 术，术后可能出现穿刺插管有关的穿刺部位、肝内血管的损伤、腹腔内出血、气胸等、栓塞剂有关的异位栓塞导致肺梗死及化疗栓塞相关的肝功能衰竭等并发症。

（一）术前护理

1. 心理护理　肝癌伴肝动脉－门静脉瘘患者的临床特点是病程长、病情重、预后差，术后反应大、并发症多；由于患者文化层次、生活习俗、心理素质不尽相同，对疾病

的态度、需求及产生的心理症状也各不相同，而且心理反应往往不是单一的。在责任制护理模式下的护理过程中，应根据患者性格特点和不同时期的心理特点，开展个性化、持续性的心理护理，逐步提高患者的心理免疫力，保持心理的动态平衡。

（1）首先，为患者提供安静、舒适的治疗环境。良好的物理环境（空气、光、水、噪音、温暖、食品等）可以预防患者产生不愉快的感官知觉，增进患者配合诊疗护理的积极性。应尽量控制、消除外在负性因素，如病房环境的不适、生活的不便等。

（2）人是社会的人，干预患者的社会环境，增强外部正性因子，如成功病例的分享，家庭、社会的情感及经济支持，护理技术的娴熟、准确，疾病知识、保健资料的发放和讲解，介绍 TACE 的目的、方法及注意事项，消除患者的不解和疑惑，指导患者进行适当的体育锻炼。

（3）改善患者的心理环境，有效的护患沟通可以为患者建立心理舒缓平台。及时了解患者的心理变化及产生的原因，护理过程中要用坚定的表情、不容置疑的语言取得患者的信任。以小见大，以极微的病情改善事实，鼓励激发患者战胜疾病的信心。因人施护，抓住患者心理特征的主要矛盾进行观察分析，制订切实有效的防护措施和护理方案。

2. 术前准备

（1）协助医生完善必要的检查，了解患者心肺功能、凝血功能及其他异常状况，进行碘过敏试验。

（2）术前一天监测患者生命体征，双侧腹股沟备皮范围为平脐至大腿上 1/3a

（3）指导患者术前训练床上大小便，预防术后尿潴留，嘱咐术前排空膀胱。

（4）手术无须禁食，指导患者术前 2 小时可进食易消化的食物，勿过饱，以保持一定的体力。

（5）嘱咐患者手术仅能穿着病员服，取下义齿、首饰等贴身物品交由家属保管。

（6）告知患者术后可能出现的不良反应，并讲解相关的预防措施，使其有足够的心理准备。

（二）术中护理

1. 保持介入手术室的安静、洁净、舒适的环境，调节适宜的温度、湿度和灯光。

2. 协助患者取平卧位或左侧卧位，并保持体位的相对舒适及绝对安全。

3. 术中随时与患者沟通，鼓励患者说出生理或心理上的不适，并及时处理及疏导，稳定情绪。

4. 术中密切监测患者意识、生命体征的变化，必要时给予吸氧、补液等，完善相关的护理记录。

（三）术后护理

1. 常规护理

（1）密切监测患者生命体征至平稳，定期观察术侧肢体穿刺部位敷料有无渗血、渗液和血肿形成，触摸患者足背动脉搏动及术肢血运情况，及时发现出血、远端血液循环障碍及脊髓损伤征象并及时报告医生。

（2）指导患者术后6小时内绝对卧床休息，术肢可水平移动，切忌用力、弯曲，给予1kg沙袋加压压迫穿刺点，术后12小时后可下床适当活动；术后2小时即可进食清淡、易消化食物，多饮水，以促进造影剂及化疗药物的代谢；注意观察患者皮肤受压情况。

（3）如果感觉术肢麻木、感觉迟钝、大小便失禁应及时告知医护人员；发现穿刺点渗血，立即用大拇指按压出血点，并通知医护人员。

2. 不良反应及并发症的护理　　肝癌TACE治疗后，由于肿瘤坏死组织的吸收及化疗药物的作用，常出现发热、疼痛、恶心呕吐等栓塞后综合征，一般5~7天可逐渐减轻、消失。

（1）发热：患者体温多波动在37.5~39.5℃，鼓励患者多饮水，每天保证3000ml的摄入量，促进药物的排泄，并达到辅助降温的目的；持续发热患者遵医嘱给予对症处理，降温过程中多汗患者应协助更换床单及衣物。

（2）呕吐：嘱患者暂禁食，取侧卧位或头偏向一侧，记录呕吐物的颜色、性质和量，注意水、电解质平衡；做好口腔护理及饮食指导，告知患者少量进食可以保护胃黏膜，正确的饮食还可减轻胃肠道症状，少量多餐，多食水果蔬菜，但不宜进滋补类食物。

（3）疼痛：栓塞术后患者常出现肝区隐隐的胀痛、钝痛，偶有剧烈疼痛；评估患者疼痛的部位、持续时间、程度及性质、应用止痛药物情况及效果，并观察疼痛伴随症状如生命体征、饮食、活动、睡眠等；告知患者疼痛是可以缓解的，鼓励患者共同参与疼痛的评估、舒适目标的制订；准确使用止痛药物，结合非药物治疗如心理疏导、舒适的环境、注意力的分散等，并做好疼痛控制效果评价，观察不良反应。

（4）上消化道出血：一般表现为呕血与黑便、便血，严格记录出入量，呕血与黑便的次数、颜色、性状和量及其变化，注意排除咯血、食物及药物排泄所致的咖啡色呕吐物及黑便；量的大小依次为单纯柏油样或紫红色稀便、呕血呈棕褐色或咖啡色、呕血呈鲜红色或血块；大便潜血试验阳性提示每日出血量达5ml以上，黑便示出血量在50~70ml以上，呕血示胃内积血量达250~300ml；临床上应结合患者全身反应估计出血量，如伴随体味改变出现的头晕心悸、口渴冷汗，提示血容量不足。出血量大的患者应卧床休息，呕血时头偏向一侧，及时清除呕吐物，防止误吸；呕血患者应禁食，待出血缓解或停止24小时以上可按医嘱进流质饮食、易消化高热量及丰富维生素的少渣食物，忌食过甜过咸及酸辣等刺激性食物、硬食和带刺的食物；患者出血后常有便意，指导患者使用便盆，防止患者排便时或便后起立时出现晕厥跌倒。

（5）腹水：主要表现为乏力、纳差、腹胀、少尿及双下肢水肿，多在下午和晚餐后出现；定期监测患者腹围、体重、电解质的变化，准确记录出入量；测量腹围取立位，用皮尺沿脐水平线绕腹一周；按医嘱给予白蛋白加呋塞米静脉治疗。

腹水患者以卧床休息为主，适当轻度活动，以不疲劳为度；控制水钠的摄入，少食多餐，补充足够的优质蛋白如乳制品、鱼类、蛋类等；水肿患者应抬高水肿部位，注意保持床单位的清洁干燥，对易受压部位进行减压保护，加强口腔护理；腹水患者一般病程长，护理过程中应给予阶段性健康指导及效果评价。

（6）肺梗死：主要症状为突发的胸痛，伴随咳嗽、胸闷气短、咯血等，并有心率加快、发绀等症状；术后 1~3 天密切观察患者呼吸情况，嘱咐患者避免剧烈活动；一旦出现肺栓塞，立即嘱病人绝对卧床休息，勿深呼吸，立即给予吸氧，取半卧位，监测生命体征，备好急救物品及药品，积极配合抢救，以免进一步发展为肺梗死；肺梗死起病急、发展快、预后差。

（7）肝功能衰竭：表现为进行性加重的黄疸、出血、腹水、肝性脑病，术后 2 周内定期监测患者的肝肾功能指标，观察有无黄疸及其进展情况、皮肤有无出血点、大小便颜色，注意患者精神状态，有无肝性脑病的前驱症状如行为和性格的改变，准确记录 24 小时出入量；及早识别早期症状是预防肝功能衰竭的关键，及时救治出血、控制感染，有条件行肝脏移植手术。

3. 术后心理护理　介入治疗过程中药物诊疗器械的应用、坏死组织的吸收及疾病病程的发展，会使患者体验到疼痛、食欲差、失眠、发热、全身衰竭等一系列症状，从而引起患者的不良心理反应。要密切观察患者的病情变化，给予必要的支持疗法，改善相应的生理症状。鼓励患者诉说心理感受，根据患者文化素质的差异，指导患者正确对待不良反应的发生发展，讲解相关原因及缓解的方法，告知保持愉快轻松的心情对治疗的重要性，给予心理支持。

四、肝癌合并布加综合征的微创介入治疗的护理

肝癌合并布加综合征（BCS）是由于肝癌压迫、侵袭、瘤栓形成所致的肝静脉和邻近的下腔静脉狭窄闭塞，肝静脉和下腔静脉血液回流障碍，产生肝大及疼痛、腹水、肝脏功能障碍等一系列临床表现。临床主要表现为腹痛、肝大、压痛及腹水；并伴有双下肢、下肢溃疡、色素沉着、阴部水肿，腹壁静脉曲张，全身水肿及肾功能损害等，既往常规放化疗疗效不理想。随着介入治疗的发展，采用介入手段，行球囊导管成形术（PTA）及内支架植入术，能迅速改善患者的临床症状，效果好，不良反应少。

（一）术前护理

1. 护理评估

（1）了解患者病史，对介入知识的了解度。

（2）患者的过敏史。

（3）患者的经济情况。

（4）评估血管狭窄的程度。

（5）评估水肿的程度。

（6）对介入手术的接受程度。

2. 心理护理

（1）此类患者病程长，大多患者是在临床症状明显时才入院治疗，思想压力大，对本病治疗信心不足，因此，提高患者对该病的治疗信心是非常必要的。向患者解释放介入治疗本病的优点：不开刀、痛苦小、效果好，有助于加速术后身体恢复，缩短住院天数等，使患者树立战胜疾病的信心。

（2）要建立良好的护患关系，对待患者应热情大方，态度和蔼亲切，面带微笑，应与患者交谈，了解患者的心理状况，及时解答患者提出的问题，取得患者的信赖。消除紧张、焦虑、悲观、抑郁的心理，使患者积极配合治疗。

3. 术前准备

（1）协助医师做一些相关的检查等，抽血测定凝血酶原、出凝血时间、肝肾功能。

（2）遵医嘱应用抗生素及保肝利尿药，行上肢静脉输液，并观察用药后的反应。

（3）做碘和普鲁卡因过敏试验。因为介入手术过程中需行血管造影检查了解梗阻部位。

（4）做好皮肤准备，术前备皮剃去阴毛，清洁腹股沟处及大腿内侧皮肤。

（5）应用利尿剂者，应准确记录 24 小时出入量，每日测量腹围、体重，注意监测电解质情况，以免发生电解质紊乱；抬高双下肢，以利静脉回流，减轻下肢水肿。

（6）术前晚为了消除患者的紧张情绪，睡前给予地西泮 10mg。术前禁食 4 小时，术前 30 分钟给予口服苯巴比妥片 60mg 或术前肌内注射地西泮针 10mg。

（7）送手术时要注意备溶栓剂，如尿激酶 30 万～50 万 U。

4. 健康教育

（1）休息嘱患者卧床休息，可减少能量消耗，减轻肝脏代谢的负担。

（2）严格禁酒，以免加重肝脏损害。

（3）饮食护理合理营养，维持生理需要量，给予高热量、高维生素、低脂易消化的软食，忌食刺激、粗糙的食物，进食困难者可遵医嘱给予静脉营养。

（二）术中护理

1. 准备好介入所需的各种导管物品及备急救药品等。

2. 协助患者仰卧于导管床，对于下肢水肿明显或大量腹水的患者，需多名医护人员协助上导管床，避免不慎坠床；平卧固定完成后，护理人员做好手术步骤讲解、安慰等心理护理。

3. 安置心电监护设备，记录患者的心律、血压及氧饱和度有无异常，若心电监护指标异常，及时通知手术医生，必要时延缓或取消手术。

4. 术中注意密切观察患者有无面色苍白，大汗淋漓、气急、脉搏加快、剧烈腹痛等临床表现，若出现上述情况，及时提醒手术医生并遵医嘱静脉输液、输血、吸氧等治疗，必要时紧急联系心内科处理。

（三）术后护理

1. 常规护理

（1）注意与送手术的医生或护士交接班，了解患者术中情况。

（2）给予心电监护，严密观察患者的生命体征，每30～60分钟测量血压、脉搏、呼吸一次，连续3次以上，做好记录，发现异常及时报告医生，做好相应处理。

（3）术后压迫穿刺处6小时，嘱患者穿刺侧肢体伸直并严格平卧12小时以上，严密观察穿刺部位有无渗血及血肿，肢端动脉搏动及皮温皮色情况，嘱患者咳嗽或移动身体时用手压迫穿刺部位，一周内禁止剧烈活动。

（4）每日准确记录出入液量、测腹围和体重，注意观察下肢会阴部水肿消退情况。

（5）使用利尿剂者密切观察有无低血钾表现。

（6）为防止血栓形成，按医嘱给予抗凝疗法，可静脉滴注低分子右旋糖酐和复方血栓通、尿激酶等。在滴注过程中，注意滴速，严格控制输液速度。在治疗过程中，要注意观察有无黏膜、皮下出血点等出血倾向，发现出血倾向及时报告医师，并建议改变用药剂量，以免引起呕血、便血等严重出血现象。

2. 常见不良反应和并发症的观察及护理

（1）发热：每日测体温4次，若体温>38.5℃及时报告医生，遵医嘱处理。

（2）出血：密切观察有无出血倾向，如牙龈、皮肤黏膜、消化道、泌尿道有无出血及女性患者月经量有无明显增加等；若有腹痛、血压下降、面色苍白、皮肤湿冷等异常表现，应及时报告医生对症处理；肌肉及静脉穿刺处拔针后按压时间延长3～8分钟。

（3）心力衰竭：下腔支架植入后，静脉的扩张导致大量静脉血液回流致心脏负荷增加，易引起心衰。术后严密观察有无心慌、气促，端坐呼吸、烦躁不安等症状，若患者出现心率>130次/分伴有胸闷，呼吸困难等症状应立即通知医生，遵医嘱强心、利尿、给氧治疗。

（4）肺栓塞：由于介入后血管扩张，血栓易脱落随血流上行导致肺栓塞。观察有无胸痛、咯血、呼吸困难等症状。如果出现上述症状，应立即报告医生，并嘱患者平卧，给予高浓度氧气吸入，避免咳嗽、剧烈翻动。

（5）静脉血栓：密切观察下肢有无疼痛、感觉障碍、肢端血供情况。指导患者在床上翻身、屈膝、屈髋、床上坐起等动作，每1～2小时翻身1次，每小时深呼吸和咳嗽1次，以改善循环和促进良好的呼吸功能，防止静脉血栓形成。

（6）支架脱落、移位：支架置入后，个别患者支架与血管间镶嵌固定不牢靠，过度活动可引起支架脱落，支架可随血流进入心脏，引起不良后果。因此患者术后应卧床休息24小时，限制活动1周，防止支架的脱落。

五、肝癌伴门静脉高压的微创介入治疗的护理

原发性肝癌（简称肝癌）是我国常见的恶性肿瘤之一，其死亡率占癌症死亡率的第三位，我国肝癌合并肝硬化者占85%～90%，而肝硬化又多伴有门静脉高压，资料表明，门静脉高压症(PHT)是一种常见多发的难治疾病，主要由肝硬化引起。PHT 是肝脏及其相关血管、胆管疾患导致门静脉压力升高而引发的一组综合征，临床表现为脾大、脾功能亢进、肝性脑病、腹腔积液、食管胃底静脉曲张出血和呕血等。PHT 的传统手术治疗创伤较大、麻醉面广、恢复慢，使许多病人无法耐受。近年来，介入治疗已成为治疗 PHT 越来越重要的新手段，具有创伤小、手术时间短、恢复较快、疗效明显等优势。

（一）术前护理

1. 护理评估

（1）了解患者病史，对介入知识的了解度。

（2）患者的过敏史。

（3）患者的经济情况。

（4）评估患者的身体情况。

（5）对介入手术的接受程度。

2. 心理护理

（1）此类患者病程较长，症状不易改善，预后较差，因担心治疗效果患者往往表现得情绪低落、焦虑等，护士应关心体贴患者，主动多与患者交谈、分散其注意力，缓解和消除不良情绪，加强巡视，护理操作应轻柔。

（2）为患者及家属介绍手术的方法和意义，手术的安全性和必要性及注意事项，消除其思想顾虑和精神紧张。

3. 术前准备

（1）协助医师完成一些相关的检查等，抽血测定凝血酶原、出凝血时间、肝肾功能；并做肝脏及门静脉系统彩色多普勒检查、CT 和 MRI 检查。

（2）遵医嘱应用抗生素及保肝利尿药，行上肢静脉输液，并观察用药后的反应。

（3）做碘和普鲁卡因过敏试验。因为介入手术过程中需行血管造影检查了解梗阻部位。

（4）做好皮肤准备，术前双侧腹股沟备皮，剃去阴毛，清洁腹股沟处及大腿内侧皮肤。

（5）应用利尿剂者，应准确记录 24 小时出入量，每日测量腹围、体重，注意监测电解质情况，以免发生电解质紊乱；抬高双下肢，以利静脉回流，减轻下肢水肿。

（6）术前晚为了消除患者的紧张情绪，睡前给予地西泮 10mg。术前禁食 4 小时，术前 30 分钟给予口服苯巴比妥片 60mg 或术前肌内注射地西泮针 10mg。

（7）仪器和急救药品准备及使用准备好急救药品，检查喉镜、吸痰器、气管插管等仪器设备是否处于良好的功能状态。确保抢救设施齐全，摆放好位置并处于备用状态。术中熟练做好各种物品及药品的及时准确应用，保证手术顺利进行。

4. 健康教育

（1）饮食护理：前给予病人营养丰富的食物，禁食坚硬、粗糙的食物，戒烟、戒酒。

（2）病人技能指导：前 1 天训练病人在床上排尿、排便，防止术后尿潴留。

（3）指导病人术后避免增加腹压的动作，如用力大便、咳嗽等，防止介入治疗穿刺点出血。

（二）术中护理

1. 向患者简要介绍导管室的环境、仪器，消除患者的孤独感和恐惧。

2. 协助患者取合适的卧位。

3. 以留置针建立静脉输液通路，消化道大出血的急症患者应建立两条静脉通路。

4. 生命体征监测及护理护士要非常清楚每一步操作过程中可能发生哪些情况，做好应急准备。术中密切观察病人的心率、血压及有无腹痛、腹胀等。对于急性大出血者，病人身心状况差，穿刺时往往不能按要求主动配合介入治疗，可能发生误穿致腹腔出血，此时严密检测生命体征尤为重要。

5. 影剂变态反应的观察及护理观察病人是否有巩膜充血、胸闷、皮疹、面色苍白、血压下降等造影剂过敏现象，随时与医生沟通。

6. 密切注意病人有无呕吐、异常疼痛等，疼痛剧烈时应肌内注射哌替啶，呕吐时头偏向一侧，避免误吸术中配合患者取仰卧位、头偏向一侧。

7. 时提供术中所需材料和器材。

8. 准备好急救物品和药品、吸氧。

9. 手术结束后，协助医生压迫穿刺点 15～20 分钟，转运患者至病房。

（三）术后护理

1. 常规护理

（1）嘱患者卧床休息，保持正确的体位对手术的成功非常重要。术后患者宜绝对卧床休息 24 小时，48 小时内限制活动，穿刺侧肢体制动，避免因过早活动易挤压而使支架移位，损失肝组织或使分流道狭窄、塌陷或闭锁，从而导致手术失败。

（2）密切观察生命体征、腹部症状和体征、肝功能、水电解质平衡，记录 24 小时出入量；保持大便通畅。

（3）心理护理：肝硬化患者病程较长，症状不易改善，预后较差，因担心治疗效果患者往往表现得情绪低落、焦虑等，护士应关心体贴患者，主动多与患者交谈、分散其注意力，缓解和消除不良情绪，加强巡视，护理操作应轻柔。

（4）饮食护理：术后 6 小时无呕吐的病人，可进食高热量、适量蛋白、高维生素、清淡易消化的流食，逐渐过渡到正常饮食。肝功能异常及 TIPS 术后的病人应限制蛋白质摄入，以防诱发肝性脑病。术后对恶心、呕吐严重者，遵医嘱补液治疗。

（5）营养支持：大部分患者体质虚弱，加之手术后消耗大，食欲差，故应给予静脉营养。

2. 术后不良反应和并发症的护理

（1）疼痛：严密观察患者疼痛部位、时间、性质及程度，给予对症处理。采用止痛药、镇静剂及暗示疗法以转移其注意力。

（2）发热：术后1～3天可以有轻度体温增高，有肺部感染及合并败血症时体温可达38.5℃以上，高热时遵医嘱用抗生素抗感染治疗，进行药物或物理降温；当体温下降、出汗多时，及时更换衣物、床单等，及时补充液体，防止体液丧失过多。

（3）肝性脑病：术后由于门静脉内部分血液不经过肝脏解毒而直接进入下腔静脉，肠内代谢产物直接进入体循环，使血氨增高，导致肝性脑病。临床表现为兴奋易激动、幻听、幻想、手足扑翼样震颤及步态不稳等，严重者可致昏迷。严密观察病人有无意识及精神异常表现，加强护肝措施，严格限制蛋白质摄入，保持大便通畅，防止肝性脑病的发生。

（4）腹腔出血：腹腔出血的原因多与术前凝血机制障碍有关，多发生于24小时内。术后应严密观察生命体征的变化，观察病人有无腹痛、腹胀、头晕、恶心、脸色苍白等症状，如突然出现腹部剧痛、压痛、反跳痛、腹肌紧张，或短期内腹围增大、持续黑便等要及时报告医生，迅速补充血容量，应用止血药物等抢救处理。

（5）肺栓塞：肺栓塞的发生可能是癌栓脱落进入肺动脉所致。分流后，癌栓脱落随血流上行，易导致肺栓塞。患者多为有蹲位改变成站位时发生，表现为突发性胸痛，呼吸急促，面色发绀，大汗淋漓，如来不及抢救，多数发病后即时死亡。术后密切观察患者有无上述症状，一旦发现即时报告医生并协助抢救。

（6）门静脉高压性胃病：由于栓塞食管胃底曲张静脉后，门静脉压力增高，术后易引发或加重门静脉高压性胃病，应遵医嘱给予制酸、胃黏膜保护剂等处理。

（7）使用抗凝药物时要动态观察患者的出凝血时间、血小板计数等指标，并随时调节肝素用量，如出现口鼻出血、皮肤紫癜等，应及时报告医生。

第十九章 肝脏肿瘤微创介入治疗的挑战与前景

一、相关研究最新进展

1. 介入治疗对肝癌及正常肝组织生物学行为的影响　目前，关于介入治疗对肝癌和正常肝组织生物学行为影响的研究主要集中在残存肿瘤的复发、转移潜能和正常肝脏的增殖能力上。既往研究认为 TACE 后肿瘤的复发、转移潜能是下降的，可促进凋亡。但是近来研究表明 TACE 术后残存肝癌细胞和正常肝组织细胞的基因表达发生了变化，其中部分变化促进了对治疗的适应性。这些变化均说明 TACE 术后残存肝癌的复发和转移潜能增加，同时正常的肝组织亦具备肝癌发生的土壤。目前对 TACE 后肝癌残存灶生物学行为影响方面的研究仅仅是开始涉及，诸多问题尚待解决。

2. 介入性基因治疗　基因治疗是指通过将人的正常基因或有治疗作用的基因以一定的方式导入人体靶细胞来纠正基因的缺陷或通过药物等手段来逆转某些基因发生的改变，从而达到治疗目的，是目前肿瘤治疗的研究热点。

目前基因治疗主要策略有：免疫基因治疗（如 IL－12 基因治疗免疫抑制状态下的鼠肝癌模型）、反义基因治疗（如反义 cDNA 特异性抑制肝癌 HepG 2 细胞株 Cyclin D 1 蛋白的表达）、自杀基因治疗［如单纯疱疹病毒 I 型胸苷嘧啶激酶/无环鸟苷系（HSV－TK/GCV）和胞嘧啶脱氨酶/5 氟胞嘧啶（CD/5 FC）等系统］、抑癌基因治疗（如野生型的 p53 基因能明显抑制细胞株的生长）、溶瘤病毒治疗（如以"Onyx－015"为代表 E1B－55KD 缺陷型腺病毒）、RNAi（RNA 干扰）技术及联合基因治疗等。

2005 年 4 月，重组人 p53 基因腺病毒注射液获得了中国食品和药品管理局（SFDA）的认证。陈世烯等对 14 例晚期肝癌患者行肝动脉 p53 基因灌注治疗，结果显示，治疗组生存时间明显延长。

溶瘤病毒 H 101 被批准用于治疗肿瘤，临床试验显示其对头颈部肿瘤有很好疗效。我国王建华等研究发现，分别给予瘤内注射溶瘤病毒 H 101，经肝动脉注射溶瘤病毒 H 101 可明显抑制大鼠移植性肝癌生长，延长载瘤大鼠生存期。由于腺病毒载体在使用过程中可引起急性感染，诱发宿主体内的特异性免疫反应，且存在操作复杂等缺陷，非病毒载体阳离子脂质体的应用成为近几年实验研究中广泛应用的载体系统。朱光宇等经导管动脉注入脂质体介导的 p53 基因治疗肝癌的实验研究表明，脂质体作为一种基因治疗的载体可以明显提高基因的转染效率，在一定范围内存在量－效关系。

目前尚未见有关 HCC 基因治疗的大宗病例的随机、前瞻性的临床研究报道，这与基因治疗肿瘤目前存在的种种缺陷有关。其他治疗方法仍处于实验室或Ⅰ、Ⅱ期临床试验阶段。

设计更具靶向性和安全性的基因转运系统，寻找肝癌特异转录调控元件，从而使外源基因能够持续、稳定和特异的表达，真正实现肝癌的基因治疗从动物实验转向临床应用，将是肝癌基因治疗的主要研究方向。

3. 抗血管生成治疗　肿瘤体积超过 1～2mm3，血管开始形成以维持其继续生长，断绝或减少肿瘤血管供应，抑制肿瘤血管生成是近年来肿瘤治疗新的热点。TACE 后肿瘤侧支循环的建立是肝癌复发和转移及肝癌患者预后不良的主要因素。抗血管治疗主要针对肿瘤间质，对已经存在的肿瘤血管无抑制作用，并不能使肿瘤缩小，必须长期使用，停药易复发，对生理血管生成(如伤口愈合、女性月经、妊娠)影响较大。目前抗肿瘤血管生成治疗手段正处于动物实验及临床试验阶段，尚未在临床上广泛应用。与 TACE 联合应用：一方面能利用化学药物直接抑制和杀死肿瘤细胞，栓塞肿瘤血管以使肿瘤缺血坏死，肿瘤缩小；另一方面可减少肿瘤新生血供和抑制肿瘤侧支循环生成，减少肿瘤的复发和转移。抗血管生成治疗的方法可采用基因治疗和药物治疗。目前研究较多的药物有：TNP2470[（O－氯乙酰－氨甲酰基）烟曲霉醇]；血管抑素和内皮抑素；反应停；基质金属蛋白酶抑制剂(TIMP)；肝素及其类似物。白及系列中药栓塞剂，具有栓塞作用强烈，术后肿瘤侧支循环的生成少的优点，实验研究表明其对肿瘤血管生成有抑制作用，是一种较理想的栓塞剂。

二、目前肝癌介入治疗中存在的若干问题

1. 肝癌介入治疗操作的规范化　肝癌的介入治疗在我国虽然已开展了几十年，但仍不很规范，不论是对适应证的掌握，还是在介入治疗的方法上都很不一致，不仅影响介入疗效，而且还造成了一些不必要的药品浪费。国家"九五"攻关肝癌介入治疗专题协作组已就肝癌介入治疗的适应证及治疗方案制订了初步草案，可供临床借鉴：①严格掌握肝癌介入治疗适应证；②微导管超选择插管；③制订优化的"个体化"方案；④制订疗效观察、分析的指标和方案。

2. 肝癌介入治疗围术期处理

(1)严格把握肝癌介入治疗的适应证及禁忌证：国家"九五"医学科技攻关计划的专题研究项目"肝癌综合性介入治疗技术的应用研究"制定出一套肝癌综合性介入治疗规范化方案(草案)。该草案提出的肝动脉灌注化疗(HAI)和肝动脉栓塞(HAE)的适应证及 HAE 的禁忌证可供实际工作中参考。

(2)制订合理治疗方案：制订介入治疗方案时综合考虑诸多相关因素，如肿瘤的大小形态，血供情况，癌栓的大小及部位，动静脉的分流情况，肝功能、血象、身体潜能等明确是否适合介入治疗。如果介入治疗是首选方案，根据患者具体的造影情况选择相应的介入治疗方案。如果造影发现肝癌为少血供结节型，介入治疗效果不理想，应推荐别的疗法。

多层螺旋 CT(MSCT)是近年来 CT 技术的重大进展之一，由于扫描速度快，不仅能够显示肿瘤及其并发症的相关信息，提高病变检出率，还能显示血管的解剖和走行、肿瘤的大小、数目、增强程度及分布范围、门静脉瘤栓的有无、形成的部位、动静脉瘘、有无梗阻性黄疸及腹水的量、有无腹腔淋巴结的肿大及下腔静脉是否受侵等信息，对判断是否适合介入治疗，制订合理的治疗方案有重要的指导意义。对有条件者术前进行 MSCT 对于拟定肝癌介入治疗方案，进行有针对性的插管，减少寻找靶血管的难度，缩短手术时间，降低患者和介入操作者的辐射剂量，有很大的指导意义。

（3）术中须注意的问题：因为肝癌的供血动脉可发生变异，对于首次接受治疗的患者，应注意血管造影的顺序。不能只做腹腔动脉或超选择肝动脉造影，应按序做肠系膜上动脉、腹腔动脉、膈动脉造影，根据造影需要再做超选择供血动脉造影。并将术中对比剂的情况与术前 CT、MRI 的检查结果进行比较，认真分析，以免遗漏可能存在的多支供血动脉。

术中规范的操作不仅是介入治疗效果的保证，也为后续综合治疗创造了良好的条件，同时减少了并发症的发生。栓塞时，可按以下原则把握：①先用末梢类栓塞剂行周围性栓塞，再行中央性栓塞；②碘油用量应充足，尤其是在首次栓塞时；③不要将肝固有动脉完全闭塞，以便于再次 TAE，但肝动脉－门静脉瘘明显者例外；④如有 2 支或更多动脉供应肝肿瘤，应将每支动脉逐一栓塞，以使肿瘤去血管化；⑤肝动脉－门静脉瘘较小者，仍可用碘油栓塞，但应慎重；⑥尽量避免栓塞剂进入非靶器官。在行 TAI 时应根据肝癌的血供特点，分配化疗药物在灌注与栓塞中的用量。

（4）并发症的防治：肝癌介入治疗后患者的死亡原因并非都与肿瘤有关，部分患者死于肿瘤合并症及介入治疗的并发症，如门静脉高压引起的上消化道大出血、肿瘤压迫引起的梗阻性黄疸、肝功能衰竭等。

严格把握适应证和禁忌证，合理的治疗方案和充分的术前准备，严格的术中操作，合理规范的术后处理是降低各种并发症的必要条件。术后恶心呕吐、上腹部肝区疼痛、发热、可逆性肝功能损害等栓塞后综合征表现，对症处理即可，术后 2 周多可恢复。

急性上消化道大出血、肺梗死、截瘫、肝癌破裂出血、急性肝、肾衰竭等严重并发症的发生多与适应证的把握术中、术后规范化的操作与处理密切相关。因此，积极规范地做好围术期的工作是防治严重并发症的关键。如何深入系统开展原发性肝癌综合性介入治疗后并发症的防治仍需今后进一步研究。

综上所述，随着新的材料、影像技术、生物技术、新的治疗理念的出现，涌现出了很多新的技术方法，使肝癌的综合性介入治疗的疗效得到进一步的提高，部分病例有望实现根治性微创治疗。诸多围术期问题的处理在肝癌介入治疗中仍不容忽视，其规范性问题亟待解决。

参 考 文 献

［1］李家平．肝癌微创介入治疗学．北京：人民卫生出版社，2016．

［2］陈敏华．肝癌射频消融：基础与临床．人民卫生出版社，2009．

［3］陆伟，王平．肝癌非手术治疗．北京：人民卫生出版社，2015．

［4］徐小红．临床肿瘤内科学．北京：科学出版社，2015．

［5］焦兴元．原发性肝癌．北京：人民军医出版社，2013．

［6］吴孟超．原发性肝癌中西医结合治疗学．北京：人民卫生出版社，2011．

［7］张信，力文岩．榄香烯联合 TACE 治疗原发性肝癌临床观察．山西中医，2015，31（5）：23－24．

［8］张恺，严卿荣，阮善明，等．中医药联合肝动脉化疗栓塞术治疗中晚期原发性肝癌的 Meta 分析．
浙江中医药大学学报，2015，39（2）：84－91．

［9］郭永团，朱晓黎，唐杰，等．原发性肝癌动脉化疗栓塞术少见严重并发症分析．医学影像学杂志，
2014，24（4）：537－542．

［10］张华等．现代介入诊断与治疗学．西安：西安交通大学出版社，2018．

［11］卫生部卫生统计信息中心，全国肿瘤防治研究办公室．中国恶性肿瘤危险因素研究．北京：中国
协和医科大学出版社，2003．

［12］陈美月．实用消化内科学．天津：天津科学技术出版社，2018．

［13］柴可群．中西医结合诊治消化系统肿瘤基础与临床．上海：上海科学技术出版社，2017．

［14］许玲，王菊勇，孙建立．中西医肿瘤理论与临床实践．上海：上海科学技术出版社，2013．

［15］吴沛宏．肝癌微创治疗与多学科综合治疗．北京：军事医学科学出版社，2003．

［16］张竞之，柯宗贵．全国名中医医案集粹肿瘤，广州：中山大学出版社，2018．

［17］游箭，胡鸿，魏欣，等．布－加氏综合征合并下腔静脉血栓形成的影像诊断和介入治疗．当代医
学，2010，16（35）：640－642．

［18］肖书萍，李玲，周国锋，等．介入治疗与护理．北京：中国协和医科大学出版社，2010．

［19］付晓兰，赵涛，吴秋林，等．布－加氏综合征根治术围手术前护理．中国现代医生，2009，47
（17）：75－147．

［20］辛绍伟，马学萍，刘蓓，等．介入治疗布加氏综合征的临床观察及护理．中国误诊学杂志，2008，
8（23）：5673－5674．

［21］王爱华，王帅．不同类型布－加综合征治疗的护理体会.实用肝脏病杂志,2011,14（4）:302－303．

［22］罗剑钧，颜志平，王建华，等．下腔静脉恶性梗阻的介入治疗．中华放射学杂志，2002，36（5）：
430－434．

［23］杨甲梅．实用肝胆胰外科学．上海：上海人民出版社，2010．

［24］庄建彬，王毅军，杜智，等．肝动脉插管化疗栓塞联合门静脉化疗对肝细胞癌病人术后生存期的
影响．中华肝胆外科杂志，2010，16（8）：579－581．

［25］曾辉．临床肿瘤放疗与化疗精要．上海：上海交通大学出版社，2018．

［26］耿道颖．医师考核培训规范教程影像与核医学科分册．上海：上海科学技术出版社，2018．

彩色插图

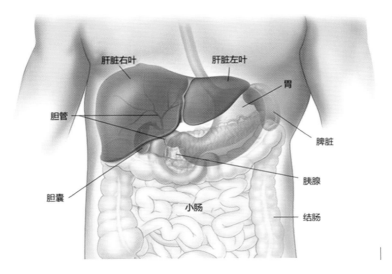

图 1-1　正常肝脏位置示意图

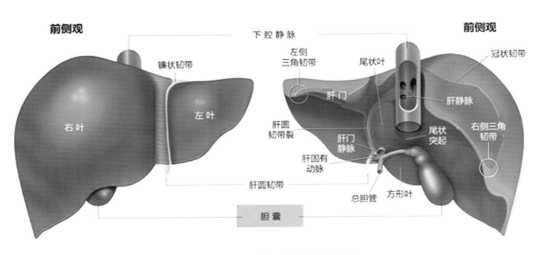

图 1-2　正常肝脏解剖示意图

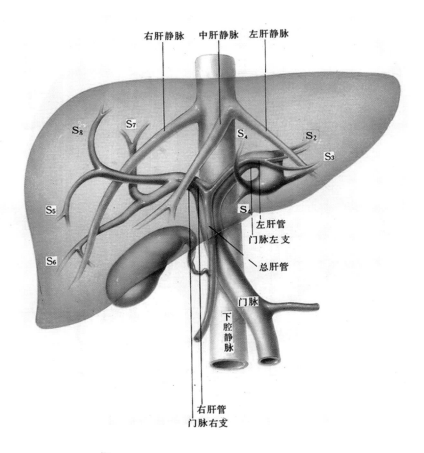

图 1-5　肝静脉、门静脉及肝管示意图

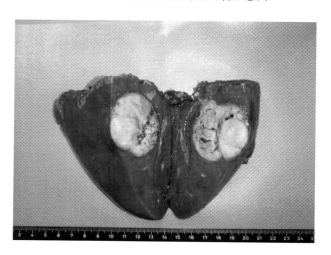

图 3-1　手术中切除的肝癌

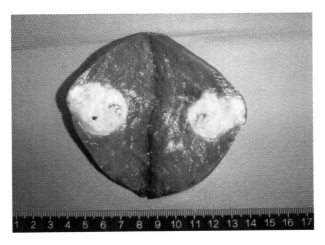

图 3 - 2 　手术切除的小肝癌

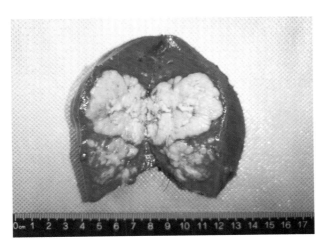

图 3 - 3 　手术切除的混合型肝癌

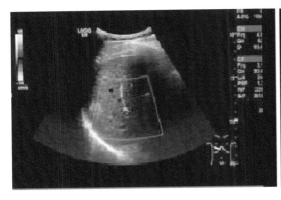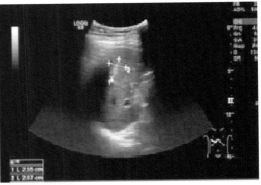

图 6 - 1 　B 超下的肝恶性肿瘤图像

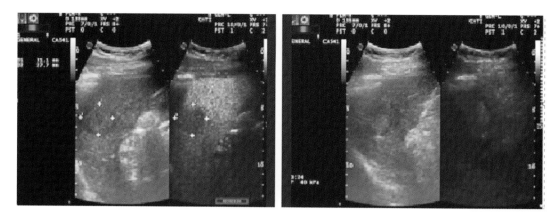

图 6 - 2　肝恶性肿瘤的超声造影

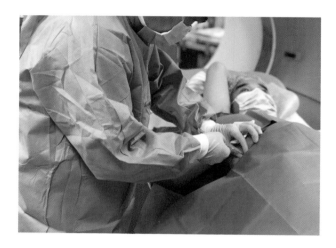

图 8 - 2　CT 引导下肝穿刺检查

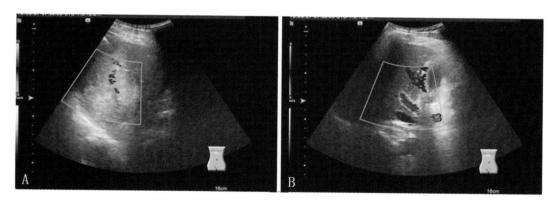

图 8 - 3　大肝癌的 B 超下显示图像

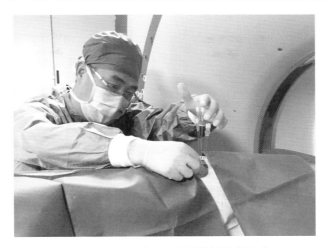

图 10 - 1　CT 引导下放射性粒子种植术

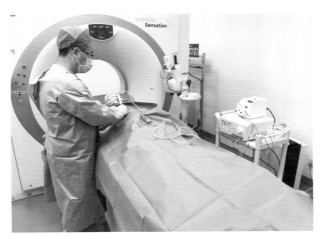

图 11 - 2　CT 引导下肝癌射频消融术

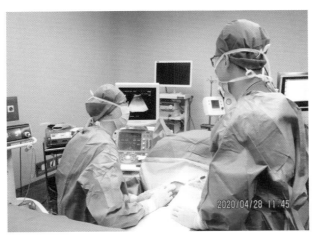

图 11 - 3　B 超引导下肝癌射频消融术

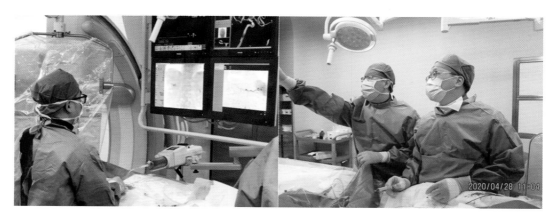

图 11 - 4　肝癌的经肝动脉化疗栓塞术

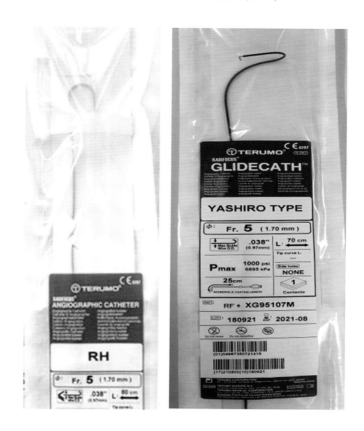

图 11 - 5　RH 与 Yashiro 导管